Beraten, Informieren und Schulen in der Pflege

TANJA SEGMÜLLER ist Pflegewissenschaftlerin (MScN) und Krankenschwester. Sie ist als wissenschaftliche Mitarbeiterin an der Universität Witten/Herdecke am Department für Pflegewissenschaft tätig, wo sie auch studiert hat.
Seit 2009 arbeitet sie gemeinsam mit Frau Prof. Dr. Zegelin in Projekten am Thema Patientenedukation.

Tanja Segmüller (Hrsg.)

Beraten, Informieren und Schulen in der Pflege

Ein Rückblick auf 20 Jahre Entwicklung

Mabuse-Verlag
Frankfurt am Main

Bibliografische Information der Deutschen Nationalbibliothek

Die Deutsche Nationalbibliothek verzeichnet diese Publikation in der Deutschen Nationalbibliografie; detaillierte bibliografische Angaben sind im Internet unter *http://dnb.d-nb.de* abrufbar.

Informationen zu unserem gesamten Programm, unseren AutorInnen und zum Verlag finden Sie unter: *www.mabuse-verlag.de*.

Kasseler Straße 1 a
60486 Frankfurt am Main
Tel.: 069-70 79 96-13
Fax: 069-70 41 52
verlag@mabuse-verlag.de
www.mabuse-verlag.de
www.facebook.com/mabuseverlag

Satz und Gestaltung: Tischewski & Tischewski, Marburg
Umschlaggestaltung: Marion Ullrich, Frankfurt am Main
Umschlagbild: © AlexRaths/istockphoto

Druck: Beltz, Bad Langensalza
ISBN: 978-3-86321-291-9
Printed in Germany

Inhalt

Vorwort 1 *von Prof. Christel Bienstein* 11
Vorwort 2 *von Prof. Dr. Angelika Zegelin* 13
I Alltag leben trotz Krankheit – pflegerische Unterstützung umfasst Informieren, Beraten und Schulen *von Prof. Dr. Angelika Zegelin* 15
1 Einleitung 15
2 Patienteninformationszentren und Entwicklung des Vereins 19
2.1 Evaluation der Patienteninformationszentren 22
3 Spezifitäten der pflegerischen Ausrichtung in der Patientenedukation 23
4 Theoretische Orientierungen 27
4.1 Salutogenese 27
4.2 Gesundheitskompetenz 28
4.3 Trajektmodell 29
4.4 Subjektive Gesundheits- und Krankheitstheorien und kultursensible Aspekte 30
4.5 Soziale Unterstützung (Social Support) 30
4.6 Empowerment 31
4.7 Selbstwirksamkeit 32
4.8 Selbstmanagement 32
4.9 Ermutigung und Hoffnung 33
4.10 Pflegerische Begleitung bei chronischen Erkrankungen – oder warum es NBA-Spieler gibt, die nur 1,60 m groß sind *von Johanna Gossens* 38
II Formate der Patienten- und Familienedukation 49
1 Schulung 49

1.1 Mikroschulungen ... 49
1.2 Komplexe Programme ... 53
1.3 Strukturierte Anleitungen (Komplexe Einzelschulungsprogramme) ... 54
1.4 Anleitung zur Tracheostomapflege ... 54
1.5 Brustkrebspatientinnen – rundum gut betreut ... 55
1.6 Epilepsie-Programm ... 56
1.7 Was ist ein Programm? ... 57
1.8 Ergebniskriterien ... 58
1.9 Qualitätskriterien ... 59
1.10 Lernpsychologische Aspekte im Prozess der Patientenedukation ... 60
1.11 Zielvereinbarung und Auftragsklärung ... 61
2 Information ... 62
2.1 Broschürenarbeit ... 63
2.2 Informationen über das WWW (E-Health, Cybermedizin) ... 69
2.3 Bildmaterial für pflegebezogene Patienten- und Familienedukation ... 69
2.4 Beurteilung von Informationsfilmen für Patienten und Angehörige ... 71
2.5 Kulturelle Sensibilität ... 72
3 Beratung ... 73
3.1 Wittener Werkzeuge ... 74
3.2 Unterstützung pflegender Angehöriger ... 76
3.3 Pflegekurse ... 77
3.4 Quartiersnahe Unterstützung pflegender Angehöriger ... 79
3.5 Erfassung von Gesprächen in der Pflege ... 80
3.6 Projekt Familienmoderation ... 81
3.7 Überlegungen zur Implementierung ... 82
4 Ausblick ... 83

III Fallbeispiele der Patientenedukation ... 85
1 Herr Geiger, Angst vor Herz-Operation
von Eva Nordkämper ... 85
2 Frau Müller und Frau Seiler, Stent-Implantation
von Claudia Imbery ... 87
3 Herr Wolters, Raucherberatung
von Uwe Dobslaw und Eva Nordkämper ... 90
4 Herr Bayer, Medikamentenmanagement
von Eva Nordkämper ... 93
5 Herr Bär, Implantation eines Cardio-Defibrillators
von Eva Nordkämper ... 95
6 Herr Anders, Stent-Implantation *von Eva Nordkämper* ... 97
7 Herr Blümel, Herzrhythmusstörungen *von Karsten Wegner* ... 103
8 Ehepaar Schnabel, Herzinfarkt *von Uwe Dobslaw* ... 104
9 Herr Metzger, Dilative Kardiomyopathie
von Veronika Riesterer-Nahdi ... 106
10 Ehepaar Fischer, Pflegeberatung *von Bärbel Reschmeier* ... 108
11 Frau Klein, Pflegeberatung *von Claudia Grave* ... 111
12 Herr Schuster, Angehörigenberatung *von Beke Jacobs* ... 114
13 Frau Müller, Beratungsgespräch Patientenverfügung
von Beke Jacobs ... 117
14 Frau Sommer, Pflegeberatung *von Beke Jacobs* ... 119
15 Frau Weber, Dialyse *von Beke Jacobs* ... 122
16 Frau Lehmann, Hüft-Operation *von Simone Rusch* ... 123
17 Frau Koch, Beratung Multiple Sklerose *von Gudrun Adler* ... 126
18 Herr Huber, Morbus Parkinson *von Gudrun Adler* ... 128
19 Ehepaar Grundhöfer, Raucherberatung *von Marie Lex* ... 130
20 Herr Müller, Aromapflege *von Wibke Meyer* ... 132
21 Frau Maurer, Alzheimer-Diagnose *von Anja Dautel* ... 133
22 Frau Lange, Medikamenten- und Ernährungsberatung
von Anja Dautel ... 134

23 Herr Zimmermann, Informationen zum HIV-Test
von Anja Dautel ... 135
24 Herr Schulze, psychosoziale Beratung
von Karin Evang-Ikonomov ... 137
25 Frau Schwarz, sterbender Angehöriger *von Anja Dautel* ... 139
26 Frau Köhler, Suizidgedanken *von Marianne Keller* ... 141
27 Leila, Schwangerschaftskonflikt
von Gabriele Wilhelm-Eckerle ... 142
28 Ehepaar Yildrim, kultursensible Beratung *von Maria Droste* ... 144
29 Herr Bauer, Herzinsuffizienz *von Maria Droste* ... 145
30 Hanna, Diabetes mellitus *von Andreas Kocks* ... 146
31 Herr Maxl, aufsuchende Pflegeberatung
von Bärbel Reschmeier ... 153
32 Frau Schneider, arterielle Verschlusskrankheit
von Prof. Dr. Angelika Zegelin ... 155
33 Frau Braune, Amyotrophe Lateralsklerose
von Anja Dautel ... 162
34 Herr Lutz, Sarkom *von Anja Dautel* ... 170
35 Frau Schimeczek, Rheumatoide Arthritis *von Anja Dautel* ... 174
36 Frau Morosow, keine Krankenversicherung
von Mareike Ouatedem-Tolsdorf ... 176
37 Frau Walter, Multiple Sklerose *von Anja Dautel* ... 182
38 Frau Bantle und Frau Zehender, Brustkrebs
von Anja Dautel ... 183
39 Herr Lübbe, werdender Vater *von Anja Dautel* ... 185
40 Frau Sander und Frau Kugler, Patientenedukation
von Gudrun Adler ... 187
41 Frau Beilhart, metastasiertes Pankreaskarzinom
von Gudrun Adler ... 189
42 Herr Maier, Selbsthilfegruppe nach Herztransplantation
von Gudrun Adler ... 191

IV Die Arbeit im Patienten-Informationszentrum ... 193
1 Ein Tag im Patienten-Informations-Zentrum (PIZ) des Universitäts-Herzzentrums Freiburg-Bad Krozingen
von Eva Nordkämper ... 193
2 Ein Tag im PIZ im Marienhospital Stuttgart
von Anja Dautel ... 197
3 Aufgaben und Arbeitsalltag im Patienten-Informationszentrum des Marienhospital Stuttgart
von Anja Dautel und Regina Mayle ... 203
4 Ein Jahr PIZ in der Uniklinik Köln – Erfahrungen einer Neugründung
von Dr. Cindy Scharrer und Annika Flottmann ... 215
V Einiges über Prof. Dr. Angelika Zegelin ... 227
1 Worte eines Weggefährten
von Prof. Dr. Martin W. Schnell ... 227
2 Lebenslauf und Sammlung der Publikationen von Prof. Dr. Angelika Zegelin ... 229
VI Literatur ... 253
VII Die Autoren des Buches ... 257

„Unser Leben ist die Geschichte unserer Begegnungen."

Anton Kner

Ich danke von Herzen allen Kollegen aus dem Netzwerk Patienten- und Familienedukation in der Pflege e.V. und den Kollegen aus dem Department für Pflegewissenschaft der Universität Witten/Herdecke, die an der Entstehung und Umsetzung dieses Buches mitgewirkt haben!

Mein ganz besonderer Dank gilt meiner Mentorin und lieben Freundin Angelika Zegelin, von der ich unendlich viel gelernt habe.

Ich blicke voller Freunde zurück auf sechs Jahre gemeinsame Arbeit mit ihr im Kontext der Patienten- und Familienedukation.

VORWORT 1 *von Prof. Christel Bienstein*[1]

Pflege ist Sprechen. Im Gesundheitswesen gibt es wenige Berufe, die in den unterschiedlichsten Settings, von der Klinik über die stationäre Langzeitpflege bis hin zur ambulanten Versorgung, so dicht und kontinuierlich mit Patienten und Angehörigen zusammenarbeiten. Eine Herausforderung, aber auch eine große Chance für professionelles Handeln. Das Sprechen ist dabei die häufigste Interaktion pflegerischen Handelns. Denken Sie nur an die vielen Gespräche, die Pflegende führen bei der Hilfestellung der morgendlichen Grundpflege, bei der Mobilisation oder beim Verbandswechsel. Aus Untersuchungen wissen wir, dass eine gelungene Kommunikation und insbesondere die Fragestellung des Informiert sein und Einfluss nehmen können die wesentlichen Qualitätsmerkmale für Patienten und Angehörige sind, mit denen die Qualität einer Einrichtung bewertet wird. Jede Erkrankung, sei sie klein oder groß, ist für Patienten und Angehörige eine Herausforderung, die mit Fragen, Unsicherheiten und häufig auch Lernaufgaben verbunden ist. Diese meistern zu können, ist eine Kernaufgabe pflegerischer Begleitung.

Mit der Patienten- und Familienedukation ist es Angelika Zegelin und den damaligen Kolleginnen gelungen, ein innovatives Rahmenkonzept pflegerischer Professionalisierung und Ergebnisverbesserung für Patienten und deren Angehörige aus den USA nach Deutschland zu tragen. Es gilt die Chancen, die mit den Bedürfnissen nach Information, Befähigung und Partizipation auf Seiten der Patienten und Angehörigen und auch auf Seiten des Gesundheitswesens im Sinne der Co-Produzenten von Gesund-

1 Leiterin des Departments für Pflegewissenschaft an der Universität Witten/Herdecke

heit gegeben sind, aufzugreifen. Die Potenziale der Gesundheitsfachberufe können hier einen großen Strauß an niederschwelligen, fachlich hochwertigen Angeboten bieten. Diese gilt es sichtbar, strukturiert und fundiert zu entwickeln. Dass die Kommunikation als ein wesentlicher Teil pflegerischer Arbeit heute gesehen und akzeptiert wird, war national ein langer Prozess, den es sicher auch in Zukunft weiter zu verfolgen gilt. Neben der inhaltlichen Weiterentwicklung sind hier auch die empirische Untersuchung der Beeinflussung von Patientenergebnissen, dem pflegerischen Beitrag an einer Wertschöpfung wie auch der unternehmerische Wettbewerbsvorteil in den Blick zu nehmen. Eins kann aber schon jetzt festgehalten werden: Patienten dürsten im Gesundheitswesen nach Zuwendung, Begegnung und einem guten Gespräch.

Das vorliegende Buch gibt Ihnen anhand der Arbeit von Angelika Zegelin und ihren Kolleginnen einen Überblick über die Entwicklung der Patienten- und Familienedukation in Deutschland. Eine Sammlung von Fallbeispielen zeigt Ihnen die Bandbreite möglicher pflegerischer Interventionen in den Bereichen Beratung, Schulung und Information. Zudem wird die Arbeit der Kollegen in den Patienten-Informationszentren vorgestellt.

Es wird zukünftig spannend zu beobachten sein, wie sich die Patienten- und Familienedukation in Deutschland weiter entwickeln wird.

Witten im Juli 2015 *Prof. Christel Bienstein*

VORWORT 2 *von Prof. Dr. Angelika Zegelin*

Eigentlich sollte dieses Buch schon vor Jahren erscheinen, nämlich zum 10-jährigen Jubiläum des Vereins „Patienten-und Familienedukation in der Pflege e.V." im Jahr 2009. Nun vereinigt es dieses Ereignis mit meinem beruflichen Ausscheiden 2015. Es kostet viel Zeit, ein Buch zu machen!

Hier ist Folgendes versammelt: Ein Überblick über die Entwicklung der pflegerischen Patientenedukation im deutschsprachigen Raum, ergänzt durch vertiefende Beiträge einiger Kolleginnen.

Im Mittelpunkt sind jedoch die Fallbeispiele ratsuchender KlientInnen, sie stammen überwiegend aus den Patienteninformationszentren. Diese Beispiele sind eine Fundgrube für Anlässe der „sprechenden Pflege". Ich habe mich gefragt, wohin die Menschen mit ihren Anliegen sonst gegangen wären. In diesem Sinn richtet sich das Buch an alle Pflegetätigen, an PraktikerInnen, ManagerInnen, an FortbilderInnen, besonders auch an Lehrende, an Auszubildende und Studierende. Nötig ist Forschung in diesem Bereich, eine wissenschaftliche Bearbeitung würde die Rolle der Pflegeberufe deutlich machen. Die beruflich Pflegenden stellen die größte Berufsgruppe im Gesundheitswesen – mit dem dichtesten Kontakt zu Patienten, Angehörigen, alten Menschen in Einrichtungen. Eine Aufwertung der „sprechenden Pflege" würde hier einen deutlichen Qualitätsschub verursachen.

Witten/Rheine im Juli 2015 *Prof. Dr. Angelika Zegelin*

1 Alltag leben trotz Krankheit – pflegerische Unterstützung umfasst Informieren, Beraten und Schulen

von Prof. Dr. Angelika Zegelin

1.1 Einleitung

Hauptanliegen der professionellen Pflege ist es, Menschen zu helfen ihren individuellen Alltag (wieder) zu bewältigen: sich zu bewegen, Körper und Seele zu pflegen, sich zu ernähren, mit Schmerzen und anderen Beeinträchtigungen umzugehen, sich zu freuen, zu beschäftigen, Therapien einzuhalten, Sinn zu finden, mit anderen Menschen zu kommunizieren. Besonders in Akutphasen kommen Schutz, Beobachtung und vor allem Ermutigung dazu.

Die weitaus meisten Menschen in unseren Breiten sind chronisch krank, häufig leiden Ältere gleich an mehreren Erkrankungen. Immer wieder wird öffentlich mitgeteilt, dass Patienten zu wenig über den Umgang mit ihrer Krankheit wissen, sie kaum über die Zusammenhänge Bescheid wissen. Ihnen allen wird eine armselige Gesundheitskompetenz bescheinigt. Gefordert werden Bildungsveranstaltungen auf allen Ebenen, vor allem aber: eine dichtere Begleitung durch Medizin und Pflege. Allgemeine Unterrichtungen werden kaum nützlich sein, wir alle beschäftigen uns erst mit Gesundheitsfragen, wenn der Ernstfall eintritt. Die Aufgabe der Ärzte bezieht sich auf die Krankheit und ihre Therapie, die Aufgabe der Pflege auf den Alltag mit der Krankheit. Dies ist ein unerschöpfliches Feld für zahlreiche pädagogische und psychologische Interventionen. In einem engeren Sinn firmieren diese Aktivitäten weltweit unter dem Begriff *„patient education"*, wobei die betroffenen Familien immer mit gemeint sind und außer Patienten auch andere Menschen, z. B. Altenheim-Bewohner eingeschlossen sind. In manchen Definitionen wird „*Counseling*" (Beratung) gesondert benannt. Patientenedukation ist ein etabliertes Feld, in dem vor allem Mediziner, Psychologen oder Ernährungsexperten agieren – auch die Versicherer oder politische Institutionen im Gesundheitsfeld haben Interesse Gesundheits- und Krankheitswissen zu verbreiten. „Health Education" gilt als Oberbegriff und bei vielen Aktivitäten geht es in der Tat um Gesundheitsförderung, mindestens aber um Prävention.

Die Pflegeberufe tun sich schwer mit diesen Aufgaben – obwohl sie den dichtesten Kontakt zu den Klienten haben und zahlenmäßig die größte Gruppe der „Gesundheitsarbeiter" darstellen. Pflegende können gute Gelegenheiten zu Gesprächen nutzen (auch „ad-hoc"): Sie sind informiert über die Klienten/Familien, sie sprechen die gleiche Sprache und genießen Vertrauen. Auch der Sachverständigenrat Gesundheitswesen weist in seinen Gutachten immer wieder auf die Rolle der Pflegeberufe als Gesundheitsunterstützer hin (Sachverständigenrat zur Begutachtung der Entwicklung im Gesundheitswesen, 2001, 2007, 2012, 2014). Pflege ist auch stets Prävention, um eine Verschlimmerung der Erkrankung oder der Situation zu verhüten.

Allerdings muss festgestellt werden, dass die Pflegeberufe in fast allen Settings „am Limit" arbeiten, durch Personalkürzungen und enge Handlungsvorgaben nur auf wenige Aufgaben (und diese noch in Eile) zentriert sind. Interaktive Tätigkeiten fallen als Erstes weg und die Pflegeberufe reklamieren diesen Teil ihrer Arbeit auch nicht deutlich genug. Aus diesem Grund wird Pflegearbeit überall eher als handwerkliche, körperorientierte Tätigkeit wahrgenommen, als stumme Zuarbeit zum Arzt. Manchmal fühlen sich Pflegende fachlich nicht kompetent genug, rechtsunsicher, verweisen auf den Arzt. In den Pflegeausbildungen geschieht die Vorbereitung auf interaktive Aufgaben recht unterschiedlich.

Dabei ist klientenseitig der Wunsch nach „guten Gesprächen" ungebrochen, neben Informationen werden Wertschätzung, Hoffnungsunterstützung, Trost oder Bestärkung gesucht. Pflegearbeit ist durch eine ganze Bandbreite an interaktiven Tätigkeiten gekennzeichnet, auch Alltagsgespräche sind wichtig, manchmal kann schweigendes Dabeisein angezeigt sein.

Das Netzwerk „Patienten- und Familienedukation in der Pflege e.V." schlägt für Pflegeberufe vier Hauptstrategien vor: Information, Beratung, Schulung und Moderation. Moderation wurde jüngst ergänzt, gemeint ist damit ein Gruppengespräch, etwa mit Familienangehörigen, zur Information und Konfliktschlichtung bei Pflegebedürftigkeit eines Angehörigen, entweder zu Beginn der Pflegesituation bei der Entlassung aus dem Krankenhaus oder auch später bei schwieriger Entwicklung der Pflegesituation. Information ist eine knappe, mündliche, schriftliche oder mediale Weitergabe, Beratung ein ergebnisoffener Dialog und Schulung ein zielorientierter, didaktisierter Prozess mit Bündelung und Ergebnissicherung. Patientenschulungen sind in der Medizin seit Jahrzehnten bekannt, meistens als Gruppenschulung. In der Pflege dominieren eher Einzelschulungen, oft auch als kurze Sequenz, genannt Mikroschulung (Abt-Zegelin, 2006; Tolsdorf, 2010b; Zegelin, 2012).

Leider ist das ganze Feld auch von Begriffswirrwarr gekennzeichnet. Statt Schulung benutzen viele auch den Begriff Anleitung, eine sehr diffuse Bezeichnung. Praxisanleitung (des Berufsnachwuchses) bezieht sich ja auf den ganzen Prozess während eines mehrmonatigen Einsatzes auf einer Station. Im Netzwerk wird unter Anleitung auch handlungsbegleitende Verbalisierung verstanden, etwa Erklärungen während einer Tätigkeit, z. B. Durchführen eines Verbandwechsels.

Es geht nicht nur um Wissensvermittlung, es geht um Haltungen/Einstellungen, um Motivation, um Hoffnungsunterstützung, um Fertigkeiten und Körperwahrnehmung, um Vertrauen, um Lese- oder Medienkompetenz, Kontakt zu den Professionellen. Die „Eindringstufen" reichen von bloßer Kenntnis einiger Fakten bis zu einer erfahrenen Handlungskompetenz, auch bei Komplikationen.

Die Notwendigkeit einer professionellen Patienten- und Familienedukation ist überdeutlich: die chronisch Kranken müssen in einem komplexen System navigieren, mehrere Therapieformen und Dienstleister berücksichtigen, sie sollen sich mit ihrer Krankheit „auskennen", am besten selbst heilen (im Sinne von Alltagstauglichkeit), Lebensqualität erhalten u. v. a. m. „Moderne Patienten" wünschen auch, einen eigenen Beitrag zu leisten, viele interessieren sich für sanfte Methoden, nehmen Angebote auch im Ausland wahr.

In Berufsgesetzen, Kompetenzmodellen, Pflegetheorien usw. nimmt die interaktive Pflegearbeit großen Raum ein, in der Praxis zeigen sich jedoch Pflegende oft schlecht vorbereitet, scheuen sich und führen Gespräche mit Patienten/Angehörigen eher zufällig, unsystematisch und kaum dokumentiert.

Immerhin entstehen im deutschsprachigen Raum zunehmend Berufsrollen, in denen die Patientenedukation ausdrücklich eine besondere Rolle spielt: u. a. WundexpertInnen, Stomatherapeuten, DiabetesberaterInnen, Pain-Nurses oder Kontinenzfachleute. „Pflegeberatung" versteht sich (leider) in Deutschland eher als Leistungsberatung im SGB XI und wird von diversen Berufsgruppen durchgeführt. Aber in Callcentern von Versicherern arbeiten auch Pflegende, sie leiten Demenz-Beratungsstellen, wirken ebenso in der Verbraucherbewegung. Das ganze Feld „Advanced Nursing Practice" (erweiterte Pflegepraxis) erfordert einen hohen Stellenwert der „sprechenden Pflege" (Deutscher Berufsverband für Pflegeberufe, 2012; Schober & Affara, 2008).

1.2 Patienteninformationszentren und Entwicklung des Vereins

Die Idee der Patienteninformationszentren wurde 1995 nach einem Besuch im Beth-Israel-Hospital in Boston (USA) nach Deutschland geholt. Diese Klinik war damals bekannt für ihre professionelle Pflegeentwicklung als sogenanntes Magnethospital (Amerian Nurses Credentialing Center, 2010). Der Besuch galt eigentlich dem Primary Nursing System. Beiläufig wurde das neue „Patient-Learning-Center" besichtigt, damals auch ein Modell für die USA. Diese Biblio-Mediothek für Patienten und Familien lag im Eingangsbereich der Klinik und wurde vielfach genutzt, auch von den niedergelassenen Ärzten in Boston, sie schickten Patienten konsiliarisch zu edukativen Aktivitäten dorthin. Das Learning-Center stand unter pflegerischer Leitung, eine Gruppe von Experten entwickelten die Angebote: Broschüren, Schulungsprogramme, Patientenfilme und Evaluationskonzepte.

Die Begeisterung über das „Patient-Learning-Center" wurde mit nach Deutschland genommen und fiel zusammen mit dem Start des ersten universitären Studienprogrammes Pflegewissenschaft an der Universität Witten/Herdecke. Eine Ausschreibung unter den Kooperationspartnern des Instituts ergab mehrere Interessenten für den Aufbau einer ähnlichen Einrichtung. Zwei Partner gingen an den Start: das Märkische Klinikum in Lüdenscheid und der ambulante Pflegedienst Sprenger in Lippstadt. Eine studentische Arbeitsgruppe entwickelte zusammen mit den Praxispartnern die Konzepte, einzelne Mitglieder reisten noch einmal nach Boston. 1999 wurde dann im Lüdenscheider Krankenhaus das erste „Patienteninformationszentrum" (PIZ) in Deutschland eröffnet (Abt-Zegelin, Gossens & Büker, 2010), gleichzeitig etablierte sich der Verein „Netzwerk Patienten- und Familienedukation in der Pflege e.V.", um weitere Aktivitäten zu bündeln.

Das Patienteninformationszentrum im ambulanten Bereich musste nach Jahren aufgeben; trotz großen Engagements aller Beteiligten war eine dauerhafte Finanzierung nicht zu erreichen. Über Projektgelder, Anbindung an eine Rehabilitationsklinik und andere Schritte konnten einige Monate gesichert werden, mehr aber nicht. Zu dieser Zeit war ein Bewusstsein zur Wichtigkeit von „Gesundheitskompetenz" der Patienten/Familien kaum entwickelt. Immerhin konnten in Krankenhäusern Stellen eher aus dem Gesamtbudget finanziert werden. Auch dies nur zögerlich, so dass nicht immer eine tägliche Öffnung zu Kernzeiten ermöglicht werden konnte.

Insgesamt ist es eine große Leistung des Vereins, diese Aufgaben auch als Segment der Pflegeberufe zu entwickeln – durchaus im gesamten deutschsprachigen Raum.

Ein „PIZ" besteht eigentlich aus einer gut zugänglichen Biblio-Mediothek für alle Gesundheitsinteressierten, immer wieder stellte sich die Frage, welche Einrichtungen eigentlich die Anforderungen erfüllen. Die Mitgliederzahlen im Verein entwickeln sich langsam, dazu gehören wenige „richtige PIZes", engagierte Einzelpersonen, Angebote, die vor allem im Rahmen der Pflegeversicherung unterwegs sind. Sogenannte Pflegewerkstätten kümmern sich um pflegende Angehörige, sie agieren vielfach im SGB XI-Bereich.

Irgendwann reifte die Entscheidung, alle Engagierten im Verein zusammenzufassen: Dazu gehörten etwa die (früheren) Gütersloher Mitglieder mit einem Angebot in der Stadtbücherei unter dem Oberbegriff der Selbsthilfeförderung, weitgehend ohne Beteiligung der Pflegeberufe. Öffentliche Bibliotheken sind weiter interessant als Fundstellen für Pflegeinformationen. Inzwischen entstand aus den Krankenhäusern ein Entlassungsmanagement, auch hier sind Information und Beratung wichtig: so widmen sich einige Mitglieder eher der Pflegeüberleitung. Es zeigt sich immer mehr, dass das Entlassungsmanagement/die Pflegeüberleitung eigentlich wichtige Orte sind, um die Patienten und Familien auf Pflegesituationen vorzubereiten, bis hin zu klärenden Gesprächen zur Gestaltung der Pflegesituation (Moderation). Allerdings verstehen sich Programme des Entlassungsmanagements und ihre „Case-Managerinnen" oft eher als rasche Durchschleuser im klinischen Prozess. Die Entwicklungen in den letzten zehn Jahren zeigen, dass die Kostenfragen hier tief in die Pflege wirken – kaum sind Möglichkeiten aus Sicht einer Professionalisierung der Pflege entstanden.

Andere nutzen vorwiegend die Möglichkeiten im SGB XI-Bereich, bieten Pflegekurse an, organisieren häusliche Einzelschulungen (z. B. als „Pflegewerkstatt"). Durch die Pflicht zur Pflegeberatung im SGB XI sind allerdings verschiedene Berufsgruppen „unterwegs": Kommunale Pflegeberatungsstellen werden oft von Verwaltungsmitarbeiterinnen besetzt, Pflegeberater in Versicherungen sind Sozialversicherungsfachangestellte, in Demenzberatungsstellen agieren häufig Sozialarbeiter oder Sozialpädagogen. Leider fehlt oft die Doppelqualifikation: sowohl in Pflegefragen, als auch in sozialrechtlichen Belangen ansprechbar zu sein. Das Spektrum der Vereins-Mitglieder ist verschieden, die meisten kommen aus einem Pflegeberuf, und sie eint das Interesse, Pflegeaufgaben deutlicher um beratende und informierende Aspekte zu erweitern. Leider ist auch die Namensgebung der Einrichtungen nicht immer unter „einen Hut" zu bringen – eigentlich wäre es wichtig, die Marke „Patienteninformationszentrum" zu sichern. Aber so unterschiedlich wie die „Geldtöpfe" vor Ort sind auch die Bezeichnungen.

Zu Beginn der Entwicklung wurde angestrebt, dass Patienten/Familien vielerorts Patienteninformationszentren aufsuchen können: in Kliniken, Pflegeberatungsbüros(-stützpunkten), in Medizinischen Versorgungszentren, bei den Versicherern, in Altenwohnanlagen, Kurzzeit- und Tagespflegeeinrichtungen.

Aber die Entwicklung hier ist allmählich und hängt von engagierten Einzelpersonen ab. In den USA gehören Wissens-„Tankstellen" für Patienten inzwischen zu Qualitätskriterien im Rahmen einer Zertifizierung. Dies gilt in Deutschland nicht, nicht einmal zur Zertifizierung eines Zentrums für spezielle Krankheiten. Es ist verwunderlich: eigentlich müsste doch die Unterstützung der Patienten, mit ihrer Krankheit in ihrem Alltag leben zu können, im Vordergrund stehen!

Zu den ersten Erfahrungen gehörte auch der Eindruck, dass die Patienten mit ganz unterschiedlichen Anliegen in die PIZes kommen, zum Teil geht es um Orientierung (Wo ist …? Wie komme ich …?) oder um den Umgang mit speziellen Beschwerden. Die Hauptgruppe der Ratsuchenden kommt mit Gesundheitsfragen zum Leben mit der Krankheit. Die Klienten unterscheiden durchaus den ärztlichen Auftrag der Aufklärung von dem pflegerischen Auftrag der Alltagsbewältigung. Dabei gibt es aber immer wieder Übersetzungs- oder Vermittlungstätigkeiten, etwa wenn der Arzt nicht verstanden wurde. Die Fragen, die Pflegenden gestellt werden, sind anders als die Fragen an den Arzt: Kann ich damit schwimmen gehen? Darf ich meinen Hund behalten? Darf ich Alkohol trinken? Kann ich damit nach Spanien reisen?

1.2.1 Evaluation der Patienteninformationszentren

Nach eineinhalb Jahren Betrieb in Lüdenscheid wurde 2001 eine kleine Geldsumme zur Verfügung gestellt, um die Arbeit des PIZes in Lüdenscheid extern zu evaluieren. Die monatlichen Nutzerstatistiken (z. B. Zufriedenheit) wurden zusammengefasst und interpretiert, der Medien-Bestand des Patienteninformationszentrums vorgestellt, finanzielle Investitionen aufgelistet.

Weiter wurden Beteiligte aus der Klinik mit Fragebögen oder Interviews befragt: Patienten, Pflegende, Ärzte und andere Berufe, die Leitungsebene und die im PIZ Arbeitenden. Besonders interessant war die Befragung der Nicht-Nutzer, ebenso wurde der Info-Flyer analysiert. Ergänzt wurde die Evaluation durch eine zweitägige nicht-teilnehmende Beobachtung im PIZ, dabei wurden verschiedene Nutzertypen beschrieben. Schließlich wurde ein Pressebericht über die ersten 18 Monate zusammengestellt. Aus dieser ersten Evaluation resultierten eine Änderung des Nutzer-Erhebungsbogens und ein neuer Info-Flyer.

Acht Jahre später wurde ein BMBF-Forschungsantrag gestellt, dabei ging es darum, überhaupt eine Kriteriologie für eine Evaluation dieser Einrichtungen zu stellen. Dieser Antrag wurde abschlägig beschieden. Im Kommentar zur Ablehnung hieß es, dass diese Einrichtung zu neu sei, kaum auf Verfahren und Instrumente zurückgegriffen werden könne, deswegen komme eine Förderung wegen der Vielzahl von Lücken nicht infrage.

1.3 Spezifitäten der pflegerischen Ausrichtung in der Patientenedukation

Für die Kranken ist es wichtig, in „ihren“ Alltag zu kommen, wieder Kontrolle über ihr Leben zu erhalten. Darauf zielt das Wirken der beruflichen Pflege in allen bekannteren und gängigen Pflegeauffassungen ab.

Compliance (Befolgen ärztlicher Anordnungen) ist keine Zielgröße pflegerischer Patienten-/Familienedukation – zumal die veraltete Auffassung dieses Ansatzes auch in der Medizin zunehmend kritisch diskutiert wird. Abgelöst durch Begriffe wie Adherence, Concordance o.ä. wirkt dies moderner, aber klar ist: ohne Kenntnis der Lebenswirklichkeit der Klienten und ein gemeinsames Aushandeln bleibt die Umsetzung fragwürdig.

Auch Verhaltensänderung ist kein pflege-assoziierter Begriff, er entstammt eher einer behaviouristisch orientierten Psychologie. Tatsächlich mag manchmal eine Änderung des Verhaltens wichtig für das Gesundheitsergehen sein, dies braucht allerdings langfristige individuelle Prozesse der Einstellungsänderung, zahlreiche Erfahrungen und Integration in den Alltag. Auf der Seite der klassischen Patientenedukation sind die Vorstellungen von Verhaltensänderungen erstaunlich naiv, wenige Vorträge oder Informationsgespräche reichen nicht zu Alltagsveränderungen. Zwischen Wissen und Handeln liegen große Abstände.

Ebenso „kurz gesprungen“ ist der Ansatz der Symptomkontrolle, er ist durch die Palliativbewegung populär geworden. Leider begründen sich inzwischen sogar Pflegetheorien auf Symptomkontrolle. Der Umgang mit Beschwerden ist fraglos wichtig für Kranke, dies ist schon ausgesagt durch Bedürfnistheorien wie etwa im Konzept von Maslow: auf der unteren Ebene sollen vitale Elemente wie Schmerzreduktion, ausreichende Atmung, Ernährung, Ausscheidung usw. gesichert werden – erst nach dieser Sicherung streben Menschen „nach Höherem“. Professionelle Pflege sollte weitere Ziele anstreben, nämlich, dass Menschen „ihren Alltag“ wieder leben können. Vage ausgedrückt wird dies auch im interdisziplinären Konzept der Lebensqualität. Es ist dringend erforderlich, dass die Pflegewissenschaft diesen Ansatz operationalisiert in Richtung pflegerische Aufträge mit täglichen individuellen Aktivitäten.

Hierzulande ist es besonders schwierig, die Pflegeberufe in neue Rollen der Begleitung von Kranken, Alten und ihren Familien zu bringen. Durch die traditionelle dreijährige Ausbildung sind die meisten Pflegenden eher „handwerklich“ orientiert. Viele sind sehr engagiert in einzelnen Pflegezusammenhängen, haben sich fachlich fortgebildet – sehen aber kaum „über den Tellerrand“ hinaus, sind nicht berufspolitisch organisiert, um mehr Spielräume zu gestalten. Um der Vielfalt und Komplexität der pflegerischen Versorgung zu begegnen, sind mehrere Bildungsniveaus erforderlich: von Helfern über Assistenten, beruflicher Bildung in Stufen bis hin zu studierten Pflegenden über Bachelor-Master-Doktoratsstufen oder auch habilitierten Pflege-Profis. Die langwierige Diskussion um das Aufgabenspektrum studierter Pflegender zeigt die Schwierigkeiten auf. Um die Qualität der Gesundheitsversorgung zu steigern, sollten Masterabsolventinnen und promovierte Pflegende im direkten Patientenkontakt bleiben – Advanced Nursing Practice, ANP (Deutscher Berufsverband für Pflegeberufe, 2012) –, natürlich mit erweiterten Gestaltungsmöglichkeiten, mehr Verantwortung und mehr Gehalt.

Immerhin gehen von den Patienteninformationszentren Impulse aus, die *„sprechende Pflege"* zu betonen. Gefordert wird, dass neben dem Betrieb der Biblio-Mediothek die Pflegenden „vor Ort", auf den Stationen/in Wohnbereichen oder ambulanten Diensten unterstützt werden, kleine Programme zu entwickeln: kurze Schulungskonzepte, Informationsleitfäden usw. Es ist klar, dass die eigentlichen Aktivitäten auf den Stationen, im Pflegeprozess stattfinden müssen. Leider ist auch der Pflegeprozess durch Personalabbau und medizinische Dominanz in den letzten Jahren immer mehr zurückgefahren worden. Fachliche Expertise ist wichtig für Patientenedukation, neben den pädagogisch-psychologischen Qualitäten. Das Spektrum an Patientenfragen ist riesig: bei kardiologischen Problemen ist Anderes gefragt als bei psychisch Kranken, bei Krebspatienten, bei Wöchnerinnen oder Schlaganfallbetroffenen (sind die Problemlagen unterschiedlich). Dabei geht es in Pflegezusammenhängen nicht um die ärztliche Aufklärung, sondern um das Alltagsleben mit der Krankheit. In den vergangenen Jahren konnte übrigens festgestellt werden, dass sich überall die anfängliche Skepsis der Mediziner für all diese pflegerischen Aktivitäten in unterstützendes Wohlwollen verwandelte.

Trotzdem: niemand kann in einem Patienteninformationszentrum all diese Fragen beantworten. Häufig muss an Fachleute vor Ort vermittelt werden, die Mitarbeiterinnen im PIZ sind eher zuständig für die Informationsbeschaffung und weniger für die individuelle Beratung bei spezifischen Krankheiten (meistens kennen sie den Patienten nicht so gut). Aber: in allen Berichten wird deutlich, dass es den Patienten/Angehörigen gut tut, dass ihnen überhaupt jemand zuhört, sich Zeit nimmt.

Praxiserfahrung ist wichtig für die hauptamtliche Arbeit im PIZ, deswegen sollten verschiedene „Experten" dort tätig sein. Ein gutes Beispiel liefert dazu das PIZ im Herzzentrum Bad Krozingen: Pflegende von der Station teilen sich die Arbeit im PIZ. Sie berichten, dass sie sich in unterschiedlichen Rollen erleben. Allerdings tönt es manchmal von den Kolleginnen auf der Station, dass sich die „Abtrünningen" dort ausruhen wollen. Gespräche gelten nicht als Arbeit. Pflege definiert sich (immer noch) handwerklich.

Wünschenswert ist, dass Pflegende sich weiterqualifizieren für die Arbeit der Beratung, Information und Schulung. Ich bin immer wieder erstaunt über das Spektrum und die Bildungswilligkeit: Fachweiterbildungen, psychoonkologische Qualifikationen bis hin zu Studiengängen in Beratung werden von Pflegenden absolviert – ohne dass dies ausdrücklich von den Arbeitgebern goutiert wird. Insgesamt ist vorstellbar, dass Pflegende mit hauptamtlicher Arbeit in diesen Positionen ein Pflegestudium absolviert haben, dass sie sich auskennen in Kommunikationskonzepten, in Lernpsychologie, in Recherchen und in Evidenzbasierung.

Die Patienteninformationszentren zeigen ein unterschiedliches Profil, haben verschiedene Schwerpunkte und Rahmenbedingungen. Zum Teil werden auch hauseigene Online-Lernprogramme für Patienten aufgelegt, zum Teil ist die Datenerfassung gut vorangeschritten. Alle PIZes sind in ihren Häusern bekannt, sie pflegen Kontakte zu örtlichen Akteuren, führen Aktionstage durch. Manchmal treten Mitglieder bei, die überhaupt erst ein Patienteninformationszentrum planen. Andere Mitglieder möchten einfach die „sprechende Pflege" voranbringen, z.B. Lehrer unterschiedlicher Pflegebildungsgänge oder die KollegInnen der Pflegewerkstätten, die sich im Bereich der Pflegeversicherung (SGB XI) engagieren oder interessierte einzelne PflegeberaterInnen. Informationen über den Verein: www.patientenedukation.de.

I.4 Theoretische Orientierungen

Die Netzwerkarbeit in pflegerischer Patienten- und Familienedukation folgt verschiedenen theoretischen Orientierungen. Es zeigte sich, dass die verschiedenen Positionen einander ergänzen und sich nicht ausschließen. Die Theoriebeiträge entstammen ganz unterschiedlichen „Wissensgebäuden", zum Teil aus der Psychologie, den Gesundheitswissenschaften, der Medizinsoziologie, der Pädagogik oder der Linguistik. Auch Pflegetheorien tragen zur Fundierung der Patientenedukation bei, z. B. Hendersons Ansichten (Henderson, 1977), die das Wissen der Kranken betont, später vertieft durch den Selbstpflegeansatz von Orem (Orem, 1997).

I.4.1 Salutogenese

Schon zu Beginn diente der theoretische Ansatz der Salutogenese als Fundierung für die Arbeit des ersten Patienteninformationszentrums in Lüdenscheid. Die Salutogenese (Antonovky, 1997; Bundeszentrale für gesundheitliche Aufklärung, 2001) richtet ihre Aufmerksamkeit auf die Frage „Was erhält Menschen gesund?". Sie geht davon aus, dass in uns Menschen ständig gesunde und „kranke" Elemente wirksam sind. Grundlegend zur Gesundherhaltung ist das „Kohärenzgefühl“, einer Überzeugung der Menschen, die Situation beherrschen zu können. Diese Einstellung besteht aus den Komponenten Handhabbarkeit, Sinnhaftigkeit und Verstehbarkeit. Pflegerische Patientenedukation sollte im besten Sinne kohärenzstiftend sein (Schiffer, 2001).

1.4.2 Gesundheitskompetenz

Gesundheitskompetenz ist ein Theorieansatz der WHO (Health Literacy) (Abt-Zegelin, 2012a; Kickbusch, 2006), er wurde im letzten Jahrzehnt auch im deutschsprachigen Raum bekannter. Von allen Ansätzen wird hier der umfassendste Anspruch formuliert, nämlich, die Kompetenz zu haben, die eigene Gesundheit zu steuern. In Entwicklungsländern kann damit gemeint sein, überhaupt Informationen zu erlangen, lesen und schreiben zu können, einfache Zusammenhänge zu verstehen. In unseren Breiten sind darüber hinaus andere Kompetenzen nötig: den Markt zu verstehen, Fachleute zu finden, Evidenzbasierung zu beurteilen, Anbieter im Ausland zu bewerten, preiswerte und gute Produkte einzukaufen.

Am Beispiel der Gesundheitskompetenz wird auch deutlich, dass es unterschiedliche „Tiefenstufen“ in der Patientenedukation geben kann. Manchen Menschen reichen „Faktenwissen“, einige Hinweise und Tipps. Andere Personen versuchen, die „Prinzipien“ zu verstehen, Zusammenhänge einzuordnen. Für ihr eigenes Handeln bedeutet mehr Wissen auch mehr Freiheit, Unabhängigkeit von den Professionellen. Andererseits bedeutet dies auch mehr Aufwand in der Patientenedukation, viele Kranke erreichen diese Phase nach Jahren der Selbsterfahrung, oft durch „Versuch und Irrtum“. Genauer betrachtet, sind viele Fähigkeiten nötig: Beurteilen und Entscheiden, Wahrnehmen, Risiken abwägen, Motivation, Kommunikation mit den Professionellen, manuelle Fertigkeiten, Verantwortungsübernahme, die Grundüberzeugung, wieder gesund werden zu wollen u. v. a. m. Vom Wissen bis zum Handeln ist es noch eine Strecke.

Eine reife Stufe von Gesundheitskompetenz umfasst „optionales Handeln“, dies meint, dass Betroffene aus eigener Kompetenz verschiedene Möglichkeiten auswählen können, trotzdem schaden sie sich nicht. Sie begreifen die Zusammenhänge, haben Wahlmöglichkeiten. Sie können mit Komplikationen umgehen, auch unter widrigen Bedingungen gut handeln (z. B. auf einer Auslandsreise ohne Hilfsmittel). Gesteigert werden könnte all dies nur durch die Fähigkeit dieses Wissen strukturiert, verständlich und motivierend weitergeben zu können – an andere Betroffene – sei es durch Veröffentlichungen oder Engagement in Selbsthilfegruppen.

Pflegebezogene Patientenedukation zielt auf verschiedene Situationen. Ganz häufig sind der erste Kontakt zur langfristigen Pflege (SGB XI-Bereich) oder die erste Orientierung im Krankenhaus gemeint. Patienten und Angehörige brauchen Informationen, was im Krankenhaus auf sie zukommt, sie brauchen Hinweise für anstehende Prozeduren und für den Tagesablauf.

Der Löwenanteil der pflegebezogenen Patienten- und Familienedukation richtet sich jedoch auf die Alltagsbewältigung bei chronischer Krankheit.

1.4.3 Trajektmodell

Das Trajekt-(Verlaufskurven-)Modell (Corbin & Strauss, 2004) beschreibt das Auf und Ab bei der Bewältigung chronischer Krankheit, es handelt sich um einen Verlauf mit stabilen und instabilen Phasen, akuten Episoden, Trudeln, Absturz, Problemen 2. Ordnung, die in den Vordergrund treten (z. B. Versorgung der Familie, Finanzen, Medikamentennebenwirkungen). Es beschreibt zudem verschiedene Arbeitslinien, die durch die Betroffenen geleistet werden müssen, es geht um die Sicherung des Haushalts, der Familie, des Alltags und des Berufes, die Einhaltung medizinischer Vorschriften, die Einordnung der Krankheit in den eigenen Lebensentwurf u. a. m. Neben den medizinischen (Labor-)Befunden stellt das Trajektmodell einen äußerst eindrücklichen und lebensnahen (anderen) Verlauf. Es ist eine gute Grundlage für Patientenedukation.

I.4.4 Subjektive Gesundheits- und Krankheitstheorien und kultursensible Aspekte

Diesen Theoriebeitrag aus den Gesundheitswissenschaften halte ich für absolut notwendig für pflegebezogene Patientenedukation. Menschen versuchen, sich ihr Krankheitsgeschehen selbst zu erklären, sie führen es zurück auf familiäre Vorereignisse, auf Schuldzusammenhänge, auf einen schlechten Lebensstil, auf Schicksal, Pech oder gar „Rache von oben". Für die Professionellen ist es wichtig, diese subjektiven Deutungsmuster herauszuhören, sie sind Ansatzpunkte für die Arbeit mit den Patienten/Familien. Stets ist zu fragen: „Was wissen Sie über die Krankheit?" oder „Wie ist das gekommen?" (Ursachen).

An dieser Stelle soll auch ein Hinweis auf Kultursensibilität gegeben werden. Ohne Kenntnis der kulturellen Hintergründe bleiben Gespräche/Vermittlungen wirkungslos. Es ist ein Armutszeugnis, dass Deutschland als weltweit zweitwichtigstes Immigrationsland kaum Konzepte zur gesundheitlichen Unterstützung der Zuwanderer entwickelt hat. Es gibt kaum Ansätze oder Materialen für fremdsprachige Nutzer – wobei klar sein muss, dass eine bloße sprachliche Übersetzung von Informationen nicht reicht (Abt-Zegelin; Scheuern, 2008).

I.4.5 Soziale Unterstützung (Social Support)

Dieser Theoriebeitrag aus den Sozialwissenschaften zeigt auf, dass Menschen in Krisensituationen gegenseitig Unterstützung suchen –

in jahrzehntelanger Forschung hat sich der Ansatz immer wieder bestätigt und ist auch für die Pflegearbeit besonders wichtig. Er begründet die gesamte Familienorientierung/Angehörigenarbeit und auch die Selbsthilfebewegung. Für pflegende Angehörige sind Selbsthilfegruppen ein wichtiges Unterstützungs- und Entlastungsangebot (Helms, 2014).

1.4.6 Empowerment

Dieser Ansatz der Selbstbestärkung entstammt der kritischen Sozialarbeit und bezog sich zunächst auf die „Befreiung der Unterdrückten“ durch Alphabetisierungskampagnen in Südamerika (Paolo Freire). Auf das Gesundheitswesen gemünzt, geht es um die Unabhängigkeit der Kranken von den Professionellen. Die Pflegeberufe hätten viele Chancen, den Patienten zu befähigen, sein Schicksal selbst in die Hand zunehmen. Allerdings müsste der Empowermentansatz deutlicher für die Pflegearbeit übersetzt werden (Nau, 2005).

Zwei problematische Aspekte

Pflegende fühlen sich oft selbst als Opfer. Um Bestärkung zu vermitteln, müsste die Gemeinschaft beruflich Pflegender zunächst sich selbst als starke Kraft sehen, erst danach kann eine Befähigung der Klienten stattfinden.

Weiter ist zu bedenken, dass kranke Menschen leidend sind: Sie erhoffen Hilfe durch Fachleute, haben Beschwerden, machen sich Sorgen um ihr Dasein, wollen aufgehoben sein. Für Empowermentbestrebungen muss, besonders bei chronischen Krankheiten, der richtige Zeitpunkt berücksichtigt werden. Einem ähnlichen Dilemma unterliegen alle Bemühungen zum „Aufbau des mündigen Patienten“. Nur in wenigen Fällen ist der Kranke auch ein kritischer Konsument oder aufgeklärter Nutzer.

1.4.7 Selbstwirksamkeit

Die Theorie der Selbstwirksamkeit (Bandura, 1997) hat sich seit Jahrzehnten bestätigt: Menschen wollen ihr Ergehen in die eigenen Hände nehmen. Dies entspricht auch den Aussagen der humanistischen Psychologie, in der es Menschen in der höchsten Motivation darum geht, sich selbst zu verwirklichen (Maslow). In Krankheitssituationen will jeder einen eigenen Beitrag leisten, um gesund zu werden.

In Akutphasen ist dies oft verschüttet (umsorgt sein wollen), aber in einer langfristigen Perspektive geht es darum, Kontrolle über die eigene Situation zu erlangen (verwandter Begriff: Kontrollüberzeugung).

1.4.8 Selbstmanagement

Dieser Ansatz fußt auf der Theorie der Selbstwirksamkeit – im deutschsprachigen Raum vorgestellt von Kanfer (2013). Allerdings zeigt sich der Begriff Selbstmanagement im Gesundheitswesen schillernd, es firmieren völlig unterschiedliche Auffassungen unter diesem Ansatz (Schaeffer; Haslbeck, 2007). Von Politikern und Kostenträgern wurde dieses Konzept viele Jahre unter dem Aspekt der Kostendämpfung favorisiert (alles wird billiger) – es gibt zahlreiche Aktivitäten unter dem Begriff self management. Der britische Gesundheitsservice, NHS, hat self management viele Jahre als Leitprogramm vorgestellt (patient expert programm), sich aber nach Jahren wieder davon verabschiedet. Eine Grundidee war der Einsatz von betroffenen Patienten in Gruppenschulungen, diese Patienten werden in Kurzschulungen vorbereitet. Weltweit ist der Ansatz bekannt geworden als „Chronic Disease Self Management Program, CDSMP“, entwickelt von K. Lorig in Stanford, zunächst für Rheumakranke, inzwischen für viele Diagnosen chronischer Krankheiten. Es handelt sich um sieben

Gruppen-Module, angeboten in der Akutphase. Die Evaluationen beziehen sich direkt auf das Kursende, weniger auf die Langzeitbewertung. Das Konzept wird mit großem Druck international vertrieben (Lorig, 2001).

Unter gesundheitspädagogischen Aspekten zeigen sich die Programme als Gruppen-Kurzinterventionen, stark verhaltensorientiert mit hoher Kontrolle, Verhaltensplänen und Nachfragen. Pro Sitzung werden vier bis fünf Themen in unterschiedlicher Tiefe angesprochen. Das Vorgehen ähnelt stark den Weight-Watchers – Programmen (trotzdem können sie mittelfristig erfolgreich sein).

Unter medizinischen Aspekten ist das Anliegen „Selbstmanagement" verständlich – es versteht sich als Gegenentwurf zu einer paternalistischen Arzt-Patienten-Beziehung, es geht um Management der Krankheit und ihrer Folgen. In der Pflege ist der Begriff eigentlich überflüssig, der individuelle Alltag als Zielgröße kann ohnehin nur selbst gestaltet werden.

1.4.9 Ermutigung und Hoffnung

Grundtenor des Informierens, Beratens und Schulens in der Pflege sollte eine ermutigende Haltung sein. Es gilt, die Klienten zu befähigen, ihr Leben wieder in die eigene Hand zu nehmen, mit ihnen gemeinsam persönliche Stärken/Ressourcen aufzuspüren (Abt-Zegelin, 2009).

Es gibt viele Konzepte und Begriffe, die in dieselbe Richtung weisen: Stärkung von Kohärenzgefühl (Salutogenese), Empowerment oder Selbstwirksamkeit.

In den letzten Jahren rückt „Hoffnung" mehr in den Fokus – früher war Hoffnung eher ein theologisches oder philosophisches Konzept, inzwischen mehren sich Forschungsergebnisse zur Hoffnungsunterstützung bei vielerlei Krankheiten. Dies geht einher mit einer positiven Orientierung der Psychologie und einer Aufwertung von Spiritualität.

In der Tat ist Hoffnung eine zutiefst menschliche Fähigkeit. Die Grundlage fast aller Religionen – besonders des Christentums. In der griechischen Mythologie sagt die Geschichte über die Büchse der Pandora aus, dass den Menschen vor allem die Hoffnung bleibt, auch wenn alle irdischen Güter und Belastungen verschwunden sind. Dies zeigt, wie mächtig und tief verwurzelt Hoffnung im menschlichen Dasein ist („Die Hoffnung stirbt zuletzt"). Alle Flüchtlingsströme auf der Welt sind getragen vom „Prinzip Hoffnung", der Mangel und die Hoffnung bringen Menschen auf den Weg. Hoffnung gehört zu den großen Motiven, ähnlich wie Liebe, Anerkennung, Sinn und Sicherheit.

Große Visionäre schaffen es, Hoffnung zu aktivieren durch Zukunftserwartungen, von Moses über Martin Luther King bis hin zu Obama („Yes we can").

In Krankheitszusammenhängen ist Hoffnung eine wertvolle „Verbündete", um die Situation zu bewältigen. Hoffnung ist eine relativ stabile Eigenschaft des Menschen, sie ändert sich nicht dauernd, sondern beruht auf der grundlegenden Einsicht, „das eigene Leben in den Griff zu kriegen". Dies vollzieht sich auf vielerlei Ebenen, sowohl geistig, als auch emotional, sowohl körperlich als auch im Verhalten.

Hoffende Menschen interpretieren Schicksalsschläge in einer bestimmten Form, sie verzweifeln nicht, sondern richten sich wieder auf – die Wurzeln dafür werden in der Kindheit gelegt.

Was ist Hoffnung?

Hoffnung bedeutet, dass die Menschen einen günstigen Ausgang erwarten, aber sich nicht sicher sind. Die Ungewissheit bleibt und auch schmerzliche Erfahrungen können integriert werden. Das

Besondere an Hoffnung ist ihre Dynamik und Anpassungskraft, sie geht nicht verloren, bleibt diffus, richtet sich anders aus (kognitive Neubewertung).

Dabei muss Hoffnung unterschieden werden von Illusion/ Wunschdenken. Wenn Schwerkranke sich an irrationalen Vorstellungen aufbauen, hat dies nichts mit Hoffnung zu tun. Eine Situationsverkennung bedeutet vielmehr eine Verdrängung und tiefe Angst vor dem Geschehen. Wenn Menschen diesen Weg zur Bewältigung wählen, muss dies akzeptiert werden – dabei ist klar, dass die Betroffenen sehr wohl um den Ernst ihrer Lage wissen. Es besteht die Gefahr, dass bei einem Nichteintritt von Erwartungen die Menschen verzweifelt sind. Oft bleibt dann die Chance zu ehrlichen und unterstützenden Gesprächen aus.

Optimismus ist oberflächlicher als Hoffnung, kann eher erschüttert werden, ist aber eine notwendige Einstellung auch für Hoffnung.

Hoffende sind „elastisch" in ihren Einstellungen, sie entwickeln einen „Plan B".

Hoffnung verleiht Energie, erhebt über die augenblickliche schwierige Situation, z. B. Bewältigen von Therapienebenwirkungen. Es gibt viele Hinweise für eine eigene Heilkraft durch Hoffnung. Wissenschaftsbereiche wie die Psycho-Neuro-Immunologie untersuchen Gesundung durch Einstellungen der Patienten und weisen Erfolge durch Hoffnung und Glauben auf. Hoffende haben ein Gespür für das Mögliche, bleiben dabei aber realistisch.

Die Macht der Gedanken ist auch Thema der Hirnforschung, sie weist den engen Zusammenhang zwischen Denken, Fühlen, Körperlichem und Verhalten nach. Dadurch werden Effekte wie die Placebowirkung oder die „Sich selbst erfüllende Prophezeiung" nachvollziehbar. Die Aktivierung neuronaler Netzwerke und hormoneller Kreisläufe sorgt für eine direkte gegenseitige Verbindung – der Geist bestimmt den Körper, der Glaube versetzt Berge. Heilswirkungen durch Wallfahrten, z. B. nach Lourdes, werden so erklärbar.

Quellen und Merkmale von Hoffnung

Menschen haben Anlass zur Hoffnung durch ihre bisherigen Erfahrungen, durch ihre Biografie, ihre Beziehungen, das Gefühl „gebraucht zu werden“ oder „geschätzt zu sein“. Vertrauen in die Umwelt, in die Pflegenden und Ärzte unterstützt Hoffnung. Auch Alltagsfreuden, Tiere, Hobbys, Pflichten sorgen für mehr Hoffnung, daneben auch die Religion. Zunehmend wird auch Naturerleben als Quelle von Hoffnung entdeckt. „Grün ist die Hoffnung“ heißt es und meint die stete Wiederauferstehung in der Natur.

Eng verknüpft ist Hoffnung mit Sinnfindung. Menschen, die einen Sinn im Geschehen sehen, verfügen auch über Zuversicht.

Vaclav Havel sagte: „Hoffnung ist nicht die Überzeugung, dass etwas gut ausgeht, sondern die Gewissheit, dass etwas Sinn hat – egal wie es ausgeht“.

Hoffnung ist eine „Ressource“, ein Bodenschatz, der manchmal verdeckt ist und gemeinsam gehoben werden muss – dazu braucht es Gespräche. Hoffnung muss gehegt werden, sie kann wachsen – nicht umsonst spricht man von einem „Hoffnungsschimmer“ oder einem „Fünkchen Hoffnung“.

Menschen mit Hoffnung setzen sich Ziele, sie sprechen von der Zukunft, sind wagemutig, probieren Neues aus. Sie wollen mitentscheiden, informieren sich und suchen nach kleinen Zeichen der Besserung. Sie brauchen Optionen, um sich beteiligt zu fühlen.

Ob ein Mensch Hoffnung hat, wird in vielem deutlich. Es existieren mehrere Einschätzungsverfahren (Assessmentinstrumente), um Hoffnung festzustellen. In der Regel werden sie nur in Studien eingesetzt, nur wenige von ihnen sind ins Deutsche übersetzt.

Hoffnungsunterstützung als Pflegeaufgabe

Beruflich Pflegende haben den meisten Kontakt zu Kranken, sie können selbst zu Hoffnungsträgern werden. Schon in Ausbildung/ Studium sollte Ermutigung trainiert werden – die Selbstermutigung gehört dazu. Allerdings besteht Ermutigung aus mehr als einzelnen Techniken; es ist echtes Interesse am Anderen und eine gemeinsame Suche, damit das eigene Leben wieder gelingen kann.

Kaum ein anderer Beruf hat so viele Möglichkeiten, Hoffnung zu unterstützen, wie der Pflegeberuf. Neben den seelsorgerischen Aspekten kommen hier zahlreiche „körperliche" Chancen der Wohltat dazu: Berührungen, Lagerungen, Wickel, Wärme, Erfrischungen, Getränke bringen usw. Die Pflegekonzepte des Caring oder Comforting weisen ausdrücklich darauf hin.

Im Grunde könnten zahlreiche, ohnehin notwendige Pflegeinterventionen, aufgewertet werden durch eine bewusste, hoffnungsfördernde Kommunikation (Farran et al., 1999).

Schmerzen vernichten Hoffnung, eine gute Schmerztherapie ist somit eine Voraussetzung für Zuversicht.

Immer sollten Wahlmöglichkeiten eröffnet werden. Kranke brauchen gute Informationen, damit Vertrauen entsteht, sie brauchen auch Anerkennung und Lob.

Das Erinnern an gute Momente und Überlegungen zur Dankbarkeit helfen.

Auch für kleine Ablenkungen und Freuden sollte Raum sein: ein Blick aus dem Fenster, das Wahrnehmen eines Blumengebindes. Überhaupt ist das Umfeld wichtig, eine freundliche Atmosphäre, gut gestaltete Räume unterstützen Hoffnung. Gedichte zum Thema, schöne Wandbilder werten die Umgebung auf. Palliative Care und die Hospizidee haben Vieles bereits übernommen. In der Reha-Psychologie wird dafür gesorgt, dass Menschen neue (kreative) Erfahrungen machen, etwa durch Malen oder Plastizieren.

Aber auch im Akutbereich können Lesen, Musik hören, angenehme Düfte die Menschen aus einem Tunnel der Angst herausholen und ihnen „Fenster öffnen". Es muss aber auch Raum sein für Klagen und Trauer! Die Familien der Patienten sollten stets mit in den Blick genommen werden.

Wünschenswert in Pflegeteams ist das Thematisieren von Hoffnung, sowohl in Fallbesprechungen, als auch in der Pflegedokumentation (Guerre, 2015).

Meine eigene Beschäftigung mit Hoffnung begann Anfang der 70er Jahre, ich habe sehr jung geheiratet, um meinen krebskranken Mann zu begleiten. „Ein hoffnungsloser Fall" sagte damals der zuständige Arzt – ich wollte das nicht glauben. Mein Mann hat 20 Jahre weiter gelebt, zwar mit vielen Therapien, aber auch mit Lebensqualität und immer mit Hoffnung.

Er richtete seine Hoffnung stets neu aus, anfangs mit Ideen, dass er verwechselt wurde, zu den leichten Fällen gehört. Dann mit viel Vertrauen in die Therapie, schließlich mit Hoffnung auf Schmerzarmut, auf ein gutes Sterben, darauf, Spuren im Leben hinterlassen zu haben, seine Lieben umsorgt zu wissen und ganz zuletzt auf ein Dasein „im Himmel".

Hoffnungsunterstützung kostet nicht viel, es bedarf vor allem einer entsprechenden positiven Haltung. Hoffnung ist ein Medikament. Wenn es in Schachteln verkauft werden könnte, wäre es der Renner.

I.4.10 Pflegerische Begleitung bei chronischen Erkrankungen – oder warum es NBA-Spieler gibt, die nur 1,60 m groß sind

von Johanna Gossens

Immer wieder sind mir Menschen begegnet, die trotz einer schweren chronischen Erkrankung einen ausgesprochen vitalen und lebensbejahenden Eindruck hinterlassen haben. Menschen, deren

Leben durch die Folgen der Erkrankung augenscheinlich nur wenig einschränkt wird und die mit den ihnen zur Verfügung stehenden Möglichkeiten das Optimale verwirklicht haben.

Was zeichnet diesen Umgang mit einer Erkrankung aus und wie kann Pflege das unterstützen?

Die pflegerische Begleitung von Menschen, die sich mit den langfristigen Folgen einer Erkrankung auseinandersetzen müssen, wird immer noch primär im Kontext der medizinischen Behandlungen gesehen. Diese Perspektive verkennt den grundsätzlichen Bedarf von chronisch kranken Menschen nach einer Begleitung, die sich an den lebensweltlichen Rahmenbedingungen orientiert. Diese Begleitung ist zunächst völlig unabhängig von der medizinischen Behandlung. Wichtigstes Ziel ist es dabei, nicht durch gezielte Maßnahmen Gesundheit herzustellen, sondern Menschen darin zu unterstützen, sich möglichst gesund zu fühlen. Dieses Gesundheitserleben ist nicht statisch und von medizinischen Diagnosen abhängig, sondern das prozesshafte Erleben eines gelungenen Alltags. Hierzu gehört es, ein möglichst aktives Leben zu führen, Freude mit anderen Menschen zu teilen und erfolgreich die Ziele zu verfolgen, die einem wichtig sind.

Jeder Mensch entwickelt sich in der stetigen Auseinandersetzung mit seiner Umwelt. Er muss sich Wissen aneignen, Gestaltungsspielräume aktiv selbst erschließen und macht im Laufe seiner Lebenszeit unzählige positive und negative Erfahrungen. Auf der Basis dieser Erfahrungen entstehen individuelle Stärken und Handlungsstrategien. Mit diesen Stärken meistert er die Herausforderungen, die das eigene Leben stellt. Der Kernbegriff ist hier die „Entwicklung" und sie umfasst weitaus mehr als eine Aneinanderreihung von einzelnen Zustandsbeschreibungen. Die Entwicklung eines Menschen wird geprägt durch seine Wünsche, die konkreten

Ziele, die er verfolgt und seine Bewertungen des Erlebten. Sie ist abhängig von der Motivation, eigene Lebensenergie in die Erreichung der selbstgesteckten Ziele zu investieren und oft leider auch von der Fähigkeit, sich selbst zu disziplinieren. Wer kennt ihn nicht, den „inneren Schweinehund", der einen trotz besseren Wissens davon abhalten will, aktiv zu werden. Wem es gelingt, sich selbst zu ermutigen und trotz Rückschlägen weiterzumachen, macht auch die Erfahrung, dass man Einschränkungen überwinden und auf diese Weise neue Gestaltungsspielräume erreichen kann. Glück hat derjenige, der Menschen an seiner Seite hat, die ihn immer wieder ermutigen und auffordern, in seinem Engagement nicht nachzulassen. Es sind diese persönlichen Erfahrungen von Selbstwirksamkeit und Handlungsfähigkeit, an denen Menschen wachsen, Kompetenzen entwickeln und vermeintliche Grenzen überwinden.

Die Herausforderungen, die das Leben nun einmal stellt, können von ganz unterschiedlicher Natur sein. Manche Voraussetzungen setzen den Entwicklungspotenzialen des Einzelnen auch unüberwindbare Grenzen. Manchmal werden sie durch kaum beeinflussbare äußere Rahmenbedingungen diktiert, z. B. Naturkatastrophen, kriegerische Auseinandersetzungen oder Klimaeinflüsse. Sie können sich aber auch durch das soziale Umfeld ergeben, z. B. unzureichende finanzielle Mittel, die dem Einzelnen zur Verfügung stehen oder die Bildung, die man in Elternhaus und Schule genossen hat. Auch die individuelle kognitive oder physische Leistungsfähigkeit kann der persönlichen Entwicklungsmöglichkeit Grenzen setzen. Ein Kind, das in der Schulzeit unter Dyskalkulie leidet, wird kaum Nobelpreisträger der Mathematik werden, und die Chancen, mit einer Körpergröße von 160 cm Basketballspieler in der NBA zu werden, sind denkbar schlecht.

Genau in diesem Kontext sind auch die Folgen einer chronischen Erkrankung zu sehen. Sie tauchen zumeist ohne Vorankündigung auf, schränken persönliche Gestaltungsspielräume in einem gewissen Ausmaß ein und zwingen uns zu einer Auseinandersetzung über individuelle Möglichkeiten und Grenzen. Es gilt zu erkennen, was möglich und was vielleicht auch unmöglich ist, zu definieren was einem wichtig ist, wo sich persönliches Engagement lohnt und wann es „vergebene Liebesmühe“ ist. Diesen Unterschied zwischen „Träumen“ und „Zielen“ zu machen, ist allerdings nicht immer einfach.

Wie mag es wohl dem jungen Tyrone Curtis Bogues ergangen sein, dessen Traum es war, Basketballspieler in der NBA zu werden, als man ihm sagte, dass er niemals größer als 1,60 m werden würde? Er mag Menschen begegnet sein, die ihm sagten: „Das kannst Du vergessen, das wird nichts, schlag dir das aus dem Kopf ...“, die sich über die Träume des Jungen lustig gemacht oder ihn bedauert haben und ihn hierdurch noch zusätzlich verletzten.

Vielleicht hat er aber auch einen Trainer getroffen, der ihn gefragt hat, was er denn bereit ist an Mühe zu investieren, um seinen Traum zu verwirklichen. Dieser Trainer hat ihn vielleicht auch aufgefordert sich auf die Fähigkeiten zu besinnen, die ihn bisher zu einem guten Basketballspieler gemacht haben. Vielleicht hat er mit dem Jungen besonders an dessen spielerischer Schnelligkeit und Wendigkeit gearbeitet und ihm erläutert, dass er seine Sprungkraft deutlich mehr trainieren muss als alle anderen Spieler des Teams. Darüber hinaus hat er dem Jungen unter Umständen auch erklärt, wie besondere Trainingsmethoden funktionieren. Vielleicht hat er zusammen mit dem Jungen eine Position im Spiel entwickelt, die dem gesamten Team zu Gute kommt und den Jungen gerade wegen seiner kleinen Körpergröße zu einem unverzichtbaren Bestandteil des Teams macht. Ein solcher Trainer hätte dem Jungen sein Wissen über Trainingsmethoden und Spielstrategien zur

Verfügung gestellt und die Versuche, andere Bewegungsabläufe zu erlernen, unterstützt. Er hätte sie zunächst vorgemacht, dann mit ihm geübt und das Training begleitet, bis die Umsetzung stimmte. Bei sicherlich unvermeidlichen Rückschlägen wäre er als Ansprechpartner präsent gewesen, hätte den Jungen wahrscheinlich ermutigt weiterzumachen, auf das bisher Erreichte verwiesen und ihm das Gefühl vermittelt, dass er auf dessen Stärken vertraut. Er hätte ihn in der gesamten Zeit gut beobachtet, kleinste Fortschritte gelobt und den Jungen vor einer Überforderung geschützt, wenn er sich unrealistische Ziele gesetzt hätte.

Ohne eine solche Begleitung wäre aus dem kleinen Jungen wahrscheinlich kein NBA-Spieler geworden, tatsächlich hat er aber über viele Jahre in der NBA gespielt und eine herausragende Entwicklung durchlaufen.

Auch im Umgang mit einer chronischen Erkrankung brauchen Menschen einen „Trainer", der sie in der Bewältigung der gesundheitlichen Herausforderungen unterstützt und in ihrer Entwicklung begleitet. Da jede Entwicklung im Gesundheitserleben immer einen sehr großen Bezug zur alltäglichen Lebenswelt und den Aktivitäten des täglichen Lebens hat, ist dies ein verantwortungsvolles Aufgabengebiet für Pflegende. Sie können diese Aufgabe erfüllen und Menschen mit chronischen Erkrankungen langfristig begleiten und darin unterstützen, eine Art Meisterschaft im Umgang mit ihrer Erkrankung zu erlangen. Insbesondere Patienteninformationszentren oder Pflegewerkstätten sind Strukturen, die hier sehr hilfreich sind. Sie können sektorenübergreifend in Anspruch genommen werden und stehen den Betroffenen bei Bedarf ohne Zugangsbeschränkung zur Verfügung. Pflegende in diesen Zentren verstehen sich als Ressource für die Betroffenen und stellen ihnen ihr Wissen und ihre Erfahrung zur Verfügung. Sie unterstützen sie beim Erlernen der speziellen Techniken, die notwendig sind um den Alltag zu meistern und wieder handlungsfähig zu werden. Sie reflektieren zusammen mit den Betroffenen deren Entscheidungen und Bewertungen von neuen Lebenserfahrungen. Sie ermutigen die Nachfragenden bei Unsicherheiten und auftretenden Problemen und suchen zusammen mit ihnen nach Lösungen, die ihrem Alltag und ihren Zielen entsprechen.

Das Auftreten einer chronischen Krankheit wird von den Betroffenen oftmals als Bruch in ihrer Biografie erlebt. Es gibt die Zeit vor und nach der Diagnose. Empfehlungen durch die Professionen im Gesundheitswesen werden primär als Einschränkung empfunden. Da gilt es auf die regelmäßige Medikamenteneinnahme zu achten, die Ernährung umzustellen, mehr Sport zu treiben (obwohl man vielleicht immer unsportlich war), manche Bewegungsabläufe in Zukunft zu vermeiden, weil sie mit Risiken verbunden sind und auf bestimmte Hobbys zu verzichten. Eine Aneinanderreihung von Vorstellungen, die allesamt negativ besetzt sind, mit Einschränkungen und Verzicht einhergehen und den Patienten zum „Befehlsempfänger" der Mitarbeiter im Gesundheitswesen machen. Zurück bleibt ein Gefühl der Ohnmacht, des „Hin-und-Her-Getrieben-Seins" ohne selbst den Kurs bestimmen zu können.

Manche Patienten beginnen im Internet nach Informationen zu suchen, beschaffen sich vielleicht ein Buch über die Erkrankung, lesen alles, was sie zu ihrer Erkrankung finden können, treffen sich mit Menschen, die an der gleichen Krankheit leiden und tauschen sich mit ihnen aus. Sie machen die Erfahrung, dass die Informationen sich zum Teil widersprechen und andere Betroffene ihre Probleme in ganz unterschiedlicher Art meistern. Sie lernen, sich mit eigenen Strategien zu helfen und versuchen wieder so etwas wie normalen Alltag zu leben. Parallel hierzu entstehen viele Fragen und es tauchen immer wieder neue konkrete

Probleme auf. Die Kontakte mit den Professionen im Gesundheitswesen sind dann nicht immer erfreulich. Man wird gefragt, warum man sich denn nicht an die Anordnungen gehalten, sondern die Medikation eigenmächtig geändert hätte, vielleicht sogar unterschwellig beschuldigt, verantwortlich für bestimmte Entwicklungen zu sein, da man den Aufforderungen ja nicht konsequent nachgekommen wäre. Oft fehlt Ärzten und Pflegenden die notwendige Sensibilität für die Reichweite, mit der ihre Empfehlung das Leben der Menschen beeinflusst. Je mehr sich Patienten mit der Krankheit auseinandergesetzt haben und ihre eigenen Bewertungen und Strategien entwickeln, umso eher werden sie als „unbequem“, „sehr eigen“ oder auch „störrisch“ bezeichnet. Vielfach entwickeln die Betroffenen ihre Kompetenzen nicht mit Unterstützung der Gesundheitsprofessionen, sondern in Abgrenzung zu ihnen.

Die Betroffenen durchlaufen einen Prozess des „Empowerment“, eine Entwicklung, in der sie sich zunächst verloren geglaubte Spielräume zurückerobern und eigene Kompetenzen im Umgang mit ihrer Krankheit entwickeln. Im besten Fall gelingt es, die Anforderungen, die sich aus dem Umgang mit der chronischen Erkrankung ergeben, ohne Verlust an Lebensqualität in den Lebensalltag zu integrieren.

Hierzu benötigen sie zunächst Wissen über die Erkrankung, beeinflussende Faktoren, die Prognose sowie die Therapieformen und deren Wirkungsweisen. Es reicht nicht nur Handlungsanweisungen zu geben, vielmehr ist es wichtig die dahinterstehenden Prinzipien zu kennen und sie dann an die täglich anderen Voraussetzungen anpassen zu können. Dieses Wissen versetzt Menschen in die Lage, auftretende Symptome einzuordnen und sich situationsgerecht zwischen verschiedenen Optionen zu entscheiden. Sie sind befähigt, ihre Entscheidungen selbstverantwortlich zu treffen –

ein erster Schritt, um die zum Teil verlorengegangene Autonomie wiederzuerlangen.

Ein weiterer Schritt für die Betroffenen ist, notwendige Techniken und Selbstmanagement-Strategien zu erlernen, die sie wieder handlungsfähig machen. Es reicht nicht, zu wissen, dass sich z. B. Entspannung positiv auf die Intensität des Schmerzerlebens auswirkt, man muss auch eine Entspannungstechnik sicher anwenden können. Gleiches gilt für Blutzucker- oder Blutdruckkontrollen, Selbstinjektionen, Verbände, Bewegungsübungen, Inhalationen und viele andere Techniken. Aus erfolgreichen Handlungen erwächst ein Gefühl der Selbstwirksamkeit, das dem Ohnmachtserleben entgegenwirkt.

Der dritte Bereich betrifft im Wesentlichen den Bereich der Motivation und Reflexion. Hier ist es wichtig, zwischen Träumen und konkreten Zielen zu unterscheiden. Wir alle stellen uns manchmal vor, wie es wäre, wenn man im Lotto gewinnt, nach Neuseeland auswandern würde, noch einmal 20 Jahre alt oder „König von Deutschland“ wäre. Trotzdem wissen wir, dass die Wahrscheinlichkeit, das dies wirklich passiert, gen Null tendiert. Wir tun dies trotzdem, weil es uns die Möglichkeit gibt, darüber nachzudenken, was uns wirklich wichtig ist, was uns Freude bereiten würde und wo wir gerne unsere Energie einsetzen würden. Im Anschluss machen wir mit einem Lachen auf dem Gesicht weiter und kümmern uns um das Alltägliche und Mögliche.

Konkrete Ziele lassen sich nicht eins zu eins aus Träumen ableiten, allerdings geben sie uns Hinweise darauf, welche Lebensbereiche wir mit hoher Eigenmotivation gestalten. Die Frage, was ein chronisch kranker Mensch tun würde, wenn er völlig gesund wäre, gibt uns Hinweise, welche Lebensbereiche ihm wichtig sind. Wir denken darüber nach, wohl wissend, dass die Wahrscheinlichkeit, dass der Traum Wirklichkeit wird, auch hier gen Null tendiert. Auf der Basis dieser „Visionen“ können jedoch konkrete und erreichbare Ziele gefunden werden und auch Wege zu deren Umsetzung.

Pflegende, die diesen Empowerment-Prozess der Patienten unterstützen wollen, sollten daher einige Grundhaltungen mitbringen bzw. entwickeln:

1. Respekt vor der Autonomie des Patienten und das Vertrauen darauf, dass Patienten, wenn sie die Möglichkeit haben, zwischen mehreren Optionen zu wählen, jene aussuchen, die ihrem Leben den größten Benefit bringt. Nur der Patient weiß, was am Ende in seiner Bewertung gut für ihn ist.
2. Radikale Zukunftsorientierung; nicht das Verstehen der Probleme führt zu einer Lösung, sondern die Entwicklung einer konkreten Vorstellung der angestrebten Zukunft sowie Zielsetzungen und konkrete Handlungen.
3. Lösungsansätze entstehen in der kommunikativen Auseinandersetzung zwischen verschiedenen Perspektiven auf Herausforderungen und sollten auf den Stärken basieren, die Menschen mitbringen.
4. Die Betroffenen sind der Eigner des (Veränderungs-)Prozesses; sie geben Tempo, Intensität und Richtung vor. Die Pflegenden verstehen sich selbst als Ressource, die sich dem Patienten zur Verfügung stellt.

Pflegende, die sich in diesem Sinne als „Trainer“ im Umgang mit und in der Bewältigung von chronischen Erkrankungen verstehen und Menschen auf ihrem Weg begleiten, können wichtige Impulse setzen und bei den Betroffenen zu einem subjektiven Gesundheitserleben beitragen. Als gleichberechtigte Partner erhalten sie selbst aber auch ebenso viele Impulse von den Patienten zurück, partizipieren an dem Wissen, das sich Patienten angeeignet haben und den Bewertungen, die sie vornehmen. Auf diese Weise wird sich auch das „Repertoire" an Lösungsstrategien der Pflegenden kontinuierlich vergrößern, und vielleicht dürfen sie Zeuge werden, mit welchem Mut, Engagement und welcher Entschlossenheit sich Menschen für ihre Ziele einsetzen – trotz Krankheit.

II Formate der Patienten- und Familienedukation

Im Folgenden sollen verschiedene Formate von Patienten- und Familienedukation kurz vorgestellt werden. Es geht um die drei Bereiche Schulung, Information und Beratung. Zudem wird auf Ergebnis- und Qualitätskriterien sowie aktuelle Projekte im Kontext von Patienten- und Familienedukation eingegangen.

II.1 Schulung

Bei einer Schulung oder Anleitung handelt es sich um das geplante Vermitteln von Wissen und/oder Fertigkeiten. Wenn Patientinnen oder Bewohnerinnen geschult werden sollen, sind kleine Schulungseinheiten, sogenannte Mikroschulungen sinnvoll, sie haben sich in der Praxis bewährt.

II.1.1 Mikroschulungen

Der Begriff wurde von Angelika Zegelin geprägt – als Abgrenzung zu umfangreichen diagnoseorientierten Gruppenschulungen (Abt-Zegelin, 2006; Tolsdorf, 2010b; Zegelin, 2012). Für Pflegezusammenhänge scheinen kurze Schulungen besonders geeignet, um Alltagsfertigkeiten zu erlernen. Die erste Mikroschulung wurde schon bald nach der Eröffnung des PIZ Lüdenscheid erstellt:

Zunächst ging es um ein Konzept zur Vermittlung von Subcutan-Injektionen. Viele Patienten müssen heute Medikamente selbst nach einem Klinikaufenthalt injizieren.

„Mikro-"Schulung soll aufzeigen, dass es sich hier um eine kurze Sequenz für ein bis zwei Adressaten handelt, im Zeitumfang von 20 bis 30 Minuten – anders als medizinische „Patientenschulungen“, die diagnoseorientiert mehrere Themen/Sitzungen umfassen und oft in einer Gruppe stattfinden. Bei einer Mikroschulung geht es nur um eine Pflegeintervention, ein kleines Thema.

Das Entwickeln der ersten Mikroschulung dauerte viel länger als geplant: Besonders viel Zeit nahm die Sachanalyse ein, die Recherche zum Stand des Wissens. Widersprüchliche Angaben in den Lehrbüchern führten zu langen Diskussionen. Zudem sollte das Konzept die didaktischen Schritte enthalten, Vorschläge zum Material und zur Evaluation machen.

Es dauerte Monate, bis die erste Mikroschulung „Subcutane Injektion“ online gehen konnte.

Folgende Einteilung der Mikroschulungen hat sich bis heute bewährt (12 Schritte):

1. Vorwissen feststellen/Haltung einschätzen
2. Vereinbarung von Zielen mit dem Klienten
3. Abschnitte/Feinziele festlegen
4. Inhalte vermitteln (praktische Darstellung)
5. Anschauungsmaterial nutzen
6. Übungsmöglichkeiten geben
7. Fragen beantworten
8. Zusätzliches Informationsmaterial mitgeben (Zeichnungen usw.)
9. Ergebnissicherung (kleine Kontrolle, Wissenscheck)
10. Gegenseitiges Feedback zur Schulung
11. Dokumentation
12. Rückmeldung an andere (Arzt, Angehörige, Leistungsnachweis)

Nach einigen Jahren wurde vom Netzwerk die „Sturzvorbeugung“ als zweite Mikroschulung auf der Homepage vorgestellt. All diese Aktivitäten werden durch Mitgliederbeiträge finanziert. Bei dieser

Mikroschulung ergab sich der Vorteil, dass evidenzbasiertes Wissen durch den Expertenstandard Sturzprophylaxe in der Pflege vorlag (nach der Revision des Standards wurde auch die Mikroschulung überarbeitet).

Allerdings stieß dieses Vorhaben als Mikroschulung auch an seine Grenzen. Im Vergleich zu der einzelnen Intervention „subcutane Injektion" gilt es, bei der Sturzvorbeugung zahlreiche individuelle Faktoren zu berücksichtigen; die Gesprächs- und Schulungsdauer von 20–30 Minuten sollte aber nicht überschritten werden. Bei größerem Bedarf empfiehlt es sich daher, die Schulungssequenzen zu unterteilen, eine Einheit 1, 2 oder 3 vorzuhalten.

Hunderte von Pflege-Themen eignen sich für Mikroschulungen, immer häufiger müssen Patienten oder Angehörige Selbstpflegemaßnahmen durchführen können. Für die Professionellen ist es einfach, Augentropfen zu geben, einen Verbandwechsel durchzuführen, einen Transfer zu leisten, Kompressionsstrümpfe anzuziehen – sie können sich kaum vorstellen, wie schwierig das Lernen für die Betroffenen ist.

Für jedes Fachgebiet wird geschätzt, dass 10–15 spezielle Mikroschulungen erforderlich sind, diese sollten von den „ExpertInnen" auf der Station durchgeführt, evaluiert und dokumentiert werden. Besonders gut gelungen ist die „innerklinische" Verbreitung der Mikroschulungen durch das PIZ im „Krankenhaus der Barmherzigen Brüder" in Trier. Durch eine Abschlussarbeit der Weiterbildung Patientenedukation[2] legte Gudrun Adler ein Konzept für die Implementierung auf den Stationen vor. Die Konzepte für mehrere Mikroschulungen sind hier auf allen Stationen verbreitet. Durch

2 Eine Studienbrief – Weiterbildung mit drei Präsenz-Wochenenden, die an der Universität Witten/Herdecke angeboten wurde. Insgesamt haben bisher ca. 100 Absolventen die Weiterbildung abgeschlossen. Sie wird z. Zt. nicht angeboten, wird aber in nächster Zeit neu konzipiert und wieder aufgelegt.

Addition der Schulungszeiten könnten auch erlösrelevante Ziffern im Rahmen der DRG-Abrechnungen erreicht werden.

Das Konzept „Mikroschulung“ hat sich in der Pflege sehr gut verbreitet (besonders in der Schweiz). Anfangs war geplant, eine Tauschbörse für Mikroschulungen einzurichten, allerdings sind die Mittel zu knapp, um eine Qualitätsprüfung oder gar eine fundierte Evaluation einzurichten. Dabei eignet sich dieses Format für viele Unternehmungen: etwa als Skript für Patienten-Anleitungsfilme oder als Vorlage für häusliche Einzelschulungen (SGB XI, § 45). Mit bescheidenen Mitteln wurde vom Netzwerk nach einigen Jahren eine Nutzerevaluation der Mikroschulungen durchgeführt; immerhin wird die Homepage viele hundert Male pro Monat aufgesucht. Es zeigte sich, dass die Interessenten die Idee als Anregung nutzten, besonders LehrerInnen griffen darauf zurück. Nirgendwo geschah bisher eine flächige Implementierung oder gar eine erste Evaluation.

Es wurden Themenvorschläge für weitere Mikroschulungen gemacht. Umgang mit harnableitenden Systemen wurde als Wunsch genannt oder auch die Gabe von Sondenkost. Der Netzwerkvorstand hat daraufhin verschiedene Firmen angefragt und einen Auftrag vorgeschlagen.

Schließlich entschied sich die Firma Nutricia, eine Mikroschulung zur Gabe von Sondenkost entwickeln zu lassen: Es ging um die Vermittlung an die Nutzer in der häuslichen Pflege nach dem Klinikaufenthalt. Bisher wurden vor allem umfangreiche Broschüren für die Anwender eingesetzt. Aus Sicht von Nutricia zeigte sich problematisch, dass die AußendienstmitarbeiterInnen völlig unterschiedliche Vorgehensweisen bei der 1–2-stündigen Einweisung in den Familien hatten.

In einer ersten Sichtung wurde klar, dass die Anleitungszeiten thematisch völlig überfrachtet waren: manche Patienten mussten mit einer Ernährungspumpe zurechtkommen, fühlten sich überfordert. Die Inhalte wurden auf das Allernotwendigste reduziert, trotzdem entstanden mehrere Mikroschulungen. Das Konzept wurde für alle Außendienstmitarbeiter verbindlich gemacht, Unsicherheiten bei den Nutzern sollten im Nachgang telefonisch erfragt werden.

Der Auftrag umfasste nur die Erstellung der Mikroschulung, eine Evaluation war nicht vorgesehen. Interessant wäre ein Vergleich mit einer üblichen Einweisung, eine Ergebnismessung bei den Betroffenen hinsichtlich Sicherheit, Komplikationen u. ä. Das Konzept findet sich unter https://www.nutricia.de/fuer_fachkreise/resourcen/ernaehrung_mit_system/mikroschulung/.

II.1.2 Komplexe Programme

Komplexe Programme sind inhaltlich umfangreicher, mit mehreren Mikroschulungen, Broschüren, Beratungs- oder Familiengesprächen. Sie ziehen sich meistens über mehrere Termine – je nachdem, was die Menschen wissen müssen, um mit der Krankheit ihren Alltag zu leben.
In der Medizin/Psychologie entspräche dies etwa dem Konzept „Patientenschulungen“. In der Regel sind diese diagnoseorientiert und finden als Gruppenschulungen statt. Bekannte und bewährte Programme sind etwa Diabetesschulungen (z. B. MEDIAS) oder Asthma (ABUS), oder Blut-Hochdruckschulungen. Auch die Epilepsieschulung MOSES zeigt ein komplexes Programm, fokussiert werden hier junge „Anfallkranke“. Die Entwicklung von manchen Programmen wurden durch Pharmafirmen finanziert (MOSES z. B. durch Sanofi).

Eine Untersuchung im Auftrag der AOK (Küver, 2004) ergab viele Mängel bei den herkömmlichen Schulungsprogrammen: zu lehrerzentriert und an Compliance orientiert, vor allem werbemäßig aufgestellt. Zu kliniklastig, es gibt kaum Hinweise zur häuslichen Situation, didaktisch veraltet und methodenarm (Lernzielorientierung). Kaum Eingehen auf die individuelle Situation, nur wenige verfügen überhaupt über ein Evaluationskonzept. Die Schulungen sind nicht nach Zielgruppen differenziert (Jugendliche, Angehörige).

Insgesamt ist die Industrie ein wichtiger Partner für Patientenschulungsprogramme, aber sie ist an großen Prävalenzgruppen orientiert, und hier vor allem am Verkauf von (Mono-)Produkten.

II.1.3 Strukturierte Anleitungen (Komplexe Einzelschulungsprogramme)

In Pflegezusammenhängen bestehen strukturierte Anleitungen aus verschiedenen Anteilen: Mikroschulungen, Gespräche, Broschürenarbeit, Filmen u. a. m. – sie richten sich trotzdem immer an einzelne Patienten. Im Umfeld des Netzwerkes sind mehrere solcher Programme entstanden.

II.1.4 Anleitung zur Tracheostomapflege

Hierbei handelt es sich um einen Leitfaden für schulende Pflegende, es geht um Patienten mit Dauertracheostoma (z. B. nach Kehlkopfentfernung bei Krebs). Diese Betroffenen müssen viel beachten, um im Alltag klarzukommen. Die umfangreiche Broschüre enthält mehrere Mikroschulungen (z. B. zum endotrachealen Absaugen), Gesprächsvorschläge, bebilderte Checklisten für Patienten, Dokumentations- und Evaluationshilfen u.a.m. Entstanden ist das Konzept durch ein engagiertes Team einer HNO-Station aus dem Märkischen Klinikum in Lüdenscheid, zusammen mit einer Entwicklergruppe aus dem Department Pflegewissenschaft der Universität Witten/Herdecke. Auf dieser Station ist das Vorgehen gut implementiert worden, inzwischen wird es aber durch Umstrukturierungen nicht mehr umgesetzt. Das Konzept wurde etwa ab 2001 entwickelt, 2005 als Broschüre der Firma Fahl aufgelegt (www.fahl.de, noch immer dort erhältlich). Allerdings hat seitdem keine fachliche Überarbeitung stattgefunden, eine erste Evaluation nach drei Jahren konnte wegen fehlender Daten nur rudimentär durchgeführt werden.

Alle Versuche, das Konzept weiter zu verbreiten scheiterten. Zwar ist die Broschüre sehr bekannt geworden, es gab Anfragen an verschiedene Kliniken, aber kein weiteres Team entschloss sich, das Vorgehen zu übernehmen. Lediglich im Unispital Zürich wurden Elemente dieses komplexen Programmes mit leichten Variationen eingesetzt. 2009 wurde dann nochmal „ein Anlauf" genommen und ein Forschungsantrag an die Deutsche Krebshilfe zur Evaluation des Programmes gestellt. Dieser Antrag wurde nicht genehmigt, u. a. mit der Begründung, dass die Patientenpopulation zu klein wäre. Die entsprechende Selbsthilfegruppe in Deutschland wurde von der Deutschen Krebshilfe angefragt und negierte das Vorhaben: die Pflegeberufe hätten mit der Rehabilitation der Kehlkopfoperierten nichts zu tun. Später wurde in Kommentaren ausgesagt, dass es sich um eine „schwierige" Patientengruppe handelte, nicht selten alkoholkrank, nikotinabhängig, sozial isoliert. In den Folgejahren änderte sich auch die medizinische Therapie (weniger Laryngektomien).

II.1.5 Brustkrebspatientinnen – rundum gut betreut

Als studentisches Projekt, aus dem Department für Pflegewissenschaft, wurde eine gynäkologische Station im Aufbau eines Patientenedukationsprogrammes begleitet. Diese Station stand vor der Zertifizierung zum Brustzentrum. Aktivitäten seitens der Pflege waren dabei gar nicht vorgesehen. In zweijähriger Arbeit wurden zahlreiche Elemente der Patientenunterstützung festgestellt, strukturiert, ergänzt und überhaupt als Angebot explizit gemacht. Zuvor fand alles eher zufällig und nebenbei statt (Abt-Zegelin, 2007).

Unter anderem wurde das Assessment spezifiziert, auch ein „Selbstausfüllbogen“ zur psychoonkologischen Bedarfserfüllung eingesetzt, mehrere Gespräche wurden definiert, ein Entspannungsverfahren angeboten, Broschüren wurden eingesetzt. Im Laufe dieses Projektes entstanden Überlegungen, eine Weiterbildung zur „Breast Care Nurse“ zu entwickeln, dies erfolgte dann ein Jahr später.

Pflegegespräch 1 **1**

Inhalte:
- spezielle Sorgen, Fragen, Ängste und die Person kennenlernen
- Einstieg in positive Bewältigung und „Normalität“
  (evtl. Wahl des Gesprächspartners und abklären, ob es für die Betroffenen wichtig ist, die Angehörigen dabeizuhaben, wie geht derjenige sonst mit Problemen um?)

Vorgehen:
- Abklären ob ärztliche Aufklärung im Vorfeld gelaufen ist (behalten?verstanden?)
  (dieses Gespräch wird mit „G“ dokumentiert, es beinhaltet die Informationen über die Krankheit: Anfallsform, Ursachen, Diagnostik, Behandlung, Prognose u.ä.)
- Aushändigen von Informationsbroschüren (z.B. die Hefte von sanofi-synthelabo)

Im Gespräch:
- Wir möchten Ihnen helfen, die Situation zu meistern/ damit fertig zu werden
- Frage nach der Beteiligung der Angehörigen
- Gibt es besondere Sorgen/ Ängste?
- Haben Sie schon etwas darüber (die Erkrankung) gehört/gelesen/ erlebt
- Welche Informationen sind Ihnen besonders wichtig?

Achtung: **dieses Gespräch dient der Sondierung des weiteren Informationsbedarfes, die weiteren Aktivitäten bauen darauf auf (z.B. Einschaltung des Sozialdienstes)**

Projekt: Patientenedukation Epilepsie; Ev.Krkh.Herne und Universität Witten/Herdecke STAND: 1/2003

Abbildung 1: Kitteltaschenkarte 1 des Epilepsie-Programms

II.1.6 Epilepsie-Programm

Dieses Programm besteht aus vier Gesprächseinheiten, die durch Pflegende auf „Kitteltaschen-Karten“ (Pocket cards) für Anfallskranke angeboten wurden. Anlass für diese Entwicklung war die Anfrage einer neurologischen Station einer Kooperationsklinik des Instituts für Pflegewissenschaft (UWH) – auch hier handelte es sich um ein studentisches Projekt. Mit dem Pflegeteam wurden zusammen die Informationsbedürfnisse der Patienten eruiert (Literaturrecherche), es fand eine Sichtung der gängigen Broschüren statt, Ärzte boten Fortbildungen an und der Sozialdienst beteiligte sich. Vorher gab es keine Gespräche mit den Patienten über ihre Krankheit und ihre Selbstpflege. Die vier Einheiten umfassen die Themen: spezielle Sorgen, Fragen und Ängste, Anfallsvermeidung, Beruf und Behinderung, Epilepsie und Führerschein, Freizeitaktivitäten, Fruchtbarkeit und Verhütung, Kinderwunsch, weitergehende Informationen sowie Rehabilitation.

II.1.7 Was ist ein Programm?

Pflegerische Aktivitäten der Patientenedukation sollten mit einem Konzept hinterlegt und dokumentiert sowie mit einem Abschlussbericht hinterlegt werden. Jeder betroffene Patient sollte das Angebot erhalten. Einfache Programme bestehen etwa aus einem Kurzgespräch und einer Broschüren-Aushändigung. Es sind viele Kombinationen denkbar: Mikroschulung und Broschüre, DVD und Gespräch, Beratungsset, Familiengespräch, Gruppenschulung, Lesemappe, Online-Kurs – bis hin zu telefonischen Unterstützungen oder gar Hausbesuchen.

Gute Programme gehen von den Bedürfnissen der Betroffenen aus (Eingangsforschungen), sie wählen multimodale Kanäle, nutzen verschiedene Anteile/Sinneskanäle und beziehen die Ebenen Kognition, Emotion und Verhalten ein. Sie fokussieren nicht nur die Kliniksituation, sondern das Alltagsleben mit der Krankheit. Besonders wichtig sind Transitionen (Übergänge): die Rückkehr nach Hause, die Arbeitsaufnahme, der erste Urlaub. Patienten sollten auch nach Rückfällen immer wieder neu einsteigen können. Die Programme sollten in verschiedener Weise theoretisch verortet sein und einen individuellen Zuschnitt (in Modulen) erlauben.

Sie sollten Ziele ausweisen und eine Evaluation vorsehen – am besten nicht nur direkt nach der Intervention, sondern mittel- und langfristig. Erwartbar ist auch ein Wechsel von Einzelsitzungen (evtl. kombiniert mit Angehörigen) und Gruppenveranstaltungen mit anderen Patienten. Eine Anwenderschulung (Train-the-trainer) sollte obligat sein, ebenfalls ein Update nach ca. fünf Jahren, um neues Wissen zu integrieren.

II.1.8 Ergebnisse

Die Diskussion um pflegesensitive Outcomes (Ergebnisse) lässt sich besonders im Zusammenhang mit Schulungen thematisieren: Es liegen weltweit keine geeigneten Konzepte vor. Am ehesten eignen sich zurzeit evtl. Vorschläge aus dem Salutogenesekonzept; die Erreichung eines Kohärenzgefühls schließt Wissen und Einstellung mit ein (SOC). Im medizinischen Kontext geht es um Wiedereinweisungs- und Komplikationsraten, Arztbesuche, frühzeitige Berentungen – seltener auch um subjektive Lebensqualität. Für pflegerische Aktivitäten ist dies viel zu grob, insgesamt müssten differenzierte Aussagen getroffen werden, ob Broschüren und Gespräch im Vergleich mit mehrfristigen Schulungsterminen, mit Telefonnachfragen oder gar Hausbesuchen ausreichen. Es geht also um eine genaue Beurteilung verschiedener Interventionen im Vergleich und dies auch noch fokussiert auf die alltägliche Umsetzung bei den Patienten/Familien.

Leider zeigt der Wissenschaftsdiskurs im internationalen Feld der „Patient Education“, dass diese pädagogisch-psychologischen Unternehmungen eher als singuläre (medizinische) Intervention und kaum als „komplexe Intervention“ verstanden werden. In der Reportierung wird die Maßnahme meistens unzureichend beschrieben (eine Krankenschwester unterrichtete die Patienten). Es fehlen die pädagogisch/didaktische Orientierung, die genaue Darstellung der Schritte, die Mitteilung der Patientenreaktionen u. a. m.

Die Ergebnisse lassen sich einteilen nach der Zieldimension und nach der Phase des Prozesses. Werden Assessmentverfahren genutzt, ergeben sich Fragen zur Methode (Fragebogen, Checkliste, Test, Interviewleitfaden, Beobachtungsanleitung, Tagebuch usw.). Bei vorliegenden Assessment-Instrumenten kommen allgemeine Fragen an „Messinstrumente" dazu.

Einige Outcomekriterien fußen auf umfassenden Theoriegebäuden (z. B. Selbstmanagement, Lebensqualität, Selbstpflege) – sie weisen entsprechende Ziele auf. Eine Vielzahl von Outcome-Verfahren sind entwickelt für spezielle Erkrankungen/Symptome.

II.1.9 Qualitätskriterien

Für pflege- und alltagsbezogene Aspekte liegen weltweit keine Kriterien vor. Der Verein Patienten- und Familienedukation hat Aussagen zu Qualitätskriterien getroffen (www.patientenedukation.de), diese sind bisher kaum messbar. In der Medizin ist das DISCERN-Konzept zur Arzt-Patienten-Kommunikation bekannt. Es betrifft Pflegekriterien nur randständig (www.discern.de).

Als Verfahren der Qualitätsentwicklung schlägt das Netzwerk die „Kollegiale Beratung" vor (Zegelin, 2012b; Kapsch, 2014; Kocks, Segmüller & Zegelin, 2012). Im Zusammenhang mit der Sektion „Beraten, Informieren, Schulen" sind dazu umfangreiche Aktivitäten entstanden (http://www.dg-pflegewissenschaft.de/2011DGP/wp-content/uploads/2011/09/2012-11-26-Leitfaden-DGP-A4-es-FINAL-gute-Aufl%C3%B6sung.pdf).

Gesundheitsinformationen sollten auch nach den Kriterien der Evidenzbasierung beurteilt werden, korrekte Graphiken, die Darstellung von Unsicherheiten, Abhängigkeiten usw. (Steckelberg, 2005).

II.1.10 Lernpsychologische Aspekte im Prozess der Patientenedukation

Informieren und Schulen finden prozessual statt, hier gibt es Ähnlichkeiten zum Pflegeprozess. Zunächst geht es um eine Einschätzung der Klientenbedürfnisse und -möglichkeiten – dies gilt natürlich nur für aufwändigere Aktivitäten (nicht für eine Broschürenaushändigung). Wichtig zu wissen ist: Gibt es Vorerfahrungen, ist der Klient motiviert? Gibt es Ängste, körperliche Einschränkungen im Handling, im Sehen? Liest der Betroffene ? (Analphabeten sind gar nicht selten). Ist er einem bestimmten Lerntyp zuzuordnen? Gibt es berufliche Analogien? Mehrere Lerntypen-Konzepte sind verbreitet, allerdings zeigen Menschen häufig Mischformen auf.

Für aufwändige Schulungsprogramme gibt es zahlreiche (krankheits-)spezifische Assessments, besonders im englischsprachigen Raum. Sie sind kaum wissenschaftlich geprüft ins Deutsche übersetzt, werden lediglich in Studien oder in der Reha-Psychologie eingesetzt. Überwiegend handelt es sich um Wissenstests, ähnlich Multiple-Choice Klausuren – aber es ist auch möglich, Einstellungen („Attitude") zur Krankheit zu erheben. Die Überprüfung kann wichtig sein, um den Schulungsaufwand zu evaluieren und zu rechtfertigen, im Sinne von Vorher-Nachher-Tests. Wenn Pflege sich als Ausführung täglicher Aktivitäten versteht, dann fehlt es an „praktischen" Prüfungen im Sinne von Performance-Tests, etwa als Erweiterung geriatrischer Assessments. Klappt es mit der Sondennahrung? Gelingt das Kontinenzmangement oder die Schmerzeinstellung? Die Bewältigung der Atemnot oder das morgendliche Waschen und Anziehen?

Hier müssten Verfahren entwickelt werden, möglicherweise bietet der „OSCE", die objektivierte, strukturierte, praktische Prüfung (Examination) der reformierten Mediziner-Ausbildung einen gangbaren Weg. Sie bildet den Test am Ende eines „Problemorientierten Lernens" (POL).

II.1.11 Zielvereinbarung und Auftragsklärung

Für längerfristige Prozesse sollten Ziele ausgehandelt werden, diese können je nach Bedürfnissen der Klienten unterschiedlich sein. Die Tatsache des Aushandelns mit Klienten bietet bei komplexen Programmen viele Vorteile, möglicherweise sollte ein (schriftlicher) Vertrag formuliert werden. Dabei wird geklärt, was jede Partei einbringt, wie viele Termine es gibt, was gegenseitig erwartet wird. Dieses „Contract Learning" wird in verschiedenen Sparten eingesetzt, bei der ärztlichen Ausbildung, bei der Therapie von Magersüchtigen usw. Durch Vorab-Vereinbarungen steigt die Transparenz und die gegenseitige Verpflichtung.

Fakten aus der Lernpsychologie

Die pädagogische Psychologie (Lernpsychologie) hat schon seit Jahrzehnten günstige Faktoren des Lernens und Behaltens identifiziert. Wissen wird vermittelt, indem

- Aufmerksamkeit zentriert wird (Ankündigung, Vorinfo)
- individuelle Bedeutsamkeit unterstrichen wird (Info ist nützlich)
- an Bekanntes angeknüpft wird (Wie ist das Vorwissen?)
- nur Handlungsrelevantes mitgeteilt wird (Was kann ich tun? – Nicht zuviel!)
- Anschaulichkeit hergestellt wird (Visualisierung, Hören/Sehen/Nachsprechen [!]/Handeln)
- Verständlichkeit beachtet wird (evtl. Beispiele, Zeichnungen, Analogien, Vergleiche)
- Körpersprache und Betonung eingesetzt wird (Gestik, Blickkontakt, Stimme, Wichtiges)
- bündeln, zusammenfassen und pausieren (nur 15 Minuten Konzentration ist möglich) gelingt

- das Gegenüber aktiviert wird, Fragen zugelassen werden, das Gegenüber mit eigenen Worten formuliert
- positive Gefühle wie Lob, Ermutigung, Feedback angestrebt werden.

Klienten mit kognitiven Einschränkungen

In Pflegezusammenhängen handelt es sich oft um Klienten, die Probleme mit dem Aufnehmen und Behalten haben (z. B. bei schwerer Herzinsuffizienz). Alle oben genannten Hinweise müssen dann deutlicher angenommen und die Informationsmenge verkleinert werden.

Günstig ist eine Individualisierung der Botschaft: „Für Herrn Schmidt, morgens um 10 Uhr“ oder ähnlich – gerne als laminierter und verzierter Ausdruck (Kolbe, Zegelin, 2011).

II.2 Information

Es fehlt an passendem Lernmaterial für eine pflegebezogene Patientenedukation. Oft wird nur „vereinfachtes Profi-Wissen“ angeboten, dabei haben die Patienten andere Fragen – eben Alltagsfragen. In einem kleinen studentischen Projekt (UWH) wurden z. B. die Patientenaufklärungsbögen für endoskopische Eingriffe einer Betrachtung unterzogen. Dabei stellte sich heraus, dass Patienten andere Fragen haben, als Profis vermuten, anatomische Zeichnungen sind kaum hilfreich: Wie lange dauert das? Fließt da Blut? Ist das schmerzhaft? Wie soll ich mich Anziehen/Vorbereiten? Welche Einschränkungen gibt es anschließend? Wie lange? Die Aufklärungsbögen dienen vor allem der rechtlichen Absicherung; für die Patientenvorbereitung sind sie unzureichend. In einem weiteren studentischen Projekt (UWH) wurden Poster für Patienten vor endoskopischen Eingriffen bewertet – mit ähnlichen Ergebnissen.

Patienten und Angehörige müssen praktische Hinweise erhalten, mit konkretem Material üben, dies geht von Kompressionsstrümpfen über die Gabe von Sondenkost bis hin zur Steuerung komplexer Krankheits- und Pflegesituationen.

II.2.1 Broschürenarbeit

Ebenfalls früh entstanden Hinweise zur Broschürenarbeit in der pflegerischen Patientenedukation. Hierzu wurden die Kriterien der Wittener Liste entwickelt (Tolsdorf, 2010a). Broschüren haben einen Umfang von etwa vier bis 20 Seiten, einseitige (beidseitig bedruckte) Informationen firmieren unter dem Begriff Flyer oder Informationsblatt.

Wittener Liste

Die Kriterien der Wittener Liste umfassen zehn Aspekte:

1. Ist das Ziel und die Zielgruppe angegeben? Der Inhalt einer Broschüre kann nicht bewertet werden, wenn Ziel und Adressaten unklar bleiben. Oft ist der Wissensumfang so groß, dass mehrere Broschüren erforderlich sind. Angehörige brauchen eine andere Ansprache als Betroffene selbst.
2. Pflegeunterstützung fokussiert den Alltag, das Leben mit der Krankheit. Erwartbar sind also Hinweise zu täglichen Aktivitäten, sie machen die Relevanz der Info aus (bei begrenztem Platz). Menschen möchten wissen, was sie nun machen sollen (Handlungsanleitung).
3. Grundsätzlich sollten Menschen ermutigt werden, ihr Krankheitsschicksal zu bewältigen, Kohärenz zu entwickeln. Drohungen und Diskriminierungen sind ungünstig. Wichtig ist auch eine persönliche Ansprache („Sie“), man spricht nicht über „Patienten in der dritten Person“.
4. Broschüren dürfen nicht zu umfangreich sein, manche Men-

schen lesen nur kurze Texte. In etwa zehn Minuten sollte eine Broschüre durchgearbeitet sein (evtl. müssen zu einer Krankheit verschiedene Broschüren mit diversen Zielen aufgelegt werden). Die Schriftgröße sollte bei 14 Punkt liegen, ältere Menschen haben Probleme kleine Schriften zu lesen. Das Schriftbild sollte klar und kontrastreich sein.

5. Verständlichkeit: der Inhalt sollte gut verständlich sein, Fachwörter sollten erklärt werden.
   Zur wissenschaftlichen Testung von Sachtexten dienen verschiedene Lesbarkeitsformeln: SMOG, FOG, die Wiener Sachtextformel u. a. m. (Beispiele im Internet). Diese Formeln bestehen aus mathematischen Berechnungen unter Einbezug der Satzlänge und Silbenanzahl, als Ergebnis wird eine Schulstufe angegeben (Grundschule, Mittelstufe usw. bis zur Promotion).
   Problematisch ist, dass die Lesbarkeitstests für englischsprachige Texte entwickelt wurden, diese zeigen eine viel einfachere Syntax als die deutsche Sprache (wir schneiden immer im komplizierten Bereich ab).
   Außerdem ist die Lesbarkeit ein viel einfacheres Konstrukt als die Verständlichkeit. Im Netzwerk wird deshalb das „Hamburger Verständlichkeitskonzept" mit seinen Dimensionen Einfachheit, Gliederung/Ordnung, Kürze/Prägnanz und zusätzliche Stimulanz empfohlen. Dieser Vorschlag von Langer, Schulz von Thun und Tausch hat sich seit Jahrzehnten bewährt und es gibt dazu jede Menge Material (Langer; Schulz von Thun; Tausch, 2011) dazu.
6. Gliederung:
   Texte müssen einen „roten Faden" haben, Broschüren sollten äußerlich ansprechend wirken. Die Gliederung muss sichtbar sein, Überschriften geben eine Struktur. Tabellen, Abbildun-

gen und Fotos lockern Texte auf. Die Seiten sollten gut genutzt sein (keine Leeren aufweisen). Passende Farben sind von Vorteil. Manchmal sind Broschüren überladen mit verschiedenen Schrifttypen–Größen, Icons, Farben usw. – dies wirkt verwirrend.

7. Aktuelles Wissen:
   Broschüren sollten datiert sein und aktuelles Wissen vorstellen, zumindest ist neuzeitliches „Lehrbuchwissen“ und Expertenmeinung gefragt – besser noch eine Stützung auf aktuelle wissenschaftliche Artikel (Quellenangaben). Die höchste Anforderung folgt einer „Evidenzbasierung“, einer strengen wissenschaftlichen Prüfung. Diese Qualität ist richtig und wichtig, allerdings angesichts der Alltagsfragen und der Möglichkeiten einer praxisbezogenen Patientenedukation kaum einlösbar. In manchen Bereichen liegen allerdings entsprechende Studien (Reviews, Metanalysen) vor, hier muss erwartet werden, dass auch in der pflegebezogenen Patientenedukation recherchiert und entsprechend agiert wird. Für evidenzbasierte Patienteninformationen liegen gute Einschätzungsverfahren mit eigenen Kriterien vor (Steckelberg, 2005).
8. Autorenangaben/Finanzierung:
   Eine Broschüre der Industrie (Werbezwecke) muss anders beurteilt werden, als die Handreichung einer Selbsthilfegruppe oder eines Ministeriums. Nützlich ist es, etwas über die Finanzierung zu wissen (Abhängigkeiten) oder den beruflichen Hintergrund des Autors/der Autoren.
9. Weiterführende Hinweise:
   Relevante Adressen, Websites, Bücher usw. werten eine Broschüre auf. Es ist kaum möglich, auf wenigen Seiten alle Probleme anzusprechen.
10. Vollständigkeit:
   Abschließend wird beurteilt, ob relevante Aspekte fehlen.

Eine interdisziplinäre Sicht ist dabei wertvoll (Pflege, Medizin, Physiotherapie, Ökotrophologie usw.).

Die Wittener Liste fußt auf anderen Katalogen, z. B. aus der Bewertung von Internet-Portalen oder aus dem Discern-System zur Beurteilung von Arzt-Patienten-Gesprächen. Ein international gebräuchliches Verfahren zur Broschürenbeurteilung ist SAM (Suitables Assessment-Material), viele Aspekte sind hier deckungsgleich.

Die Wittener Liste wird vielfach zur Broschürenbewertung genutzt, sowohl in der Pflegepraxis, als auch in Ausbildung/Studium. Es gibt zahlreiche Abschlussarbeiten mit diesem Verfahren. Die Kriterien eignen sich nicht nur zur Bewertung vorhandener Broschüren, sondern auch zur Erstellung eigener Formate. Vor der Drucklegung sollte ein Pretest mit Probanden der Zielgruppe erfolgen (Verständlichkeit), evtl. müssen noch Änderungen vorgenommen werden. Aufwändiger ist eine wissenschaftliche Testung auf Wirksamkeit, etwa durch einen Wissenstest in zwei Gruppen (eine Gruppe mit Broschüre, die andere Gruppe ohne).

Gut gelungene Broschüren sollten verbreitet und evtl. auch der Industrie vorgestellt werden – auch kritische Rückmeldungen sind nützlich.

Die Arbeit mit (Patienten-)Broschüren ist ein niederschwelliger und kostengünstiger Weg in der Patientenedukation. Allerdings sollte die Herausgabe einer Broschüre immer mit einem (Kurz-)Gespräch verbunden sein. Viele Broschüren eignen sich auch als Gesprächsleitfaden, im Gespräch können die einzelnen Inhalte „abgehakt“ werden.

Einrichtungen sollten Broschüren im gleichen Layout vorlegen, wichtig ist auch, dass eine interne Prüfinstanz die Broschüren vor der Veröffentlichung begutachtet. Von Zeit zu Zeit müssen die Inhalte überarbeitet werden. Das Ausgeben der Broschüren ist

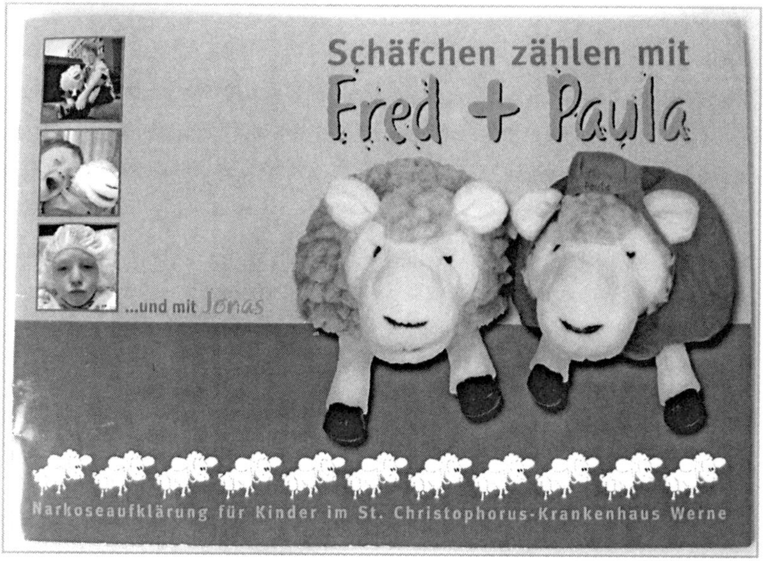

Abbildung 2: Broschüre Schäfchen zählen mit Fred und Paula

eine Pflegeintervention, die Einrichtung ist verantwortlich für den fachlichen Inhalt.

Als Beispiel einer Broschürenbewertung mittels der Wittener Liste ist auf der Vereinshomepage die Besprechung einer Broschüre der AOK zur Ernährung mittels PEG vorgestellt (http://patientenedukation.de/sites/default/files/downloads/2013/Broschuerenbewertung_abgeschlossen.pdf).

Seit einigen Jahren prämiert der Verein „gelungene" Broschüren. Begonnen hat dies eher zufällig mit einer Broschüre zur Vorbereitung von Kindern auf die Narkose im Jahr 2010.

Seit 2013 erfolgt ein öffentlicher Broschürenwettbewerb. Bei diesem gewann die onkologische Pflegeexpertin Kerstin Ackermann. Sie hat für die Sozialstiftung Bamberg (www.sozialstiftung-bamberg.de) die Patientenbroschüre zur „Hochdosistherapie mit autologer Blutstammzelltransplantation" erstellt.

Im Jahr 2014 wurde der Broschürenwettbewerb weiter ausgedehnt. Über 40 Einsender haben sich mit ihren selbstgestalteten Broschüren beworben, darunter viele sehr gute Produkte, so dass die Auswahl schwer fiel. Die Jury entschied sich schließlich dazu, sechs Preise zu vergeben.

Die Preisträger des letzten Jahres sind:

1. Platz: Broschüre „Die letzten Tage und Stunden – Eine Hilfe zur Begleitung in der Zeit des Sterbens", Hospizdienst „Die Pusteblume", Ambulanter Hospiz- und Palliativberatungsdienst und Ambulanter Kinderhospizdienst Pusteblume, Wuppertal, Preisgeld 300,– €
2. Platz: Broschüre „Elterninformation zur erfolgreichen Therapie von Sehschwäche und Schielen", Dr. Ausbüttel & Co. GmbH, Witten, Preisgeld 200,– €
3. Platz: Broschüre „Kompression einfach – tragbar. Informationen für Betroffene und Angehörige", Wundzentrum Hamburg e.V., Preisgeld 100,– €
3. Platz: Broschüre „Trockene Augen und Schleimhäute – Nützliche Informationen für Betroffene", Inselspital Bern, Preisgeld 100,– €
3. Platz: Broschüre „Der diabetische Fuss: Vorsorge – Was können Sie selber tun?", Zürcher Hochschule für Angewandte Wissenschaften, Preisgeld 100,– €

Den Sonderpreis erhielt die Broschüre „Alltag mit kognitiven Störungen – Ein Leben mit MS" von Annette Kindlimann, Preisgeld 100,– €

Die Gewinnerbroschüren können als PDF auf der Homepage des Netzwerks Patienten- und Familienedukation herunter geladen werden (www.patientenedukation.de).

II.2.2 Informationen über das WWW (E-Health, Cybermedizin)

von Andreas Kocks

Eine immer größer werdende Bedeutung erlangen Gesundheitsinformationen aus dem Internet. Für Klienten ist es dabei schwierig, seriöse von unseriöse Informationen zu unterscheiden. Von professionell Pflegenden muss erwartet werden, dass sie in ihrem Fachbereich den Ratsuchenden Hinweise geben können, evtl. gute Adressenlisten.

Zur Qualitätssicherung im Netz sorgen im deutschsprachigen Raum der Beitritt zur Afgis (www.afgis.de) als Selbstverpflichtung/Gütesiegel oder international der Anschluss an den HON-Code (health on Net).

Zur Qualitätssicherung von Gesundheitsinformationen im Netz gibt es zahlreiche Kriterienkataloge, von allgemeinen Aspekten (Aktualität, Kultursensibilität, Nutzerfreundlichkeit, Barrieren), bis hin zu speziellen Assessments.

Die Sektion „Beraten, Informieren, Schulen (BIS)“ der DG Pflegewissenschaft hat sich in einigen Sitzungen mit Online-Beratungsformaten im Pflegefeld beschäftigt. Hierzu wird noch in 2015 eine Publikation erscheinen.

II.2.3 Bildmaterial für pflegebezogene Patienten- und Familienedukation

von Andreas Kocks

Die Sektion „Beraten, Informieren, Schulen“ in der DG Pflegewissenschaft beschäftigt sich ebenfalls mit vielerlei Aspekten der pflegebezogenen Patientenedukation. In mehreren Sitzungen im Jahr 2014 wurden Hinweise für Fotos erarbeitet.

„Worte und Bilder kommunizieren gemeinsam viel stärker.“

William Albert Allard

Die zunehmende Medialisierung der uns umgebenden Welt eröffnet auch für die Patienten- und Familienedukation neue Möglichkeiten und auch Herausforderungen. Eine wahre Bilderflut umgibt uns täglich. Bilder begegnen uns in Zeitschriften und Zeitungen. Das Fernsehen ist präsent, ob in der Küche, im Wohnzimmer oder auf dem Mobiltelefon. Das Internet wandelt sich von einem Textmedium zu einem Bildmedium und die bildhafte Werbung erobert den alltäglichen Raum. Ob U-Bahn, das heimische Wohnzimmer, im Supermarkt oder auf der öffentlichen Toilette – Bilder sind immer präsent, bis in unsere Träume.

Dabei haben Bilder die einmalige Kraft, neben einer Fülle von Informationen, Gefühle zu erzeugen und Geschichten zu erzählen. Bilder führen uns an fremde Orte, geben uns Einblick in andere Lebenswirklichkeiten, bringen uns in die Vergangenheit oder lassen uns die Zukunft antizipieren. Diese Chancen gilt es auch in der Beratung, Schulung und Information von Patienten und Angehörigen zu nutzen. Es stellt sich jedoch die Frage: Transportieren die Bilder die Information, die gewünscht wird? Die Sektion BIS (Beraten, Informieren, Schulen) in der DG Pflegewissenschaft hat sich tiefer mit Fotos und Postern im Rahmen von Patientenedukation beschäftigt und hierzu die bestehende „Wittener Liste“ zur Analyse von Textinformationen (Tolsdorf, 2010a) um Kriterien zur Analyse von Bildmaterial erweitert. Punkte wie Authentizität, Aktualität, fachliche Richtigkeit des Bildmaterials bis hin zu Ausschnitt und Bildqualität können für den gelingenden Einsatz zum Beispiel in Broschüren oder im Internet entscheidend sein.

Der gezielte und qualitätsgeprüfte Einsatz von Bildmaterial im Rahmen der Patienten- und Familienedukation ist ein lohnenswerter Ansatz. Pflegende sollten sich hierzu möglichst sowohl in der Entwicklung und auch Auswahl von Bildern für Informationsmaterialen beteiligen lassen. Und auch das verwendete und in ihren Bereichen ausliegende Bildmaterial kritisch im Sinne einer gelingenden und stärkenden Kommunikation für Patienten und Angehörige prüfen.

Den ausführlichen Artikel finden Sie in der Zeitschrift Padua (Huber Verlag): Kocks, A. & Abt-Zegelin, A. (2014). Bildmaterial für pflegebezogene Patienten- und Familienedukation: Hinweise und Tipps zur Selbstgestaltung von Broschüren bzw. deren Bewertung. Padua, 8(5), 317–321.

II.2.4 Beurteilung von Informationsfilmen für Patienten und Angehörige

von Andreas Kocks

„Filmemacher sollten bedenken, daß man ihnen am Tag des Jüngsten Gerichts all ihre Filme wieder vorspielen wird."

Charlie Chaplin

Filme, ob als DVD oder als Internet-File für Patienten oder Angehörige, sind ein häufiges Medium der Patientenedukation. Sie bieten die einmalige Möglichkeit, bildhafte Informationen mit bewegten Abläufen und Hörinformationen zu verknüpfen. Gespräche oder Handlungen können als chronologische Abläufe gezeigt werden, mit Ton in Form von gesprochenem Wort, Geräuschen oder Musik verbunden werden. Die Möglichkeit der Aufzeichnung macht ein individuelles Abspielen/Wiederholen jederzeit möglich. Damit kommen Filme im Kontext von Beratung, Schulung und Information dem aktuellen und gewohnten Medienkonsum vieler Menschen entgegen und können so beispielsweise gezielt junge Betroffene ansprechen oder auch für den Einsatz bei Patienten mit Leseschwierigkeiten geeignet sein.

Wie beim Einsatz von Bildmaterial allgemein gilt auch hier, dass die Verwendung von Filmen gezielt und qualitätsgeprüft erfolgen sollte. Die Sektion BIS (Beratung, Information und Schulung) hat sich hierzu intensiv mit der Suche nach Qualitätsindikatoren für Filmmaterial beschäftigt. Entstanden ist hier die dritte Erweiterung der „Wittener Liste“, die unter anderem auch Aspekte der Filmwissenschaft berücksichtigt. Zusammengefasst scheint ein Gesamteindruck des Films wichtig: Sagt mir der Film zu? Bringt er nützliche Informationen für den Alltag der Betroffenen? Erreicht er seine selbstgesteckten Ziele? Zur Bewertung sollten auch hier Aspekte wie Authentizität, fachliche Richtigkeit und auch die filmtechnische Umsetzung geprüft werden. Beschreibt der Film einen nachvollziehbaren Erzählbogen? Passen die Kameraführung und die Musik zum gewählten Inhalt? Nimmt man den handelnden Personen ihre (gespielten) Rollen ab? Die durchgeführten Filmanalysen in der Arbeitsgruppe konnten diverse Stilblüten identifizieren wie z. B. übertrieben fröhliche Musik beim Thema Stomaversorgung oder klassische Musik, sobald der Arzt ins Bild kommt.

Es ist davon auszugehen, dass die Bedeutung von filmischen und zunehmend auch interaktiven Beratungs-, Schulungs- und Informationsmedien im Gesundheitswesen weiter zunehmen werden. Pflegende sollten ihre Expertise und Sichtweise sowohl in der Erstellung als auch im Einsatz von qualitätsgeprüftem Filmmaterial einbringen.

Den ausführlichen Artikel finden Sie in der Zeitschrift Padua (Huber Verlag): Kocks, A. & Abt-Zegelin, A. (2014). Informationsfilme für Patienten und Angehörige. Padua, 9(4), 244–247.

II.2.5 Kulturelle Sensibilität

Am Beispiel der schriftlichen Materialien soll hier etwas zur kulturellen Sensibilität gesagt werden. Die deutschsprachigen Länder sind Einwanderungsgebiete und müssen sich auch im Gesundheitsbereich auf Migranten einstellen. Viele Materialien/Kurskonzepte sind nicht auf Zuwanderer eingestellt, bisher nehmen die Menschen die Angebote auch zu wenig wahr.

Für Broschüren gilt, dass sie zunächst einmal an das sprachliche Verständnis des Adressaten anknüpfen müssen. In Deutsch verfasste Broschüren sollten in einfacher Sprache verfasst sein, ohne Fremdworte und in kurzen Sätzen Wichtiges darlegen. Inzwischen gibt es zahlreiche fremdsprachige Broschüren, doch leider handelt es sich fast ausschließlich um wortwörtliche Übersetzungen. Broschüren müssen jedoch nicht nur sprachlich, sondern auch den jeweiligen kulturellen Hintergründen angepasst werden. Dies gilt sowohl für den Text als auch für die Bebilderung. Wichtig ist daneben, die unterschiedlichen Konzepte von Gesundheit und Krankheit zu berücksichtigen (Domenig, 2007).

II.3 Beratung

von Tanja Segmüller

In allen Lebensbereichen nimmt der Bedarf nach Beratung zu: Auf der einen Seite differenzieren sich die Angebote, die Komplexität steigt – auf der anderen Seite besteht der Wunsch nach Individualisierung. In der Fachwelt beraten viele Einrichtungen: Versicherungen, Banken, Reiseunternehmen, Optiker, Ärzte, Baumärkte, Architekten usw. Der gemeinsame Nenner ist immer die individuelle Lösung mit Zufriedenheit des Klienten. Dennoch muss jedes Setting die Spezifitäten für sich klären: Die Beratung beim Friseur ist anders als in der Ehe- und Familienberatung.

Pflege ist ein kommunikativer Beruf, pausenlos finden Gespräche mit Patienten/Bewohnern und Angehörigen statt. Es gibt Aufgabenzuschnitte, die Beratung ausdrücklich vorsehen, etwa in der Stomatherapie, in der Wund- oder Diabetesberatung, als Pflegeexpertin (ANP) oder in einer kommunalen Pflegeberatungsstelle. In der „Normalversion" der Pflegearbeit finden sehr viele kurze Gespräche statt, etwa auf einer Krankenhausstation oder im Wohnbereich eines Altenheims. Meistens sind die Gespräche ungeplant, ad hoc, trotzdem können sie „tiefe" Inhalte haben. Patienten haben Angst, machen sich Sorgen – die gesamte niederschwellige „Seelenarbeit" leisten hier die Pflegeberufe. Häufig finden Gespräche handlungsbegleitend statt, etwa beim Verbandwechsel – diese Handlungsbegleitung schmälert die Qualität der Interaktion nicht. Im Gegenteil, für Patienten scheint die Nähe der Pflegenden eine Aufforderung zu sein, sich mitzuteilen. Oft wird begonnen mit einfachen Fragen, dann ergeben sich vielerlei Richtungen; manchmal sind auch mehrere Gesprächspartner beteiligt. Die Patienten suchen sich das Gegenüber aus. Pflegende müssen lernen, den Beratungsbedarf zu erkennen, ihre Tätigkeit zu unterbrechen und den Zeitbedarf selbstbewusst zu reklamieren. Anschließend ist es wichtig, die Gespräche zu dokumentieren.

Auch Grenzziehungen sind wichtig, manchmal sollten andere Berufe hinzugezogen werden, der Seelsorger oder die Psychoonkologinnen. Beratungsentwürfe aus anderen Zusammenhängen (z. B. aus der Psychotherapie oder der Pädagogik) passen für die Pflege kaum. In ruhigen Settings verabredet man sich, bleibt eine Stunde ungestört im Gespräch. In der Pflege ist die Beratungsarbeit häufig „Begleitmusik", deswegen aber nicht weniger wichtig.

II.3.1 Wittener Werkzeuge
von Tanja Segmüller

Aus der Zusammenarbeit mit dem Psychologen G. G. Bamberger (Lösungsorientierte Beratung) entstand seit dem Jahr 2007 der Ansatz der „Wittener Werkzeuge", ein humanistisch orientiertes Konzept, speziell für Pflegende. Im Jahre 2010 wurden dazu in der Zeitschrift „Die Schwester/Der Pfleger" vier typische Gespräche aus der Pflege dargestellt und von G. G. Bamberger kommentiert.

Dabei zeigte sich, dass Pflegende die Beratungen sehr kompetent durchführen, auch wenn sie oft nur kurz sind.

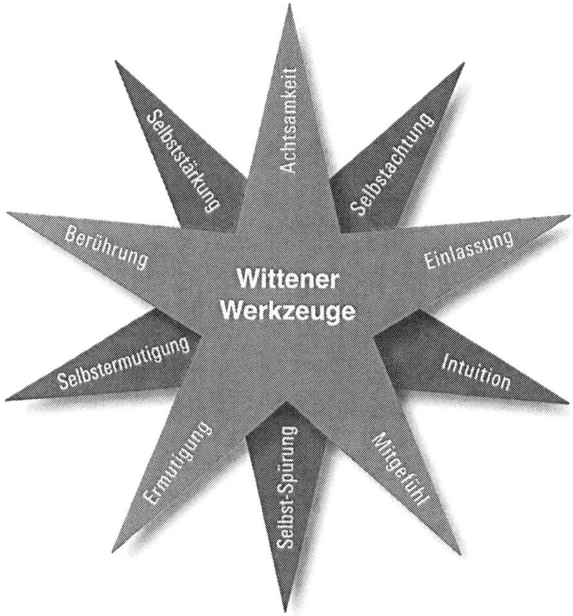

Abbildung 3: Beratungsstern der Wittener Werkzeuge

Der Ansatz „Wittener Werkzeuge" umfasst zehn Werkzeuge, fünf richten sich an die Klienten (Patient Care) und fünf weitere Werkzeuge sind an den Pflegenden selbst gerichtet (SelfCare). Diese SelfCare (Selbstpflege) ist das Novum des Ansatzes. Grundlegend sind die fünf Beratungsmodalitäten des Sehens, Hörens, Sprechens, Fühlens und Handelns.

Inzwischen sind verschiedene Seminare und Lehrformate der „Wittener Werkzeuge" entwickelt worden, um das Konzept in Ausbildung und Praxis bekannt zu machen. Einen guten Überblick zu den Angeboten bietet die Homepage der „Wittener Werkzeuge“ (www.wittener-werkzeuge.de).

Pflegende sind häufig gefordert, Patienten, Bewohner und Angehörige zu beraten. Sie sind meist die ersten Ansprechpartner und haben vielfältige Beratungssituationen – von kurzen Fragen bis zu komplexen und existenziellen Gesprächen – zu bewältigen. Für eine gute Beratung reichen Gesprächstechniken allein nicht aus. Es ist die Qualität der Beziehung, die ein Beratungsgespräch zu einer gelungenen Begegnung macht. Hinzu kommt, dass während alltäglicher Arbeitsroutinen kaum Zeit für Beratungsgespräche bleibt. Pflegende fühlen sich oft unsicher und spüren, dass sie mehr Zeit für ihre Patienten und die Gespräche mit ihnen benötigen. Dadurch werden sie zunehmend unzufriedener.

Das Konzept der „Wittener Werkzeuge“ setzt hier an: Handlungsleitend und pragmatisch werden innovative Ansätze und Ideen entwickelt. Besonderes Novum dieses Konzeptes ist die Auseinandersetzung und Stärkung des Selbst.

In den Seminaren werden Kenntnisse vermittelt, um eine förderliche Beziehung zum Patienten oder Bewohner gestalten zu können und gleichzeitig ausreichend für sich selbst zu sorgen. Mit diesem Double-Care-Ansatz wird der speziellen Situation, die den beruflichen Alltag von Pflegenden bestimmt, Rechnung getragen. Die verschiedenen Werkzeuge können in der beruflichen Praxis individuell und flexibel eingesetzt werden.

II.3.2 Unterstützung pflegender Angehöriger

Die Menschen leben länger und bleiben länger „gesund“ bzw. leben mit ihren chronischen Krankheiten. Trotzdem steigt die Zahl pflegebedürftiger Menschen stetig an, über zwei Millionen sind in die Pflegeversicherung eingestuft. Die meisten dieser Menschen werden zu Hause versorgt – oft eine große Herausforderung für alle Beteiligten. Der Umgang mit Pflegebedürftigkeit erfordert viel Wissen – oft lassen sich dadurch Situationen insbesondere für pflegende Angehörige erleichtern. Auch Informationen über Finanzierungen, Zuständigkeiten usw. sind nötig. Seit Einführung der Pflegeversicherung (SGB XI) werden informierende und schulende Aktivitäten in diesem Feld deutlich gestützt. Die Beratung hat in den letzten Jahren noch mal einen besonderen Stellenwert als „Pflichtaufgabe" erhalten, dabei geht es überwiegend um rechtlich-organisatorische Inhalte. Geregelt sind nur Mindestnormen, die Ausgestaltung zeigt sich sehr unterschiedlich. Seit Jahren sieht der § 45 SGB XI auch individuelle häusliche Einzelschulungen nach dem Bedarf der Familie vor – all dies sind gute Chancen für die „sprechende Pflege". Im Folgenden soll auf Pflegekurse und Familienmoderation eingegangen werden. Weiter wird ein Projekt zur quartiersnahen Unterstützung pflegender Angehöriger vorgestellt. Es ist erforderlich, dass Pflegesachverstand zunehmend auch in kommunale Entwicklungen einfließt – nicht nur in Modellprojekten. Eine pflegefreundliche Umgebung wird direkt im Umfeld der betroffenen Menschen gebraucht.

II.3.3 Pflegekurse

Kurse für pflegende Angehörige verstehen sich auch als komplexe Programme, sie umfassen mehrere Sitzungen.

Menschen, die sich plötzlich einer Pflegesituation gegenüber sehen, brauchen Bildungsangebote, um die Situation zu bewältigen. Besonders seit Einführung der Pflegeversicherung werden vielerorts unterschiedliche Pflegekurse angeboten, im Regelfall werden dabei mehrere Themen in sechs bis acht Treffen als Gruppenschulung vorgesehen (Finanzierung durch die Pflegekassen, SGB XI § 45). Die früheren Konzepte vermittelten eher eine vereinfachte Form des beruflichen Pflegewissens, hinzukamen Informationen zu den Leistungen der Pflegeversicherung – all dies oft in einer paternalistischen Art und Weise.

Eine Untersuchung zu den Pflegekursen ergab zahlreiche Defizite (Dörpinghaus, 2006), es mangelte an der Qualifikation der KursleiterInnen, die Konzepte schienen zu starr und unflexibel. Die TeilnehmerInnen kamen mit unterschiedlichen Erwartungen, viele erhofften sich Spezialwissen zu bestimmten Krankheiten, die Rahmenbedingungen passten nicht („wie in der Schule").

Gefordert wurden zeitlich unterschiedliche Angebote, Spezialkurse und vor allem auch eine Fokussierung auf die Bedürfnisse der pflegenden Angehörigen selbst (und nicht nur eine Vermittlung von Techniken).

Letzteres zog erst allmählich in die Pflegekurse ein, ein erster Kurs in diese Richtung war das Programm „Hilfe beim Helfen", ein Schulungsprogramm für Angehörige von Menschen mit Demenz.

Das Programm wurde von der Firma Janssen-Cilag in Auftrag gegeben und der Deutschen Alzheimer-Gesellschaft überreicht. Die Gesamtkonzeption und die meisten Inhalte wurden aus dem Department für Pflegewissenschaft der Universität Witten/Herdecke beigesteuert. Es handelt sich um eine 7-teilige Veranstaltungsreihe mit zahlreichen Hinweisen zur Durchführung, das Wohlergehen der pflegenden Angehörigen ist deutlich berücksichtigt. Dieses Programm ist unzählige Male als Kurs angeboten und in andere Sprachen übersetzt worden, es hat Preise gewonnen. Seit dem Jahr 2000 ist es mehrmals adaptiert worden, insbesondere rechtliche Veränderungen wurden eingearbeitet.

Das Deutsche Rote Kreuz erteilte dem Department für Pflegewissenschaft der Universität Witten/Herdecke den Auftrag, einen allgemeinen Pflegekurs neu zu gestalten. Neben Alltags- und Angehörigenorientierung wurde als wichtig angesehen, auch neue (pflege-)wissenschaftliche Erkenntnisse einfließen zu lassen. Schließlich entstand das Programm „Pflege in der Familie“, ebenfalls eine umfangreiche Orientierung für Kursleiter.

Vor einigen Jahren wurde für das Bayerische Sozialministerium das Programm „Kurs für pflegende Angehörige“ in Witten entwickelt. Dieses Programm bündelt bis heute alle Entwicklungen und Erkenntnisse für zeitgemäße Angehörigenschulungen. Es ist als Buch im Reinhardt-Verlag erschienen (Abt-Zegelin; Tolsdorf; Schönberger; Tschainer, 2010).

Insgesamt werden die Kurse nur zögerlich nachgefragt, die Inanspruchnahme bleibt weit hinter den Möglichkeiten zurück. Durch fehlende Absprachen konkurrieren Kursanbieter, aus diesem Grund kommen Angebote häufig nicht zustande.

II.3.4 Quartiersnahe Unterstützung pflegender Angehöriger (Quart-UpA)

von Tanja Segmüller

Im Praxisprojekt ging es um die Verbesserung der quartiersnahen Unterstützung pflegender Angehöriger, die Projektlaufzeit war von 3/2013 bis 6/2015. Gefördert wurde das Projekt aus Mitteln der EU (EFRE-Mittel) und dem Land NRW (Ministerium für Gesundheit, Emanzipation, Pflege und Alter – MGEPA NRW).

In zwei Modellregionen in NRW (Altena im Märkischen Kreis, Heiligenhaus und Wülfrath im Kreis Mettmann) sollten die Leistungsanbietenden miteinander vernetzt und befähigt werden, neue Dienstleistungen für pflegende Angehörige aufzustellen.

Handlungsleitend war dabei eine deutliche Orientierung am Wohnquartier – pflegende Angehörige benötigen Hilfe vor Ort.

Methodisch war eine Orientierung am Aktionsforschungs- und Praxisentwicklungsansatz leitend, alle Beteiligten sollten mit eigenen Zielsetzungen, Ideen und Möglichkeiten eingebunden werden. Schwerpunktthemen des Vorhabens waren: Migranten als pflegende Angehörige und Verbesserungen an der Schnittstelle Krankenhaus und häusliche Pflege. Auch berufstätige pflegende Angehörige sollten fokussiert werden.

Im Laufe des Projektes wurden weitere Akteurinnen und Akteure wie niedergelassene Ärztinnen und Ärzte, Apotheken, der Sanitätsfachhandel oder Kirchengemeinden in das Projekt eingebunden. Angehörigenfokusgruppen in den beiden Kreisen begleiteten das Projekt und gaben wichtige Inputs. Im Projektrahmen vorgesehen war auch ein ökonomisches Gutachten zu den Ausgabenentwicklungen im Bereich Hilfe zur Pflege.

Das Projekt soll nun als Beispiel für weitere Kommunen/Kreise dienen. Die Teilnehmenden verpflichteten sich, vor Ort für Nachhaltigkeit zu sorgen.

Weitere Informationen zu den Ergebnissen des Projektes sind auf der Homepage http://www.uni-wh.de/gesundheit/pflegewissenschaft/department-pflegewissenschaft/quart-upa/ der Universität Witten/Herdecke zu finden. Auch die Homepage des Vorprojektes „Neuheit für Pflege“ der Unfallkasse NRW bietet hilfreiche Materialien und Informationen: http://www.beim-pflegen-gesund-bleiben.de/.

II.3.5 Erfassung von Gesprächen in der Pflege

Interaktionsarbeit, Gespräche mit Patienten/Bewohnern oder auch Angehörigen werden in der Pflege kaum dokumentiert – in Leistungserfassungen spielen sie keine Rolle. Seit Jahren beschäftigt sich die AG Patientenedukation (UWH) mit Möglichkeiten des Nachweises und der Vernetzung. So wurde ein Formular entwickelt und in Rückmeldungen mit Praktikerinnen mehrmals verändert . Allerdings zeigte sich, dass Pflegende kaum in der Lage waren, Gespräche zu benennen und den Zeitumfang zu schätzen – oft handelt es sich um zahlreiche kurze Gespräche. Probeläufe fanden in einem Schwerpunktkrankenhaus auf einer gefäßchirurgischen und auf einer Palliativstation (viele Interaktionen, auch mit Angehörigen!) statt. Aus Zeitmangel und auch Benennungsschwierigkeiten wurden kaum Inhalte abgebildet.

Im Sommer 2012 wurde deswegen in der gleichen Klinik ein Projekt mit linguistischer Begleitung (Gesprächsforschung) und mit Aufnahmen auf Tonträgern gemacht. Dabei gab es einen erheblichen Aufwand der Zustimmung von allen Seiten (Ethikantrag usw.). Als studentisches Projekt wurden auf einer chirurgischen Station über zwei Tage Gespräche zwischen Patienten und Pflegenden aufgezeichnet. Im Sommer 2015 werden die Ergebnisse in einer Masterarbeit zusammengefasst und anschließend publiziert.

II.3.6 Projekt Familienmoderation
von Mareike Tolsdorf

Die Familienmoderation oder auch das Konfliktgespräch mit Familien im Rahmen von Pflegebedürftigkeit ist ein noch junges Feld in Deutschland. Eine erste Fortbildung entstand 2011 im Rahmen des Projekts „Neuheit für Pflege – Netzwerk zum Gesundheitsschutz für nicht erwerbsmäßig Pflegende" der Unfallkasse NRW/DGUV. Die wissenschaftliche Begleitung erfolgte durch das Department für Pflegewissenschaft der Universität Witten/Herdecke. In einer Angehörigenfokusgruppe wurde damals deutlich, dass pflegende Angehörige keine Anlaufstelle haben, wenn Konflikte in häuslichen Pflegesituationen auftreten. Ein typisches Beispiel ist die Organisation der Pflege bei plötzlich eintretender Pflegebedürftigkeit. Ein Familienmitglied rutscht ungewollt und oft unbewusst in die Pflegesituation bzw. wird in sie gedrängt. Es wird von ihm erwartet, die Betreuung des Pflegebedürftigen zu organisieren und sicherzustellen – ungeachtet der eigenen Lebensplanung und der eigenen Bedürfnisse. Es entsteht eine Situation, die eine neutrale Moderation erfordert.

Aufgrund solcher Situationen wurde ein entsprechendes Seminar initiiert, in dem vor allem professionell Pflegende das Handwerkszeug erhalten, um entsprechende Familiengespräche zu moderieren. Zentral ist der systemische Ansatz. Ebenso werden Grenzen deutlich aufgezeigt. Die zahlreichen therapeutischen Berührungspunkte erfordern eine hohe Sensibilität. Moderatoren müssen in der Lage sein, diese zu erkennen und über ein gutes, lokales Netzwerk verfügen, um bei Erreichen der Kompetenzgrenzen gezielt an andere Angebote weitervermitteln zu können.

In der Praxis zeigt sich selten ein reines Konfliktgespräch. Häufig handelt es sich um ein Konglomerat an Problemen, so dass es zu einer zwangsläufigen Verknüpfung von Konfliktmoderation, Beratung und Case Management kommt (Tolsdorf, 2013).

Informationen zum Seminar „Moderation von Konfliktgesprächen in Familien im Rahmen von Pflegebedürftigkeit" finden Sie auf der Homepage der Unfallkasse NRW unter www.unfallkasse-nrw.de.

II.3.7 Überlegungen zur Implementierung

In ersten Schritten können in Pflegeteams auch weniger aufwändige Interventionen zur Patienten- und Familienedukation entwickelt werden – die Einrichtung eines „Angehörigenschulungszimmers" auf der Station oder gar der Aufbau eines Patienteninformationszentrums gehören zu den größeren Maßnahmen.

Zu den unaufwändigen Interventionen gehören etwa die Herausgabe von Broschüren, verbunden mit einem Kurzgespräch. Allerdings sollten alle Betroffenen dies in einer strukturierten und qualitätsvollen Form erhalten (selbstverständlich dokumentiert).

Die Themen richten sich nach den Bedarfslagen der Patienten; gibt es Lücken/Probleme/Nachfragen?

Wichtig ist auch, vorhandene Stärken zu nutzen – evtl. gibt es schon interessierte Kollegen, einen unterstützenden Arzt, evtl. auch Kontakte zur Industrie. Eine Recherche zeigt, ob es schon (wissenschaftliche) Aktivitäten gibt, andere vorhandene Konzepte/Broschüren sollten gesichtet werden. Gelungene Konzepte sollten publiziert und vorgestellt werden, evtl. ist auch eine Verbreitung möglich.

Gute Startchancen gibt es, wenn Teams Freude an dieser Arbeit haben, evtl. auch initiiert durch eine Person nach Weiterbildung oder Studium. Die Vorgesetzten sollten über die Entwicklung informiert sein.

Eine Implementierung von Patientenedukation sollte in Projektform geschehen, mit klaren Verantwortlichkeiten.

II.4 Ausblick

Von Witten ausgehend, hat sich das Konzept der pflegerischen Patienten- und Familienedukation in den letzten 20 Jahren im deutschsprachigen Raum erfreulich verbreitet. Nach dem Aufbau von Patienten-Informationszentren haben sich die Aktivitäten inzwischen sehr diversifiziert. Besonders wichtig sind dabei die zahlreichen Veröffentlichungen, Vorträge und Bildungsaktivitäten – bis hin zu einem (Fern-)Lehrgang, der künftig wieder überarbeitet und angeboten werden soll.

Es ist gelungen, in den wichtigsten deutschen Pflege-Lehrbüchern das „Wittener Konzept" zu etablieren. Allerdings ist der „Markt" an psychologisch-pädagogischen Konzepten in der Pflegebildung unübersichtlich, viele andere Wissenschaften ragen in die Pflege hinein, und unterschiedlichste Aktivitäten entstehen – oft kurzlebig. Es scheint bedeutend, dass die Aktivitäten gebündelt werden und daraus auch irgendwann politisches Handeln entsteht. Für den Verein ist Wachstum wichtig, er muss als relevante Adresse wahrgenommen werden – bei mehr Mitgliedern und dadurch mehr Beiträgen kann langfristig jemand eingestellt werden, der die Entwicklungen hauptamtlich in die Hand nimmt.

Patienten- und Familienedukation, besonders mit pflegerischem Schwerpunkt, ist ein Thema für eigene Studiengänge – es sollte einen größeren Raum in der Pflege einnehmen. Ein spezielles Institut könnte Materialien herstellen, Mikroschulungen verbreiten, zu Patientenfilmen raten usw.

Von einer nennenswerten Forschung in diesem Feld sind wir weit entfernt. Hierzu sind künftig größere Anstrengungen erforderlich.

Notwendig sind grundständige Bücher zu den verschiedensten Themen, gekoppelt mit Fortbildungen für die Unterrichtenden. Dabei sind auch neue Formate, etwa im Sinne von E-Learning, denkbar.

Zu den Wurzeln zurückgehend ist auch wünschenswert, vielmehr Patienteninformationszentren unter pflegerischer Leitung einzurichten und gleichzeitig auch die „sprechende Pflege“ im direkten Klientenkontakt aufzuwerten. Hierzu bietet die Bewegung von „Advanced Nursing Practice“ einen guten Boden.

III Fallbeispiele der Patientenedukation

Die vorliegenden 42 Fallbeispiele sollen Ihnen einen Einblick in die Bandbreite, die Themenvielfalt und die unterschiedlichen Ansatzmöglichkeiten von Patienten- und Familienedukation aufzeigen. Alle Beispiele stammen aus der beruflichen Praxis der Mitglieder des Netzwerkes Patienten- und Familienedukation in der Pflege e.V. Alle Beispiele wurden für die Publikation in diesem Buch anonymisiert, mit fiktiven Namen versehen und redaktionell überarbeitet. Teilweise finden Sie unter den Fallbeispielen Angaben zur Dauer der Gespräche.

Nutzen Sie die Beispiele um Diskussionen über Patientenedukation in Ihren Einrichtungen anzustoßen, auch in der Lehre können die Fallbeispiele Ihr Unterrichtsmaterial praxisnah erweitern. Zu den Gesprächen ist z. T. die Dauer angegeben, um einen Eindruck vom Zeitaufwand zu geben.

III.1 Herr Geiger, Angst vor Herz-Operation

von Eva Nordkämper

Der 64-jährige Herr Geiger kommt ins PIZ, um sich über Herzerkrankungen zu informieren. Zunächst scheint sein Interesse ganz allgemein zu sein. Im Laufe des Gespräches kristallisiert sich jedoch immer mehr seine Koronare Herzkrankheit (KHK) als Thema heraus. Herr Geiger erzählt, dass bei ihm am folgenden Tag eine Bypass-Operation geplant sei und dass er durch den Anästhesisten und Chirurgen bereits aufgeklärt worden sei. Er sagt, er habe großes Vertrauen in die Ärzte, aber im Gesprächsverlauf wird seine Angst vor der OP deutlich. Herr Geiger selbst habe bislang nie eine vergleichbar große Operation gehabt. Ein Bekannter erzählte ihm aber, was alles schief gehen könnte. Er weiß ebenso, dass es keine Alternativen zur Operation gibt. Seine Atemnot bei leichtester Belastung und die häufigen Angina-pectoris-Anfälle machen ihm Angst. Diese Beschwerden versuchte er sechs Monate lang zu verdrängen.

Vor drei Wochen war er dann doch zum Arzt gegangen und hatte dort die Diagnose Koronare Herzkrankheit (KHK) bekommen. Zur Operation beschäftigen ihn die Gedanken, dass er vielleicht nicht mehr wach werden würde, dass er große Schmerzen haben könnte und dass er möglicherweise nie wieder richtig auf die Beine kommen würde. Einerseits fühlt er sich allein, da seine Frau ihn nicht begleiten konnte, andererseits will er nicht mit ihr über seine Ängste sprechen, weil sie sich dann wahrscheinlich große Sorgen um ihn machen würde. Herr Geiger weiß, dass er die ersten 24 Stunden nach der Operation auf der Intensivstation verbringen wird, aber nicht, was ihn dort erwartet. Ihm wird erklärt, dass auf der Intensivstation immer eine Pflegekraft in der Nähe ist, auch wenn er sie nicht immer sehen kann. Da er dann an einen Überwachungsmonitor angeschlossen ist, können die Pflegekräfte seinen Zustand kontinuierlich überwachen.

Die Pflegekräfte würden wissen, was er braucht und bei Bedarf entsprechend reagieren. Er würde langsam aus der Narkose erwachen und eventuell noch beatmet werden. Gegen Schmerzen würde er Medikamente bekommen. Herr Geiger ist sehr erleichtert zu hören, dass sein Zustand auch nach der anschließenden Verlegung auf die Wachstation zunächst mit Monitoren überwacht wird. Er findet es gut, dass erst nach und nach alle „Kabel und Schläuche" entfernt würden; das gibt ihm Sicherheit. Die Aussicht, sich vor der Anschlussheilbehandlung noch eine ganze Woche auf einer ‘normalen‘ Station erholen zu können, erleichterte ihn dann vollends. Nachdem der normale Ablauf besprochen ist, wird er aufgefordert zu berichten, wie er seine Freizeit bisher gestaltet. Herr Geiger erzählt, dass er viel Fahrrad fahre und gerne schwimme. Er berichtet über einen kleinen See im Wald, in dem er immer gern geschwommen sei. Das habe er sich aufgrund seiner Beschwerden nun aber schon länger nicht mehr getraut. Herr Geiger wird angeregt das Bild von dem See so deutlich wie möglich zu beschreiben und sich den See einmal ganz genau vorzustellen. Er soll sich an den Geruch des Waldes erinnern und an das Gefühl des Wassers auf der Haut, wenn er im See schwimmt. Herr Geiger lacht und wirkt wesentlich entspannter, die bevorstehende Operation ist ihm kurzfristig nicht mehr präsent. Als er darauf aufmerksam gemacht wird, lächelte er. Herrn Geiger wird geraten, sich sein inneres Bild vom See und die damit verbundenen guten Gefühle immer wieder ins Gedächtnis zu rufen, beispielsweise auch am nächsten Tag bei der Narkoseeinleitung. Dies würde ihm möglicherweise dabei helfen, ruhig und gelassen zu bleiben. Herr Geiger findet diese Idee gut und setzt sich für die Zeit nach der Operation das Ziel, auch wieder zu ‚seinem See' zu fahren. Ob er gleich bei dem ersten Besuch dort auch schwimmen will, weiß er noch nicht, sagt er, aber das Bild von seinem See scheint jetzt sehr lebendig in ihm zu sein.

Herr Geiger nimmt sich auch vor, seine Frau anzurufen und ihr zu erzählen, wie der Ablauf nach der OP ist, und wann sie anrufen kann. Auch das Bild von seinem See möchte er mit ihr teilen, um nach der OP mit ihr hinzugehen. Herr Geiger bedankt sich sehr für das Gespräch. Er sagt, er fühle sich nun ruhiger, da er eine Möglichkeit für sich gefunden habe, mit seiner Angst umzugehen.

III.2 Frau Müller und Frau Seiler, Stentimplantation

von Claudia Imbery

Zwei Damen – die 67-jährige Frau Müller und die 70-jährige Frau Seiler – betreten gemeinsam das Patienten-Informations-Zentrum.

Sie wirken sehr aufgeschlossen und sagen, dass sie sich ausführlich über Stents und Implantationstechnik informieren möchten. Nach der Begrüßung und dem gegenseitigen Vorstellen erzählen sie, dass beide am Vortag einen Stent erhalten haben. Die Damen liegen im selben Zimmer und sind „Zimmernachbarinnen“ und „Leidensgefährtinnen“. Sowohl für Frau Müller, als auch für Frau Seiler kam der Eingriff überraschend, sie berichten, dass keine der beiden damit gerechnet hatte, ernsthaft krank zu sein und dass ein solcher Eingriff notwendig sei.

Weil sie sich beide so gut verstehen, haben sie beschlossen, gemeinsam ins Patienten-Informations-Zentrum (PIZ) zu kommen, um mehr über den Eingriff und das Aussehen eines Stents zu erfahren. Frau Seiler fragt: „Wie kann so ein Metallröhrchen zum Herzen gebracht werden? Der Arzt hat mir das vorher erklärt, ich musste ja unterschreiben, aber ich kann mir das gar nicht vorstellen!“. Darüber hinaus sind beide Damen an den Ursachen für die Veränderungen an den Herzkranzgefäßen interessiert. Denn diese hätten ja nun zur Notwendigkeit der Katheter-Behandlung geführt. An einem Modell des menschlichen Herzens können sich Frau Müller und Frau Seiler den Aufbau des Organs und den Verlauf der Herzkranzgefäße anschauen. Die Funktion des Herzens und seiner Gefäße wird dabei von einer PIZ-Mitarbeiterin erklärt. Schnell wird dabei ersichtlich: Wie wichtig eine gute Nähr- und Sauerstoffversorgung für den Herzmuskel ist, wusste weder Frau Müller noch Frau Seiler.

Anschließend kann den beiden Damen mittels eines Herzkatheters und anhand von Fotografien das Vorgehen bei einer Stentimplantation gezeigt werden. Mit Hilfe des Anschauungsmaterials können sich die Damen eine gute Vorstellung von der Behandlung machen und folgen mit großem Interesse den Ausführungen der PIZ-Mitarbeiterin. Im weiteren Verlauf des Gespräches wird auf Risikofaktoren für die koronare Herzkrankheit eingegangen. Ernährung, Blutfettwerte, Bewegungsmangel, Bluthochdruck und Nikotinkonsum werden hier thematisiert. Besondere Aufmerksamkeit schenken die beiden frischoperierten Damen den Themen Ernährung und Blutfettwerte. Anhand von Broschüren zum Thema Ernährung wird der Zusammenhang zwischen gesunder Ernährung und der positiven Beeinflussung des Krankheitsverlaufes dargestellt. Vorschläge und Tipps zum veränderten Ernährungs- und Kochverhalten werden von Frau Seiler und Frau Müller dankbar angenommen und beide freuen sich über eine kleine Broschüre mit Rezeptvorschlägen für die mediterrane Küche.

Mit dem Hinweis, zusätzlich einen Termin mit der Ernährungsberatung im Hause vereinbaren zu können, wird das Gesprächsthema Ernährung beendet. Im weiteren Gespräch werden andere Möglichkeiten der günstigen Beeinflussung der Koronaren Herzkrankheit erläutert. Frau Müller und Frau Seiler werden angeregt nachzudenken, ob die Teilnahme an einem regelmäßigen Bewegungsangebot im Verein oder einer Herzsportgruppe zu Hause vielleicht möglich wäre. Beiden wird ebenfalls erklärt, dass auch Alltagsbewegung wie Treppensteigen oder regelmäßige Spaziergänge zusätzlich helfen würden. Im gemeinsamen Gespräch erfahren Frau Müller und Frau Seiler so viel über ihre Erkrankung und deren Behandlung. Beide Damen freuen sich, dass sie einfache, praktikable Tipps erhalten haben und so den Verlauf ihrer Erkrankung zukünftig selbst günstig beeinflussen können. Die Damen sagen, dass sie sich nach dem Gespräch sehr gut zum Eingriff, den Risikofaktoren und zu ihrer Erkrankung informiert fühlen.

Frau Müller sagt: „Jetzt kann ich mir endlich vorstellen, was da an meinem Herzen gestern gemacht wurde und was ich für die

Zukunft beachten muss." Die Motivation, zukünftig etwas für ihre Gesundheit zu tun, ist bei beiden Damen sehr hoch. Sie bedanken sich herzlich und verlassen das Patienten-Informations-Zentrum. (Gesprächsdauer: ca. 40 Minuten)

III.3 Herr Wolters, Raucherberatung

von Uwe Dobslaw und Eva Nordkämper

Der 51-jährige Herr Wolters wird vor seiner Entlassung von seiner behandelnden Ärztin zur Raucherberatung ins Patienten-Informations-Zentrum geschickt. Herr Wolters kommt zusammen mit seinem 16-jährigen Sohn, dieser vertreibt sich die Zeit, indem er ein Buch liest. Der Patient ist ein leicht adipöser, Vitalität ausstrahlender, gut gekleideter, großer Mann mit vollem dunklem Haar; er wirkt entspannt und interessiert.

Als Einstieg zur „strukturierten Kurzintervention zum Rauchstopp" erzählt Herr Wolters von seiner Herzkatheter-Untersuchung in der Klinik, bei der zwei Stents gelegt wurden. Seine Herzprobleme sind ihm seit längerem bekannt, er hatte bereits mehrere Aufenthalte in der Klinik. Sehr offen spricht er seinen inneren Konflikt mit dem Thema Rauchen an. Er sagt, dass ihm das Rauchen schmecken und ihn beruhigen würde, aber er würde auch verstehen, dass er wohl aus gesundheitlichen Gründen aufhören müsse. Im weiteren Gespräch berichtet er, dass er bereits einen Myokardinfarkt, einen Kreislaufkollaps und einen entgleisten Bluthochdruck hatte und auch Arteriosklerose bei ihm festgestellt wurde.

Mit Hilfe des im PIZ vorhandenen Herzmodells wird mit Herrn Wolters die Bedeutung der Koronaren Herzkrankheit (KHK) und der Stents besprochen. Mit Schrecken stellt Herr Wolters fest, dass er die Dimension der Erkrankung trotz wiederkehrender Beschwerden und Ereignissen nicht erkannt hat. Er verteidigt sich damit, dass ihm seiner Meinung nach noch nie jemand so genau aufgezeigt hat, was es alles mit seiner Erkrankung auf sich hat. Er berichtet, dass es ihm nach den Klinikaufenthalten immer wieder recht gut ging und der Katheter-Eingriff relativ beschwerdefrei gewesen sei. So habe er die Vorkommnisse einfach ignoriert, sagt er. In der weiteren Beratung wird Herrn Wolters die Ernsthaftigkeit der Krankheitsereignisse bestätigt, es wird aber ebenfalls betont, dass der glimpfliche Ausgang eine Chance für eine Lebensstiländerung und einen positiven weiteren Krankheitsverlauf ist. Im Rahmen des Beratungsgesprächs werden zwei wesentliche Stressfaktoren bei Herrn Wolters erkennbar – er hat als Selbstständiger ein hohes Arbeitspensum zu bewältigen und ist frisch geschieden.

Sein Tagesrhythmus und Lebensstil ist daher entsprechend unruhig und ungesund. In der Beratung werden gemeinsam mit Herrn Wolters Optimierungsansätze für die Ernährungs-, Bewegungs- und Stressfaktoren besprochen. Zudem erfolgt die strukturierte Kurzintervention zum Rauchstopp. Hier werden in der Situationsanalyse die Rauchgewohnheiten festgestellt. Im Durchschnitt raucht Herr Wolters etwa 25 Zigaretten am Tag, was auf eine starke Nikotinabhängigkeit schließen lässt. Während des Klinikaufenthaltes hat er diesen Konsum jedoch schon auf nur zwei Zigaretten täglich reduziert. Die während der strukturierten Kurzintervention gemessene Motivation zum Rauchstopp liegt bei 70 Prozent, als wichtigsten Grund gibt Herr Wolters seine gesundheitlichen Probleme an. Es folgt eine Vorstellung verschiedener Unterstützungsmöglichkeiten: Gruppenprogramme mit verhaltenstherapeutischem Ansatz, individuelle Beratung oder Behandlung durch Akupunktur oder Hypnose, unterstützende Literatur und das Rauchfrei-Programm im Internet.

Auch die Nikotinersatz-Therapie und die medikamentöse Rauchentwöhnung, die ärztlich verschrieben werden muss, werden besprochen. Herr Wolters favorisiert im Gespräch klar die Nikotinersatz-Therapie in Kombination mit dem Internet-Programm. Als Nächstes folgt die Besprechung praktischer und mentaler Verhaltensweisen, die Herr Wolters sofort selbstständig zu Hause und im Arbeitsalltag umsetzen kann. Dabei geht es vor Allem um die Entfernung der Rauchutensilien und das Erkennen und Vermeiden von Reizen oder Situationen, die ihm Lust auf eine Zigarette machen können. Auch Beschäftigungsalternativen für die Hände, den Kopf und den Mund werden thematisiert. Herr Wolters erfährt so, dass es sinnvoll sein kann, Qi-Gong-Kugeln oder einen Handschmeichler bei sich zu tragen, Sudoku zu lösen oder andere kleine Ablenkungsmöglichkeiten in Griffweite zu haben. Da sportliche Aktivitäten, die Möglichkeiten der Stressreduktion und die verschiedenen Entspannungstechniken schon im Rahmen der Risikofaktoren der Koronaren Herzkrankheit besprochen wurden, wird anschließend noch die Bedeutung von Wunscherfüllungen nach dem Rauchstopp thematisiert. Da das Rauchen für Herrn Wolters einen Genuss darstellt, der ihm fehlen wird, soll er sich Gedanken machen, womit er sich alternativ belohnen könnte. Bei den Überlegungen zur Belohnung klinkt sich der 16-jährige Sohn ins Gespräch ein. Er möchte seinen Vater gerne unterstützen und ihn zur Belohnung ins Kino einladen und auch sonst motivieren weiterzumachen. Abschließend bekommt Herr Wolters zu allen besprochenen Themen Informationsbroschüren ausgehändigt.

Er ist sehr zuversichtlich den Rauchstopp umzusetzen, da er den ersten Schritt mit der drastischen Rauchreduktion während des Klinikaufenthaltes schon geschafft hat. Er bedankt sich für das ausführliche Beratungsgespräch und sagt, dass er vorher nicht geglaubt habe, dass ein Gespräch über sein Rauchverhalten viel bringen würde. Jetzt sei er aber froh, hingegangen zu sein und bei

Bedarf auch im Patienten-Informations-Zentrum anrufen zu können, wenn er Probleme oder Fragen zum Rauchstopp habe. (Gesprächsdauer: 70 Minuten)

III.4 Herr Bayer, Medikamentenmanagement

von Eva Nordkämper

Der 84-jährige Herr Bayer kommt vor seiner Entlassung mit seiner gepackten Tasche ins Patienten-Informations-Zentrum und bittet um Hilfe. Er wirkt sehr nervös und wird zunächst gebeten zu erzählen, weshalb er in der Klinik sei. Er berichtet umständlich über Schwindel mit einem nachfolgenden kurzen Bewusstseinsverlust und über Stürze. Und dass ihm deshalb jetzt ein Herzschrittmacher eingesetzt wurde. Dazu habe er viele neue Medikamente verordnet bekommen, das bringe ihn ganz durcheinander. Er zeigt seinen neuen Medikamentenplan und fragt, ob man diesen mit ihm besprechen könne. Für ihn sei es doch so wichtig zu wissen, welches sein „Herzmedikament" und welches die „Wassertablette" ist. Daraufhin wird ihm jedes Medikament mit einfachen Worten erklärt und für jedes Medikament ein einfaches Symbol auf dem Medikamentenplan eintragen. Diese Symbole kann Herr Bayer auf die Medikamentenschachteln übertragen.

Man sagt ihm auch, dass er sich von der Apothekerin oder dem Apotheker beraten lassen kann, sollte der Hausarzt ihm Generika verordnen. In der Apotheke kann man ihm beim Übertragen der richtigen Symbole auf die Medikamentenschachteln helfen, damit er nicht mit den unterschiedlichen Medikamentennamen durcheinander kommt. Ausführlich wird dann über die Einhaltung der Einnahmevorschriften und der Dosierungen gesprochen. Welche Tabletten, morgens, mittags, abends, vor, mit oder nach dem Essen eingenommen werden sollen, wird erklärt und notiert. Herr Bayer lebt allein und versorgt sich selbst. Mit den vielen neuen Tabletten fühlt er sich unsicher. Auf die Frage, wer ihm eventuell Hilfestellung leisten könnte, erzählt Herr Bayer, dass sein Sohn ihn regelmäßig besucht und auch schon Hilfe angeboten hat. Es wird der Gebrauch einer Wochendosette vorgeschlagen, weil hier für eine Woche alle Medikamente eingeordnet werden können. Sein Sohn könnte anfangs beim Richten der Tabletten helfen, bis Herr Bayer sich sicher fühlt. Auch die Möglichkeit der Unterstützung durch eine Pflegekraft der Sozialstation wird angesprochen.

Herr Bayer berichtet, dass er manchmal nicht mehr weiß, ob er die Medikamente eingenommen hat oder nicht – auch dafür sind die Dosetten eine Hilfe zur Kontrolle. Herrn Bayer wird zusätzlich noch empfohlen, sich einen Wecker oder den Alarm vom Telefon einzustellen, damit er die Tabletteneinnahme nicht vergisst. Auf die Frage nach Schluckbeschwerden versichert er, dass er seine Tabletten ohne Probleme und ungeteilt schlucken könne. Auf diese Themen wird daher nicht weiter eingegangen. Herr Bayer freut sich und sagt, er könne sich mit den Notizen und den Symbolen jetzt gut in seinem Medikamentenplan orientieren. Er plant, sich in der Apotheke eine Wochendosette zu besorgen, die er dann mit seinem Sohn gemeinsam bestücken kann. Einen Telefonalarm soll sein Sohn ihm für morgens und abends einstellen.

Am Ende des Gespräches bekommt Herr Bayer Flyer mit allgemeinen Informationen zur Medikamenteneinnahme und zum Thema Schrittmacher ausgehändigt. Er wird zudem ermutigt, sich bei Fragen oder Problemen telefonisch im PIZ zu melden. Herr Bayer bedankt sich sehr und betont, wie hilfreich dieses Gespräch für ihn gewesen sei.

(Gesprächsdauer: 45 Minuten)

III.5 Herr Bär, Implantation eines Cardio-Defibrillators
von Eva Nordkämper

Wegen der Neuimplantation eines Cardio-Defibrillators (ICD) wird der 72-jährige Herr Bär am Ende seines stationären Aufenthaltes zu einem Gespräch eingeladen. Er kommt gemeinsam mit seiner Ehefrau ins PIZ. Frau Bär berichtet sogleich aufgebracht, dass der Defibrillator, der ihrem Mann eingesetzt wurde, viel größer und dicker ist, als sie dachte. Frau Bär beschwert sich zudem über die wenigen Informationen, die sie vor dem Eingriff bekommen habe. Das Ehepaar wird gebeten, von der Aufnahme in die Klinik zu erzählen. Es stellt sich heraus, dass Herr Bär als Notfall eingeliefert wurde. Er war am Tag zuvor in der Stadt bewusstlos zusammengebrochen und in die nächstgelegene Klinik gebracht worden. Dort hatte man ihn untersucht und aufgrund der bekannten Herzrhythmusstörungen mit dem Hubschrauber in die Herzklinik Bad Krozingen geflogen. Hier erfolgte die medizinische Aufklärung zur Implantation eines Defibrillators durch einen Kardiologen, danach kam Herr Bär direkt in den OP. Nun ist nachvollziehbar, dass in der gebotenen Eile Informationen nicht gegeben werden konnten oder auch nicht gehört wurden.

Die Beraterin holt daher ein Modell des menschlichen Herzens und einen implantierbaren Cardio-Defibrillator aus dem Schaukasten. Herr und Frau Bär bekommen anhand des Modells sehr plastisch erklärt, was zu der Bewusstlosigkeit geführt hat und wie die Sonden des Defibrillators in der Herzwand platziert wurden. Frau Bär empfindet das ICD-Aggregat als sehr groß, sie sagt, nach der medizinischen Aufklärung habe sie eine andere Vorstellung gehabt. Ergänzend wird der kleinere Schrittmacher aus dem Schaukasten dazugeholt und auf die unterschiedlichen Funktionsweisen des ICD und des Schrittmachers eingegangen. Frau Bär versteht nun, dass im Notfall mehr Energie für einen lebensrettenden Elektroschock bereitstehen muss und das Gerät deswegen entsprechend größer ist. Frau Bär wird durch diese Erklärungen zusehends ruhiger.

Nachdem die Funktion des Defibrillators und die Implantation ausführlich besprochen sind, bekommen Herr und Frau Bär Informationen, was in der ersten Zeit zu Hause beachtet werden sollte. Die Wundheilung der Hauttasche mit dem Aggregat wird besonders betont, auch dass große Magnetfelder und große Elektrofelder einen ICD stören können, wird thematisiert. Hier haben sowohl Herr als auch Frau Bär viele Fragen, vor allem zu Haushaltsgeräten, die sie im Alltag benutzen möchten. Herr Bär erkundigt sich zudem nach den Kontrolluntersuchungen und ob er wieder in seinem Garten arbeiten könne. Er freut sich sehr, als ihm zugesagt wird, dass dies wohl wieder gehen wird. Damit das Ehepaar die Informationen noch einmal nachlesen kann, bekommen sie ein Merkblatt und einen Flyer zum Thema Implantierter Defibrillator. Beide werden zudem zum nächsten Treffen der Selbsthilfegruppe für Menschen mit implantiertem Defibrillator und deren Angehörigen eingeladen. Frau Bär hat sich beruhigt, sie sagt, dass sie diese Informationen nur gerne vor dem Eingriff gehabt hätte. Sie sei aber auch froh, nun zu wissen, dass das Leben mit dem Defibrillator als Lebensversicherung sie und ihren Mann im Alltag nicht einschränken werde. Herr Bär möchte gerne mit dem Sprecher der Selbsthilfegruppe Kontakt aufnehmen. Beide bedanken sich herzlich für das ausführliche Gespräch und werden darauf hingewiesen, dass sie sich bei Fragen gerne noch einmal im PIZ melden können.
(Gesprächsdauer: 45 Minuten)

III.6 Herr Anders, Stent-Implantation

von Eva Nordkämper

Der 53-jährige Herr Anders kommt am Tag vor seiner Entlassung in das Patienten-Informations-Zentrum zur Beratung.

Herr Anders: „Guten Tag, mein Name ist Andreas Anders, haben Sie Informationen zur Ernährung?"

Britta Beck: „Guten Tag, Herr Anders. Mein Name ist Britta Beck. Ja, wir haben Informationen zur Ernährung, insbesondere zur Mittelmeerküche. Was interessiert Sie denn besonders? Warum sind Sie denn bei uns in der Klinik?"

Herr Anders: „Ich habe vorgestern zwei Stents ins Herz bekommen. Ich habe schon länger bemerkt, dass es bei körperlicher Belastung eng in der Brust wurde. Ich dachte meine Kondition lässt nach, ich mache ja auch keinen Sport mehr wie früher. Seit zwei Jahren rauche ich auch nicht mehr. Abends war ich nach der Arbeit immer total geschafft, das kenne ich sonst nicht so von mir, aber man wird ja auch älter. Als ich dann vorgestern Abend bei meinem Hausarzt war, eigentlich wegen meiner Magenbeschwerden, habe ich auch dieses Druckgefühl erwähnt, woraufhin mein Arzt ein EKG geschrieben hat. Alles in allem habe ich ihm nicht gefallen, darum hat er mich direkt zur stationären Abklärung hierher geschickt. Dann ging alles ganz schnell, noch am Abend wurden weitere Untersuchungen gemacht und obwohl es schon 21:30 Uhr war, bekam ich dann auch noch die Herz-Katheter-Untersuchung und die Stents. Gestern hat mir der Stationsarzt den Eingriff erklärt und gesagt, ich hätte Glück gehabt, dass ich noch keinen Herzinfarkt hatte. Da war ich natürlich sehr froh. Ich merke auch, dass ich wieder besser atmen kann. Morgen darf ich nach Hause. Trotzdem ist das ein ziemlicher Schock für mich."

Britta Beck: „Der Arzt hat Ihnen erklärt, dass Sie eine Koronare Herzkrankheit (KHK) haben?“

Herr Anders: „Ja, er hat mir auch die engen Stellen in meinen Herzkranzgefäßen, auf den Bildern der Untersuchung gezeigt und mir erklärt, warum ich diesen Druck gespürt habe – und er sagte, ich soll auf die Ernährung achten.“

Britta Beck: „Schauen Sie Herr Anders, hier an diesem Modell zeige ich Ihnen noch einmal, was bei einer KHK passiert, und wie die Stents, die ‚Gefäßstützen‘, die jetzt ihre Koronararterien wieder geöffnet haben, aussehen. Hier sehen Sie auch, wie es in den Gefäßen aussieht. Sogenannte Plaques, Ablagerungen an den Gefäßwänden verengen den Durchfluss des Blutes und verringern damit die Sauerstoff- und Nährstoffversorgung. Die Entstehung dieser Plaques hat verschiedene Ursachen, die ich nun gerne mit Ihnen besprechen möchte. Die Ernährung spielt hier eine große Rolle. Die Blutfette, insbesondere zu hohe Cholesterinwerte stellen ein Risiko dar. Kennen Sie Ihre Cholesterin-Blutwerte?“

Herr Anders: „Nein, mein Hausarzt sagt nur immer, dass die zu hoch sind.“

Britta Beck: „Sicher bekommen Sie für den Schutz Ihrer Blutgefäße ein cholesterinsenkendes Medikament, aber Sie können selbst auch mit Ihrer Ernährung etwas dazu beitragen, Stichwort Mittelmeerküche. Rund um das Mittelmeer wird traditionell viel Gemüse, Salat und Obst verzehrt, viel Fisch und nur wenig Fleisch. Pflanzliche Fette wie Olivenöl werden bevorzugt. Diese Ernährung wirkt sich nachweislich günstig auf das Gewicht und den Bluthochdruck aus, und eben auch auf die Cholesterin-Werte. Hier zeige ich Ihnen eine Tabelle mit dem Cholesterin-Gehalt in den verschiedensten Lebensmitteln und Sie erkennen, in den tierischen Produkten steckt mehr drin. Hier sehen Sie auch, welche Lebensmittel sich günstig auswirken, sogar den Cholesterin-Wert senken können. Kochen Sie zuhause selbst?“

Herr Anders: „Nein, ich arbeite auf Baustellen, und da hole ich mir Essen aus dem nächstgelegenen Schnellimbiss. Am Wochenende gehen wir gerne zum Essen in ein Restaurant oder, wenn das Wetter schön ist, grillen wir mit Freunden. Weil ich schwer körperlich arbeite, esse ich sehr gerne Fleisch.“

Britta Beck: „Für Ihre Blutfettwerte, Blutdruckwerte, Ihr Gewicht und auch Ihre Erkrankung, der KHK wäre es günstiger mehr Gemüse und Salate zu essen. Könnten Sie sich vorstellen Fleisch nur ein- bis zweimal in der Woche zu essen? Anstatt Schweine- oder Rindfleisch schmeckt ein Putenschnitzel oder ein feines Thunfischsteak auch sehr gut. Es ist sicher schwieriger, aber auch mit Mahlzeiten aus Schnellrestaurants kann man die Ernährung umstellen und damit den Krankheitsverlauf günstig beeinflussen.“

Herr Anders: „Ja, stimmt, es gibt auch immer einen Salatteller. Ich weiß aber nicht, ob ich davon satt werde, aber ich weiß jetzt, worauf es ankommt. Darf ich diese Broschüren zum Thema Mittelmeerküche und Cholesterin behalten? Ich möchte sie gerne auch meiner Frau zeigen. Sie ernährt sich, glaube ich, schon genauso. Vielleicht kann ich von ihren Essenszubereitungen irgendwie etwas zur Arbeit mitnehmen, mal sehen.“

Britta Beck: „Natürlich, nehmen Sie die Broschüren mit. Wir haben hier auch Kochbücher zur Ansicht, wenn Ihre Frau sich auch informieren möchte, kann sie auch gerne vorbei kommen. Sie erwähnten, dass Sie körperlich hart arbeiten. Haben Sie die Möglichkeit zum Ausgleich Sport zu treiben?“

Herr Anders: „Nein, wenn ich nach zehn Stunden Arbeit heim komme, bin ich einfach platt und freue mich auf das Sofa.“

PIZ-Beraterin: „Das kann ich gut verstehen. Ein Unterschied zur körperlichen Arbeit sind Ausdauer-Sportarten, die möglichst viele Muskelgruppen ansprechen wie z. B. Nordic Walking oder Schwimmen.“

Herr Anders: „Früher habe ich Karate gemacht, aber seit 25 Jahren habe ich keine Zeit mehr dazu. Und jetzt will ich das auch nicht mehr, ich bin viel zu steif dafür geworden. Entweder ganz oder gar nicht.“

Britta Beck: „Karate gehört zu den östlichen Kampfsportarten, die auch ein mentales Training sind, innere Balance und Ruhe werden mit dem körperlichen Training geübt. Etwas moderater ist Yoga, man übt neben der Beweglichkeit und Ausdauer auch die Aufmerksamkeit sich selbst gegenüber. Das ist ein Aspekt der einem im Yoga immer wieder begegnet, sich selbst nicht zu überlasten, wahrnehmen, wie weit man gehen kann. Mit dieser inneren Wahrnehmung oder Achtsamkeit, ist Yoga auch eine Entspannungstechnik. Ich glaube Entspannung könnte Ihnen gut tun?“

Herr Anders: „Da sagen Sie etwas, ich rege mich immer sehr schnell auf, gehe in die Luft wie ein ‚HB-Männchen‘, aber das hängt doch alles mit dem Stress bei der Arbeit zusammen.“

Britta Beck: „Gibt es eine Möglichkeit diesen Stress abzubauen, Sie haben recht lange Arbeitstage?“

Herr Anders: „Ich habe auch meinen Urlaub vom letzten Jahr ausbezahlen lassen, die Kollegen haben keine Lust auf das, was ich mache, darum bekomme ich keine Ablösung. Vielleicht sollte ich aber doch mal mit dem Chef sprechen, jetzt muss ich daran etwas ändern. Dieser Schock mit dem Fast-Herzinfarkt, der reicht mir.“

Britta Beck: „Ja, da haben Sie recht, Lebensstilveränderungen sind schwierig umzusetzen, es ist eben ganz viel Gewohnheit. Aber jetzt ist für Sie ein wirklich guter Zeitpunkt für Veränderungen. Schauen Sie sich die Lebensmittel genauer an, die Sie bestellen. Eine Umstellung auf die Mittelmeerküche wird sich auf Ihre Cholesterin-Werte, und Ihre Magenbeschwerden, Ihr Gewicht und Ihren Bluthochdruck positiv auswirken. Vielleicht haben Sie und Ihre Frau Lust mal am Wochenende etwas Anderes, etwas Besonderes auszuprobieren. Das Kochbuch der Deutschen Herzstiftung hat viele leckere Rezepte und erläutert auch die Zusammensetzungen der herzgesunden Ernährung. Wenn Sie mehr dazu wissen möchten, recherchiere ich Ihnen gerne einen Kochkurs in der Nähe Ihres Wohnortes.“

Herr Anders: „Nein danke, das ist nicht nötig, meine Frau kocht für sich ja schon so.“

Britta Beck: „Gut. Hier habe ich einen Artikel zum Thema Bewegung und Sport, und hier Informationen zum Erlernen von Entspannungstechniken, was ich bei Ihnen für sehr wichtig halte. Können Sie sich vorstellen sich zu einem Yoga-Kurs anzumelden?“

Herr Anders: „Ich weiß nicht recht, erst müsste ich mit meinem Chef wegen der langen Arbeitstage sprechen, denn sonst kann ich nicht regelmäßig an einem Kurs teilnehmen. In unserem Fitnessstudio gibt es Kurse für alles Mögliche, da werde ich mich erkundigen. Vielleicht wird ja mal eine Stunde am Wochenende angeboten."

Britta Beck: „Zum Thema Stress und Aufregen möchte ich Ihnen noch eine Methode zur Entspannung empfehlen, die Sie auch alleine zuhause durchführen können. Die Progressive Muskelrelaxation nach Jacobson (PMR) wird auf diesem kostenlosen Download angeleitet. Mit etwas Übung kann sie auch in Stress-Situationen in der Kurzversion genutzt werden. Wir haben uns jetzt lange über Ihre Risikofaktoren und zu den Möglichkeiten, wie sie die Risiken verringern können, unterhalten und Sie haben sehr viele Informationen bekommen. Haben sie jetzt noch Fragen oder Wünsche an mich?"

Herr Anders: „Nein, vielen Dank für Ihre ausführlichen Informationen. Ich lese erst mal alles durch und beschäftige mich auch besonders mit dem Essen. Wenn ich dann zuhause bin, schaue ich bei meiner Frau mal genauer in die Töpfe. Das Kochbuch würde ich gerne bestellen, und ich rufe in dem Fitnessstudio wegen Kursen an. Die PMR probiere ich mal aus. Nun, da habe ich ja richtig etwas zu tun. Hoffentlich bin ich noch diese Woche ‚krank geschrieben'. Vielen Dank für alles, Sie haben mir sehr geholfen, alles besser zu verstehen und damit umzugehen."

Britta Beck: „Auf Wiedersehen Herr Anders, ich wünsche Ihnen weiter gute Besserung und wenn noch Fragen auftauchen, rufen Sie uns gerne an. Alles Gute für Sie."
(Gesprächsdauer: ca. 45 Minuten)

III.7 Herr Blümel, Herzrhythmusstörungen

von Karsten Wegner

Der 56-jährige Herr Blümel betritt zurückhaltend am späten Vormittag das Patienten-Informations-Zentrum (PIZ) um sich „nur etwas umzuschauen“, wie er sagt. Er scheint besonderes Interesse an den Exponaten in unserem Schaukasten zu haben. Ihm wird daher angeboten, dass er gerne Fragen stellen kann. Herr Blümel lehnt das Angebot dankend ab und verlässt nach wenigen Augenblicken wieder das PIZ. Am Nachmittag erscheint Herr Blümel dann überraschend erneut im PIZ. Schnell kann an sein Interesse an den Schrittmacherexponaten und dem implantierbaren Cardio-Defibrillator (ICD) im Schaukasten angeknüpft werden.

Es stellt sich heraus, dass Herr Blümel Patient der rhythmologischen Abteilung ist und am Wochenanfang, bei der Arbeit im eigenen landwirtschaftlichen Betrieb, bewusstlos zusammengebrochen ist. Er berichtet, dass seine Frau den Notarzt verständigte und er dann in unsere Klinik gebracht wurde. Bei der Visite habe er erfahren, dass er einen „Defi“ bekommen soll. Herr Blümel kann mit dem Begriff „Defi“ nichts anfangen, außerdem geht ihm das Ganze viel zu schnell. Die Situation verunsichere ihn und mache ihm Angst. Im Gespräch stellt sich heraus, dass Herr Blümel die vielen Informationen, die er bei der Visite zu Herzrhythmusstörungen und der geplanten Behandlung bekommen hat, in der kurzen Zeit gar nicht verarbeiten konnte. Er erzählt, dass ihm sein Zimmernachbar das PIZ empfahl, weil es dort die Möglichkeiten gebe, mehr Informationen zum Thema zu erhalten. Er habe aber erst im zweiten Anlauf genügend Mut aufbringen können, über sein Informationsdefizit und seine Angst zu sprechen.

Schnell erkennt der Berater, dass der Patient die Dringlichkeit der Behandlung bisher nicht verstanden hat. Mit Einverständnis des Patienten macht sich der Berater durch Einsicht in die digitale

Krankenakte ein Bild von der Erkrankung des Patienten, um ihn anschließend mit gezielten Informationen zu versorgen. Anhand von Schrittmacher und ICD-Exponaten sowie einem Modell des menschlichen Herzens wird Herrn Blümel die Funktion der Geräte erklärt, und mit Informationsblättern das richtige Verhalten nach der OP besprochen. Herr Blümel wird ermutigt, seine Fragen für das ärztliche Aufklärungsgespräch schriftlich zu formulieren, um sie anschließend mit seinem behandelnden Arzt zu besprechen. Mit der Versicherung, dass er bei weiteren Fragen gerne wieder ins PIZ kommen oder anrufen kann, verlässt Herr Blümel sichtlich erleichtert das Patienten-Informations-Zentrum.

Kommentar:

Herr Blümel konnte im Vorfeld die medizinischen Informationen bei der Visite, in der Kürze der Zeit, nicht verarbeiten. Dies hatte ihn verunsichert und ihm Angst gemacht. In ruhiger Atmosphäre und abseits der Station bekam der Patient wertvolle und patientengerechte Informationen zum Thema Herzrhythmusstörungen, der Behandlung und dem Leben mit einem ICD, die seine Angst vor dem Eingriff deutlich verringerten.
(Gesprächsdauer: 35 Minuten)

III.8 Ehepaar Schnabel, Herzinfarkt
von Uwe Dobslaw

Die Ehefrau des 76-jährigen Patienten Herrn Schnabel kommt zielstrebig ins Patienten-Informations-Zentrum, um sich zur Stent-Implantation ihres Mannes zu informieren. Sie sucht gezielt umfassendere Informationen, als sie sie von ärztlicher Seite bekommen hatte. Dabei bemängelt sie die spärliche Gesprächs- und Informationsbereitschaft der deutschen Ärzte, dies sei in Holland, wo sie herkomme, anders. Sie freut sich über das PIZ als Einrichtung der Klinik und lobt das Informationsangebot. Sie berichtet, dass ihr Ehemann auf der Rückreise aus einem Urlaub in Italien, beim Zwischenstopp im Schwarzwald, über Sodbrennen geklagt habe. Am Tag darauf sei er, völlig untypisch für ihren dynamischen, aktiven Mann, den ganzen Tag mit zunehmenden Beschwerden im Hotelbett geblieben. Sie habe schließlich den Arzt gerufen, der nach einem EKG sofort die Einweisung ins Universitäts-Herzzentrum Freiburg-Bad Krozingen veranlasste.

Frau Schnabel erzählt weiter, dass ihr Mann eigentlich mit dem Hubschrauber geholt werden sollte, dass dies aber wegen der schlechten Wetterverhältnisse nicht ging. Ihr Mann sei deswegen mit dem Rettungswagen transportiert worden. In der Klinik seien ihm dann wegen eines schweren Infarkt- und KHK-Befundes gleich sechs Stents implantiert worden. Im Gespräch mit Frau Schnabel stellt sich heraus, dass sie eine recht gut informierte und gesundheitsbewusst lebende Frau ist. Es ist daher einfach an ihr Vorverständnis anzuknüpfen und mit Modellen des menschlichen Herzens und Gefäßmodellen die Erkrankung und deren Behandlung darzustellen. Nach und nach werden die verschiedenen Aspekte der Erkrankung angesprochen. So kann die Arteriosklerose als systemische Erkrankung und der Zusammenhang zu Ernährung und Bewegung verdeutlicht werden. Auch auf die Themen Blutfettwerte und ausreichendes Trinken wird hingewiesen und Broschüren dazu werden bereitgestellt.

Frau Schnabel findet es erschreckend, dass eine unzureichende Flüssigkeitsaufnahme in Verbindung mit Alter, Hitze und Thrombosegefahr katastrophale Auswirkung haben kann. Ein weiteres Thema des Beratungsgespräches sind die verschiedenen Medikamente, die Herr Schnabel einnehmen muss. Aus der Patientenakte kann entnommen werden, dass von der Sozialberatung bereits eine Anschluss-Heilbehandlung eingeleitet wurde. Frau Schnabel ist überrascht und meint, nichts von der Anschlussheilbehandlung zu wissen, ihr Mann vermutlich auch nicht. Diese Info wird an die Sozialberatung weitergeleitet, um den Kontakt erneut zu aktivieren. Frau Schnabel berichtet im Gespräch, dass sie selbst vor über zehn Jahren eine Lungenerkrankung hatte. Die damit verbundene Konfrontation mit Lungenerkrankten brachte sie dazu, das Rauchen mit viel Kraftaufwand einzustellen und ihren ganzen Lebensstil zu ändern. Es fiele ihr jetzt sehr schwer mitzuerleben, wie unflexibel und uneinsichtig ihr Mann nun in seiner ernsten Situation ist. Frau Schnabel möchte daher ihren Mann motivieren selbst noch ins PIZ zu kommen. Für den Fall, dass Herr Schnabel dies ablehnt, nimmt sie umfassendes Infomaterial mit.

Da sie selbst ihren Lebensstil wegen einer Erkrankung schon ändern musste, möchte sie ihren Mann motivieren und dabei unterstützen, sein Gesundheitsverhalten zu überdenken. Am Ende des Gesprächs sagt Frau Schnabel, dass sie die Dimension der Erkrankung ihres Mannes jetzt wesentlich besser versteht. Sie ist froh durch das Kochen oder den Trinkplan die Genesung ihres Mannes unterstützen zu können. Es wird ihr angeboten, dass sie sich auch von zu Hause aus noch einmal melden kann, wenn sie Fragen hat. Abschließend wird ihr eine stressärmere Route mit Übernachtung für die lange Autofahrt zurück nach Holland empfohlen. Sie muss die ganze Strecke alleine zurückfahren, was sie als große Herausforderung empfindet. Durch die Beratung und die Unterlagen bestärkt, geht sie zuversichtlich und dankend wieder auf Station zu ihrem Mann.

III.9 Herr Metzger, Dilative Kardiomyopathie

von Veronika Riesterer-Nahdi

Der 52-jährige Herr Metzger kommt mit seiner Ehefrau und seinem Sohn ins Patienten-Informations-Zentrum (PIZ), er soll am nächsten Tag ein spezielles Schrittmachersystem zur Verbesserung der Pumpleistung seines Herzens (CRT/ICD System) bekommen. Herr Metzger hat erst vor fünf Tagen erfahren, dass er eine schwerwiegende Herzmuskelerkrankung (Dilatative Kardiomyopathie) hat, bei der die Herzleistung sehr stark eingeschränkt ist. Er kommt ohne Umschweife zum Thema und fragt gezielt nach Verhaltensregeln nach der Implantation eines solchen Systems. Herr Metzger hat sich eigenen Angaben nach noch nicht damit auseinandergesetzt, welche Auswirkungen seine Erkrankung auf sein Leben und seinen Alltag haben wird. Er spürt bisher nur die geringere Belastbarkeit im Alltag. Aus dem Gespräch mit seinem Arzt weiß er um die Vorteile des CRT-Systems und was bei der Operation auf ihn zukommt.

Herr Metzger ist von Beruf Kraftfahrer. Seine Fragen stellt er ohne erkennbare Emotionen. In der Beratung wird an einem Herzmodell und anhand eines CRT-Gerätes die Lage der Sonden und des Aggregates erklärt. Ausführlich wird auf die Schmerzbehandlung, die Mobilisation nach dem Eingriff und die Wundheilung eingegangen. Im weiteren Verlauf des Gesprächs werden auch alltagsrelevante Dinge, wie das sichere Verhalten in der Nähe von starken Magnetfeldern, welche zur Störung des Gerätes führen könnten, besprochen. Herr Metzger stellt keine eigenen Fragen, alles wird mit einem Kopfnicken als verstanden erklärt. Er erhält schriftliches Informationsmaterial und wird auf das bestehende Fahrverbot für einen Monat hingewiesen. Beim Angebot zur Möglichkeit des Austauschs mit anderen Betroffenen im Rahmen einer Selbsthilfegruppe bekommt Herr Metzger feuchte Augen. Die Fassade, die Herr Metzger bisher aufrechterhalten hat, bricht regelrecht zusammen. Er verlässt weinend das Gespräch. Die Beraterin möchte dem Patienten folgen, die Ehefrau hält sie aber zurück. Sie sagt, sie kenne ihren Mann und wüsste, dass er jetzt Zeit für sich benötige. Sie berichtet dann, dass ihr Mann extreme Zukunftsängste und noch keine Vorstellung habe, wie es überhaupt weitergehen soll.

Im weiteren Gespräch mit der Ehefrau wird klar, dass Herrn Metzger sich vor allem Sorgen macht, die Familie finanziell nicht mehr versorgen zu können. Er hat Angst, dass er die Arbeit als Kraftfahrer nicht mehr machen kann und seinen Job verliert. Frau Metzger wird über die Möglichkeit der psychologischen Begleitung zur Krankheitsbewältigung informiert, einen Termin für ihren Mann möchte sie nicht vereinbaren. Für den Tag nach der Implantation wird ein Termin mit einem Sozialarbeiter organisiert, um die Absicherung der nächsten Monate zu klären. Am Folgetag besucht die Beraterin den Patienten noch einmal in seinem Zimmer. Herr Metzger hat den Eingriff körperlich gut überstanden und einen Termin mit einem Psychologen vereinbart. Er entschuldigt sich für sein Verhalten vom Vortag und bedankt sich für die Informationen, die er über seine Ehefrau noch bekommen hat. Er sagt, dass ihm erst in dem Gespräch im PIZ die Dimension seiner Erkrankung bewusst geworden sei. Ihm wird gesagt, dass er sich nicht für sein Verhalten entschuldigen muss und dass er sich bei weiteren Fragen gerne wieder im PIZ melden kann.
(Gesprächsdauer: ca. 50 Minuten)

III.10 Ehepaar Fischer, Pflegeberatung

von Bärbel Reschmeier

Die Beratung wird telefonisch von einem Betreuer anfragt, der die Adresse der Pflegeberatung von einem ambulanten Pflegedienst erhalten hat. Er betreut das Ehepaar Fischer, das anscheinend nicht optimal versorgt ist. Die 78-jährige Frau Fischer hat Pflegestufe 1 mit Feststellung der Einschränkungen der Alltagskompetenz. Sie und ihr Ehemann haben beide wegen kognitiver Einschränkungen eine gesetzliche Betreuung. Der Betreuer hat den Wunsch, dass die momentane Versorgungssituation beurteilt wird und Empfehlungen zur Verbesserung der Versorgungssituation gegeben werden. Das Ehepaar möchte gerne in der häuslichen Umgebung bleiben. Noch am Telefon wird der Betreuer gebeten, die Wohnsituation des Ehepaares zu beschreiben. Das Pärchen wohnt seinen Angaben nach in einem sehr alten, kleinen Haus, teilweise mit Elektroheizung und einem Holzkohleofen im Badezimmer. Die Wohnräume sind über zwei Stockwerke verteilt, das Badezimmer ist klein und mit einer Badewanne ausgestattet. Es gibt eine separate Toilette, diese befindet sich im Erdgeschoss. Das Wohnzimmer ist sehr groß, Herr und Frau Fischer übernachten oft auf den dort stehenden Sofas. Auf dem Boden liegen lose Teppiche. Die Küche ist klein und wirkt ungepflegt, altes verschmutztes Geschirr und Essensreste stehen herum. Die Treppe in den ersten Stock, wo sich das Schlafzimmer befindet, ist nur auf der Innenseite mit einem Handlauf ausgestattet. Der Betreuer berichtet, dass sich das Ehepaar eigenen Angaben nach gegenseitig pflegt. Die Ehefrau benötigt wegen deutlicher Mobilitätsstörungen Hilfestellung bei der Körperpflege und bei der Toilettenbenutzung, sie hat Übergewicht mit einer großen Bauchschürze. Sie hat zudem einen Insulinpflichtigen Diabetes und eine bekannte Depression, die schubweise verläuft. Es wird ein Termin für einen Hausbesuch vereinbart, den der Betreuer nach einer Absprache mit dem Ehepaar noch bestätigt.

Der Empfang beim Hausbesuch ist sehr freundlich und zugewandt. Gemeinsam wird geklärt, wie sich die Lebenssituation für Herrn und Frau Fischer im Moment darstellt. Zu Beginn des Gesprächs fällt auf, dass beide Ehepartner versuchen, eine Fassade aufrecht zu erhalten. Je länger das Gespräch aber dauert und je genauer nach den einzelnen Einschränkungen gefragt wird, desto klarer zeichnen sich die kognitiven Defizite ab. Nachdem Frau Fischer merkt, dass sie die wahre Situation nicht verbergen kann, sagt sie: „Sie sind doch Schwester, da kennen Sie das ja." Beim Hausbesuch wird klar, dass zweimal am Tag ein ambulanter Pflegedienst zur Insulininjektion bei Frau Fischer und einmal in der Woche eine Haushaltshilfe vorbeikommt. Herr Fischer bekennt im Gespräch traurig, dass er mit der Versorgung seiner Frau und sich selbst überfordert ist. Er habe selbst Probleme und seine Ehefrau sei oft durch die Depression passiv und nicht in der Lage mitzuhelfen. Da schaffe er es dann manchmal einfach nicht. Er erzählt auch von regelmäßigem Schwindel und Stürzen.

Nachdem die Ist-Situation klar ist, wird gemeinsam besprochen, welche Möglichkeiten bestehen, um die Situation zu verbessern. Herr und Frau Fischer haben große Angst, ihr Zuhause verlassen zu müssen oder womöglich noch voneinander getrennt zu werden. Gemeinsam mit dem Betreuer werden die Möglichkeiten zur Verbesserung der ambulanten Versorgung besprochen und ein Maßnahmenplan erstellt. Dabei wird darauf geachtet, dass beide Ehepartner die Maßnahmen und die schrittweise Umsetzung verstehen. Da der ambulante Pflegedienst schon bekannt ist, wird der Einsatz für Frau Fischer vorerst auf zweimal wöchentlich zur Grundpflege erweitert. Nach Absprache der Finanzierung soll dieser Einsatz noch erhöht werden. Es werden ein Badewannenlifter und ein Toilettenstuhl beantragt, um die Pflege zu erleichtern. Die Versorgung mit Inkontinenzprodukten wird ab jetzt vom ambulanten Pflegedienst koordiniert. Ebenso werden Umbaumaßnahmen im Haus geplant und beantragt, darunter beispielsweise der Einbau eines Durchlauferhitzers im Bad, damit jederzeit warmes Wasser zur Verfügung steht. Die Haushaltshilfe wird ab jetzt zwei Mal in der Woche kommen und das Ehepaar wird mit „Essen auf Rädern" versorgt. Die regelmäßigen Mahlzeiten sollen verhindern, dass Frau Fischers Diabetes mellitus entgleist. Auch niederschwellige Betreuungsleistungen werden abgerufen, das Ehepaar kann nun mit Hilfe eines Fahrdiensts an den Gruppenstunden einer Betroffenen- und Angehörigengruppe teilnehmen. Die losen Teppiche werden entfernt und andere sturzverhindernde Maßnahmen wie beispielsweise festes Schuhwerk besprochen. Für Herrn Fischer wird ein Antrag auf eine Pflegestufe ausgefüllt, da seine Selbstpflegefähigkeiten deutlich abgenommen haben. Es wird überlegt, das Schlafzimmer in das Wohnzimmer im Erdgeschoss zu verlegen, damit das tägliche Begehen der Treppe nicht mehr erforderlich ist. Der Einbau eines Treppenliftes wird nicht gewünscht. Herr und Frau Fischer können sich mit einem Kombinationsraum besser anfreunden, zumal beiden im Schlafzimmer immer kalt ist. Die Umsetzung der Maßnahmen wird durch den Betreuer unterstützt und gesteuert. Es wird ein zweiter Hausbesuch in zwei Monaten vereinbart, um die Wirkung der jetzt eingeleiteten Maßnahmen zu evaluieren. Der zuständige Hausarzt wird über die Maßnahmen informiert. Er findet die Maßnahmen durchweg gut und sinnvoll – dies bedeutet Herrn und Frau Fischer sehr viel. Das Ehepaar Fischer und der Betreuer können sich bei Fragen gerne wieder an die Pflegeberatung wenden.

III.11 Frau Klein, Pflegeberatung

von Claudia Grave

Die 87-jährige Frau Klein liegt im Sommer aufgrund ihrer akuten Leberzirrhose mit Aszites im Krankenhaus Borken. Im Rahmen des Entlassungsmanagements wird die Pflegeüberleitung hinzugezogen, um die Versorgung zu Hause durch einen mobilen Pflegedienst in die Wege zu leiten und um einen Toilettenstuhl zu bestellen. Die Pflegewerkstatt erhält einen Überleitungsbogen für eine Wohnumfeld- und Hilfsmittelberatung zu Hause. Schon vor der Entlassung aus dem Krankenhaus wird Frau Klein von einer Beraterin der Pflegewerkstatt auf der Station im Krankenhaus besucht. Frau Klein schildert ihre Wohnsituation und äußert Ängste bzgl. der weiteren Versorgung zu Hause. Sie lebt mit ihrer Tochter, dem Schwiegersohn, der Enkeltochter und deren Familie in einem Haus im ersten Obergeschoss. Außer ihr sind alle berufstätig, so dass Frau K. tagsüber oft alleine ist. Sie ist froh über eine Beratungsmöglichkeit zu Hause und bittet darum, den Termin mit ihrer Tochter oder Enkeltochter abzustimmen.

Im Telefonat schildert die Tochter Unsicherheiten im Umgang mit dem Toilettenstuhl und möchte gerne weitere Hilfsmittel kennenlernen. Dazu wird ein Beratungstermin am nächsten Tag in der Pflegewerkstatt vereinbart. Dort bekommt die Tochter alle für ihre Situation passenden Hilfsmittel vorgestellt. Die Anwendungsmöglichkeiten und der Umgang mit einem Badewannenlift, dem Toilettenstuhl, einem Pflegebett und dem Rollstuhl werden demonstriert. Im anschließenden Gespräch schildert die Tochter Ängste bezüglich der Versorgung zu Hause. Sie möchte ihre Mutter zu Hause versorgen, weiß aber nicht, ob sie der Situation physisch und psychisch gewachsen ist und ob sie ihre Mutter 24 Stunden am Tag versorgen kann. Gemeinsam wird im Gespräch nach Entlastungsmöglichkeiten – zum Beispiel in dem sie ihre Geschwister mit einbezieht und diese bittet, abwechselnd und regelmäßig zu kommen – gesucht. Auch die Möglichkeit der Teilnahme an einem Gesprächskreis für pflegende Angehörige wird vorgeschlagen. Ein paar Tage später wird der Entlassungstermin von der Pflegeüberleitung mitgeteilt und der Termin für einen Hausbesuch ein paar Tage später ausgemacht. Sowohl die Enkeltochter als auch die Tochter von Frau Klein können dabei sein.

Beim Besuch wird klar, dass die Wohnung im ersten Obergeschoss schon die ersten Probleme für Frau Klein mit sich bringt. Durch ihren schlechten Allgemein- und Ernährungszustand ist es nach dem Krankenhausaufenthalt sehr schwierig, Frau Klein die

Treppe hoch zu begleiten. Es befindet sich nur an einer Seite der Treppe ein Geländer und es wird geraten, einen zweiten Handlauf anzubringen. Die Möglichkeiten einer Montage und Finanzierung eines Treppenliftes und Scala Mobiles werden ebenfalls besprochen. Frau Klein liegt in ihrem Bett, welches im Wohnzimmer steht. Da im Krankenhaus der Antrag für eine Pflegestufe gestellt wurde, wird den Angehörigen geraten, für Frau Klein ein Pflegebett zu beantragen, sobald dies möglich ist. Beim Gespräch über den allgemeinen Tagesablauf der Familie wird festgestellt, dass Frau Klein des Öfteren alleine im Haus ist und ein Personenrufgerät sehr sinnvoll wäre. Hier kann bereits ein entsprechender Kontakt zur Installation hergestellt werden. Die morgendliche Grundpflege von Frau Klein übernimmt ein ambulanter Pflegedienst. Hier gibt es Probleme mit der Ausstattung des Bades. Der Einstieg in die Dusche ist sehr hoch und eng, so dass es für die Mitarbeiter des Pflegedienstes schwierig ist, Frau Klein dort zu unterstützen. Da die Badewanne zurzeit nicht genutzt wird, werden die Angehörigen über die Möglichkeit eines Badewannenliftes mit dazugehörender Drehsitzscheibe informiert. Der von der Pflegeüberleitung schon georderte Toilettenstuhl ist regelmäßig im Einsatz. Frau Klein hat zeitweise Schwierigkeiten aus dem Bett zu kommen. Hier werden den Angehörigen geeignete Handgriffe zur Unterstützung beim Aufstehen bzw. zum Transfer auf den Toilettenstuhl gezeigt.

Tochter und Enkeltochter haben sich bei der Versorgung von Frau Klein gut arrangiert, es sind feste Zeiten abgesprochen, in denen die Enkeltochter die Betreuung übernimmt. Weiterhin kommen die anderen Kinder von Frau Klein regelmäßig und auch eine Nachbarin hat sich angeboten. Allen Angehörigen steht es offen, sich bei weiteren Fragen in der Pflegewerkstatt oder bei dem ambulanten Pflegedienst zu melden.

Nach etwa vier Wochen wird noch einmal Kontakt zu den Angehörigen aufgenommen, um weitere oder neue Fragen und Probleme zu klären, falls diese entstanden sind. Dies ist nicht der Fall. Frau Klein hat mittlerweile ein Pflegebett bekommen und das Personenrufgerät wurde installiert. Bei der Körperpflege wird nun regelmäßig ein Badewannenlift genutzt, alle freuen sich über die dazugewonnene Sicherheit. Die Tochter schildert, dass sie sich in ihrer Rolle als pflegende Angehörige gut eingefunden habe und durch die Familie und den Pflegedienst gut unterstützt werde. Sie freut sich ihre Mutter gut versorgen zu können. Die Tochter hat sich einen Gesprächskreis für pflegende Angehörige gesucht, der ihr sehr gut tut.

III.12 Herr Schuster, Angehörigenberatung

von Beke Jacobs

Der Ehemann einer Patientin kommt in das PIZ und erkundigt sich nach dem Gesprächsangebot für Angehörige von Intensivpatienten. Seine Frau liege auf der Intensivstation und er habe so viele Fragen und verstehe so Vieles nicht. Herr Schuster macht sich vor allem große Sorgen um seine Frau, weil sie einen sehr schweren Herzinfarkt erlitten habe und die Ärzte keine Prognose wagen. Er wirkt sehr aufgewühlt, verzweifelt und fängt an zu weinen. Die Sorge um seine Frau lässt ihn kaum noch schlafen. Er erzählt, dass er nicht mehr isst und trinkt und am liebsten den ganzen Tag an ihrem Bett sitzen würde. Die Atmosphäre auf der Station, alle Schläuche und Geräte, ihr Anblick und die kritischen Aussagen der Ärzte machen ihm Angst – er fühlt sich wie betäubt. Herr Schuster betet für seine Frau, dass sie alles überlebt und er sie behalten kann. Er sagt, es sei ihm ganz egal, wie pflegebedürftig sie daraus hervorgehe, wenn sie nur überlebt.

Die Situation ist sehr bedrückend und es wird schnell deutlich, dass dem Mann weniger medizinische oder pflegerische Informationen fehlen, sondern vielmehr ein Ort, an dem er sich mitteilen kann. Er beschreibt seine unermessliche Fassungslosigkeit, dass seine Frau, so jung und vital wie sie ist, einen derart schlimmen Herzinfarkt erleiden kann, der dann auch noch alle erdenklichen, lebensbedrohlichen Komplikationen nach sich zieht. Wie zur Verdeutlichung, warum es jeden hätte treffen können, nur seine Frau nicht, beschreibt Herr Schuster ihre liebenswerte Art. Wie freundlich, hilfsbereit und fleißig sie ist und vor allem erzählt er von ihrer liebevollen Beziehung. Die Vorstellung, dass das vorbei sein könnte, kann er nicht ertragen und sagt, dass er dann auch nicht mehr leben wolle. Gleichzeitig entsteht aus dieser totalen Verzweiflung eine erzwungene Hoffnung darauf, dass sie überlebt.

Herr Schuster ist bereit, alles zu tun, was in seiner Macht steht, um ihr beizustehen. Das beinhaltet auch, dass er sich selbst keine Ruhe erlaubt, weil er das Gefühl hat, solange es seiner Frau so schlecht geht und sie leidet, darf es ihm nicht besser gehen. Gehört zu werden, entlastet Herrn Schuster zusehends. Das Gespräch mit ihm ist sehr intensiv und emotional. Seine Fragen zu Behandlungen oder Abläufen können im Gespräch geklärt werden. Nach etwa 45 Minuten ist er merklich erschöpft und vermindert sein Erzählen. Damit er den Krankheitsverlauf seiner Frau durchstehen kann, wird ihm angeboten, regelmäßig wieder zu kommen. Er hat dadurch die Möglichkeit in dieser schweren Zeit begleitet zu werden. Herr Schuster nimmt das Angebot dankend an, ein weiteres Treffen am nächsten Tag wird vereinbart. Am Tag darauf kommt Herr Schuster wieder und die Situation ist unverändert zum Vortrag. Die Situation seiner Frau ist sehr kritisch und er kann dieser Angst um sie kaum Stand halten. Auf die Frage, mit wem er sonst noch über die Erkrankung seiner Frau spricht, antwortet er, dass in seinem Umfeld keine Menschen seien, mit denen er sich so intensiv austauschen kann oder möchte.

Den Kontakt zu einem Psychologen oder einer Psychologin lehnt er kategorisch ab. Es wird daher verabredet, dass er vorerst an jedem Tag vormittags im PIZ vorbeikommt. Herr Schuster hält sich an die Verabredung und kommt vorbei – jedes Mal ist die emotionale Belastung sehr hoch. Außerdem findet er kaum Ausgleich und hat das Gefühl, dass nichts um ihn herum es wert ist, dass er sich darum kümmert. Er vernachlässigt sowohl die Kontakte zu Freunden, als auch seine Wohnung und überlegt sogar, seinen Umschulungsplatz aufzugeben, weil er sich sowieso nicht darauf konzentrieren kann. Er hat wieder angefangen, regelmäßig zu essen und zu trinken, aber nur weil er sich verbietet, selbst auszufallen und seiner Frau nicht mehr zur Seite stehen zu können. Er erzählt, dass er jetzt Kontakt zu seinem Schwager habe und viel mit ihm telefoniere. Am Wochenende würde dieser auch zu Besuch kommen und ihn unterstützen – es macht den Eindruck, dass er sich sehr darüber freut. Da Herr Schuster nachts oft grübelnd wach liegt, werden ihm das Pflegenottelefon und die Telefonseelsorge empfohlen. Später erzählt er, dass er beides ausprobiert hat und es sehr hilfreich war, gerade nachts mit jemandem sprechen zu können. Auch das Wochenende – ohne Begleitung im PIZ – habe er damit überbrückt.

Im Laufe der Zeit verbessert sich der Zustand seiner Frau etwas und ihr Kreislauf stabilisiert sich. Herr Schuster wirkt sehr aufgeregt, weil er sich so freut und auf jede kleinste Veränderung setzt, dass es jetzt bergauf geht. Es gibt im Laufe der nächsten sieben Wochen noch einige Höhen und Tiefen, aber insgesamt geht es Frau Schuster tatsächlich besser. Sie verliert an beiden Füßen Zehen, muss neu schlucken lernen, hat Konzentrationsstörungen und noch viele weitere Einschränkungen. Für Herrn Schuster ist es das Wichtigste, dass sie überlebt und sie wieder nach Hause kommen kann. In die Vorbereitungen für zu Hause wird der

Krankenhaussozialdienst eingebunden. Herr Schuster bekommt so kompetente Hilfestellung. Nach 13 Wochen Aufenthalt in der Klinik kann Frau Schuster in die Reha und schon wieder selbstständig einige Schritte gehen. Die Besuche von Herrn Schuster im PIZ sind in den letzten Wochen seltener geworden und er kommt, wenn ihm danach ist oder man sich zufällig über den Weg läuft. Mitzuerleben, wie der Zustand seiner Frau sich bessert, hat ihm auch ermöglicht, seine eigenen Angelegenheiten zu regeln. So hat er seine Umschulung in Absprache mit der Schule nur unterbrochen und kann sie nun wieder aufnehmen. Zu seinem Freundes- und Familienkreis nimmt er wieder mehr Kontakt auf und geht auch mal zu Einladungen. Die lange Begleitung von Herrn Schuster war sehr intensiv und im Rahmen der PIZ-Tätigkeit eher eine Ausnahme.

III.13 Frau Müller, Beratungsgespräch Patientenverfügung

von Beke Jacobs

Die 75-jährige Frau Müller kommt in das PIZ am Universitätsklinikum Schleswig-Holstein Campus Lübeck und fragt sehr zurückhaltend, ob sie hereinkommen dürfe. Sie hätte mal eine Frage und wüsste gar nicht, ob sie hier richtig wäre. Sie wird hereingebeten und nimmt auf einem der bereitstehenden Stühle Platz. Frau Müller hält die Handtasche auf dem Schoß, nestelt etwas daran herum und sucht anscheinend nach den geeigneten Worten, ihr Anliegen vorzubringen. Dann sagt sie etwas stockend, dass ihr Mann auf der Intensivstation läge und es ihm gar nicht gut ginge. Schon fließen die ersten Tränen und sie ringt sehr mit sich, um die Fassung nicht zu verlieren. Sie bekommt Zeit ihre Gedanken zu ordnen und ihr Erzähltempo selbst zu bestimmen. Sie erzählt sehr eindrücklich die Geschichte ihres Ehemannes: Er ist 78 Jahre alt und hat Darmkrebs, der operiert wurde. Die Operation ist nun schon vier Wochen her und er erholt sich gar nicht richtig von dem Eingriff. Er wird noch beatmet, scheint nicht orientiert und ist kaum ansprechbar. Insgesamt ist er sehr unruhig und sie erkennt ihn gar nicht wieder.

Die Ärzte haben sie in Gesprächen schon mehrmals darauf hingewiesen, dass sie sich große Sorgen um Herrn Müller machen und es auch möglich ist, dass er verstirbt, weil er eine schwere Lungenentzündung hat. Zusätzlich haben auch seine Nieren aufgehört, richtig zu arbeiten, so dass er nun dialysepflichtig ist. Frau Müller erzählt, dass sie in einem großen Gewissenskonflikt stecke, dass sie nicht wisse, was sie machen soll. Ihr Mann hat eine Patientenverfügung, in der steht, dass er keine lebenserhaltenden Maßnahmen wie Beatmung, Dialyse und künstliche Ernährung möchte. Sie hätten auch öfter darüber gesprochen und er habe immer gesagt, dass er „niemals an Geräten und Schläuchen angeschlossen sein will“. Jetzt, wo die konkrete Situation eingetreten ist, hat Frau Müller aber das Gefühl, dass sie Ihren Mann umbringt, wenn sie die Verfügung auf der Station abgibt. Dieser Gedanke ist für sie unerträglich. Gleichzeitig hat sie aber auch Angst davor, dass er sie für seinen Zustand verantwortlich macht, wenn er die Behandlung überlebt und möglicherweise schwer pflegebedürftig bleibt.

Sie ist völlig verzweifelt und hin und her gerissen. Sie weint während des Erzählens immer wieder, gibt aber Antworten auf die Fragen der Beraterin. Nachdem Frau Müller ihre Geschichte erzählt hat, macht sie einen etwas erleichterten Eindruck – sie hat bis dahin ihren inneren Gefühlskampf noch Niemandem mitgeteilt. Frau Müller wird erklärt, dass eine Therapie nicht sofort beendet wird, sobald eine Verfügung vorliegt. Sondern dass erst einmal besprochen werden würde, ob die derzeitige Situation der Erklärung in der Verfügung entspricht und welche Therapieziele erwartet werden können. Es wird versucht ihr nahezubringen, dass die Ver-

antwortung über das Sterben ihres Mannes nicht allein auf ihren Schultern liegt. Sondern vielmehr von der medizinischen Situation und dem was ihr Mann für sich bestimmt hat, beeinflusst wird. Frau Müller wird gefragt, ob sie zu einem der Ärzte auf der Intensivstation ein gutes Vertrauensverhältnis hat und sich vorstellen könnte, ihn ins Vertrauen zu ziehen. Ihr wird auch angeboten, dass die Beraterin aus dem PIZ auf die Station mitkommen könnte. Darauf antwortet Frau Müller, dass sie eine Ärztin auf der Intensivstation sehr nett fände und sie schon mehrmals gute Gespräche mit ihr geführt hätte. Sie sagt, dass sie das Gespräch mit der Ärztin vielleicht sucht. Nach etwa 30 Minuten endet das Gespräch und etwas von der anfänglichen Unsicherheit ist der Dame immer noch anzumerken. Gleichzeitig scheint sie aber auch erleichtert zu sein, weil sie die Möglichkeit sieht, doch etwas von ihrer Verantwortung abzugeben. Zum einen an ihren Mann, der in seiner Verfügung klare Wünsche äußert hat und zum anderen an die Ärzte, die ihr die medizinischen Aspekte erklären können.
(Gesprächsdauer: 30 Minuten)

III.14 Frau Sommer, Pflegeberatung

von Beke Jacobs

Frau Sommer, etwa 45 Jahre alt, kommt am Vormittag in das Büro des Patienten-Informations-Zentrums des Universitätsklinikums Schleswig-Holstein am Campus Lübeck. Sie eröffnet das Gespräch mit der Aussage, dass ihre Mutter, Frau Korbel, schwer krank ist und Unterstützung bei der täglichen Pflege braucht. Sie möchte gern wissen, wie sie Unterstützung für ihre Mutter bekommen kann – vielleicht eine Pflegestufe. Außerdem braucht sie einen Tipp, wie sie ihre Mutter davon überzeugen kann, dass diese die Hilfe auch annimmt. Nach Aussage der Tochter hat Frau Korbel Angst, dass sie alles selbst bezahlen muss.

Frau Sommer wird zunächst gefragt, in welchen Bereichen ihre Mutter Unterstützung braucht, um zu klären, ob der Unterstützungsbedarf theoretisch eine Pflegestufe begründen würde. Sie wird gebeten von der häuslichen Situation ihrer Mutter zu berichten. Frau Sommer gibt an, dass Frau Korbel 80 Jahre alt und schwer an Rheuma erkrankt ist, deshalb starke Schmerzen hat und sehr bewegungseingeschränkt ist. Die Mutter lebt zusammen mit ihrem 84-jährigen Lebensgefährten in einem Dorf in der Nähe von Lübeck. Der Partner der Mutter kümmert sich jeden Tag um Frau Korbel und hilft ihr beim Waschen, Anziehen, den Toilettengängen und allen anderen Verrichtungen des Tages. Die Tochter selbst lebt 30 Kilometer entfernt und ist in Vollzeit berufstätig. Wegen der weiten Strecke, die sie jeden Tag zum Arbeitsplatz zurücklegen muss, kann sie nur am Wochenende nach der Mutter sehen. Sie berichtet, dass sie jetzt einige Tage bei ihrer Mutter und deren Lebensgefährten verbracht habe und miterlebt habe, wie deren Alltag aussieht. Sie erzählt von ihrer großen Sorge, dass die beiden in ihrem Alltag allein überfordert seien und hat Angst davor, dass die Mutter einmal fallen und der Lebensgefährte sie nicht alleine wieder auf die Beine bringen könnte. Sie selbst kann im Notfall auch nicht schnell kommen, da sie ja so weit entfernt arbeitet. Außerdem sieht sie die Überforderung des Lebensgefährten, dieser kann seine eigene Körperpflege und tägliche Versorgung gut leisten, die Fürsorge für ihre Mutter sei aber körperlich und auch psychisch für den alten Mann eigentlich zu viel. Die Mutter sei sehr übergewichtig. Frau Fischer werden Voraussetzungen für eine Pflegestufe erläutert. Man kommt schnell zu dem Schluss, dass Stufe 1 durchaus möglich sein könnte.

Um die Versorgung der Mutter durch Pflegekräfte zu ermöglichen, bekommt Frau Fischer Unterlagen von ambulanten Pflegediensten in der Nähe des Wohnortes von Frau Korbel. Dieser soll dann von dem Geld der Pflegestufe bezahlt werden, sollte die Mutter eine erhalten. An diesem Punkt berichtet die Tochter, dass bereits morgens und abends ein ambulanter Pflegedienst zu ihrer Mutter käme, um ihr die Antithrombosestrümpfe an- und auszuziehen. Frau Fischer erzählt auch von einem Hausarzt, der regelmäßig kontaktiert würde und auch Hausbesuche mache. Sie wird darauf aufmerksam gemacht, dass sie sowohl den ambulanten Dienst, als auch den Hausarzt einbeziehen kann, um den Unterstützungsbedarf der Mutter zu dokumentieren und bei der Krankenkasse einzureichen. Für die Dokumentation würde sich ein Pflegetagebuch anbieten, das nun vorgestellt wird. Frau Fischer versteht, wie wichtig es ist, alle täglichen Verrichtungen, bei denen die Mutter Unterstützung benötigt, genau zu benennen und den zeitlichen Umfang sichtbar zu machen. Diese Dokumentation kann auch dazu beitragen, dass der Mutter und ihrem Lebensgefährten bewusst wird, dass Hilfe von außen wirklich notwendig ist.

Da die Mutter bereits gute Erfahrung mit dem ambulanten Pflegedienst gemacht hat, ist dies auch ein möglicher Anknüpfungspunkt. Hier möchte Frau Fischer ein Gespräch mit einer Pflegemitarbeiterin in die Wege leiten, die Frau Korbel nochmal erklärt, wie die Pflege dann finanziert werden kann. Frau Fischer ist erleichtert, dass sie nun die nächsten notwendigen Schritte kennt und konkrete Ansprechpartner ausmachen konnte. Sie will mit der Mutter und dem Lebensgefährten das Pflegetagebuch besprechen und führen, zudem den Hausarzt und den ambulanten Pflegedienst einbeziehen. Sie ist zuversichtlich, dass ihre Mutter dem zustimmen kann und mehr Hilfe zulässt. Diese Aussicht auf Unterstützung entlastet sie und nimmt ihr etwas von dem Druck der Verantwortung für die beiden alten Menschen. Sie bedankt sich ausdrücklich für das gute Gespräch und dafür, dass sie ihre Sicht der Dinge schildern konnte und den Druck, der auf ihr lastet, benennen konnte und in ihren Sorgen ernst genommen wurde. Frau Fischer verlässt das PIZ mit der Zusage, sich bei Fragen nochmal melden zu können.

III.15 Frau Weber, Dialyse

von Beke Jacobs

Frau Weber kommt ins PIZ und erzählt, dass Sie seit gestern wisse, dass sie dauerhaft dialysiert werden muss. Die junge Frau ist 25 Jahre alt und hat am Vortag in einem Gespräch mit dem Stationsarzt diese Nachricht bekommen. Nun sind ihr im Nachhinein noch viele Fragen eingefallen, sie hat den Arzt noch einmal angesprochen. Sie berichtet, dass dieses Gespräch mit dem Arzt sehr gut gewesen sei, weil er sich Zeit genommen habe und empathisch gewesen sei. Der Arzt habe sie auch auf das PIZ aufmerksam gemacht; nun sei sie hier, weil sie recherchieren wolle. Es wird besprochen, welche Themen sie besonders interessieren. Dabei kristallisiert sich heraus, dass sie im Wesentlichen die Frage umtreibt, ob es für sie trotz Dialyse die Möglichkeit einer Schwangerschaft gibt. Sie erzählt, dass sie mit ihrem Lebensgefährten eigentlich Kinderpläne habe und sie wolle nun wissen, ob sie als dialysepflichtige Frau überhaupt Kinder kriegen könne. Da sich zu diesem konkreten Thema kein Informationsmaterial im PIZ findet, wird Frau Weber angeboten das Internet zu nutzen, um erst einmal selbst nach Informationen zu suchen. Das Angebot findet sie sehr gut, weil sie so auch zu Hause vorgehen würde. Sie ist sicher im Umgang mit den Suchmaschinen und braucht dahingehend keine Unterstützung. Sie gibt viele Suchbegriffe ein und findet noch andere Themen, die sie interessieren und deren Bedeutung sie bis dahin noch gar nicht hoch eingeschätzt hatte. Auch zu dem Thema Schwangerschaften findet sie einige Beiträge. Bei der Beurteilung, ob die Beiträge gute Informationen enthalten, wird ihr von einer PIZ-Mitarbeiterin geholfen und so kann sich Frau Weber am Ende einige Artikel ausdrucken, die sie mit auf ihre Station nehmen kann, um sie mit ihrem Arzt zu besprechen. Mit dem Angebot, wieder im PIZ recherchieren zu können, verlässt Frau Weber das PIZ.

Kommentar

Dies ist ein Beispiel dafür, dass es gut ist, wenn von den Betroffenen schon während des Krankenhausaufenthaltes Informationen recherchiert werden können, die dann direkt mit einem Facharzt besprochen werden können. Selbstverständlich braucht die Auseinandersetzung mit einer Diagnose etwas Zeit und vor allem Informationen, um mögliche Auswirkungen ins Bewusstsein zu rücken. Da die Stationen nicht über einen Internetzugang für Patienten verfügen und auch papiergestützte Informationen nur in begrenztem Umfang vorliegen, ergänzt das PIZ die Stationen mit seinem Angebot sehr sinnvoll. Für die Betroffenen hat die Möglichkeit, sich selbst Informationen zu beschaffen, eine höhere Qualität als Informationen zu bekommen.

III.16 Frau Lehmann, Hüft-Operation

von Simone Rusch

Die unfallchirurgische Station der Klinik bittet das PIZ telefonisch um Hilfe. Auf der Station wurde nach einem Sturz eine 85-jährige Patientin, Frau Olesch, aufgenommen. Die Diagnostik ergibt einen Oberschenkelhalsbruch, der nun operativ versorgt werden soll. Die Einwilligung zur Operation möchte Frau Olesch nicht ohne Rücksprache mit ihrer Tochter, Frau Lehmann, treffen. Frau Lehmann kommt in die Klinik, nachdem sie über den Sturz ihrer Mutter informiert worden ist. In einem Gespräch mit den Stationsärzten und den Pflegenden vor Ort ist Frau Lehmann gegen die Operation und verunsichert ihre Mutter sehr. Die Pflegenden schlagen Frau Lehmann ein Gespräch im PIZ vor, nach einem kurzen Telefonat sucht die Tochter das PIZ auf.

Frau Lehmann wirkt ängstlich und verunsichert, nur zögerlich nimmt sie das Angebot an, sich an den Tisch zu setzen. Sie beginnt das Gespräch mit dem Satz: „Sie werden mich in meiner Meinung nicht umstimmen!“ Frau Lehmann wird daher gebeten, zu erzählen, warum sie sich so sehr gegen eine Operation ausspricht. Daraufhin berichtet Frau Lehmann, dass ihre Großmutter vor 20 Jahren einen Oberschenkelhalsbruch erlitt und an den Folgen der Operation drei Wochen später verstorben sei. Ihre Großmutter sei eine sehr agile ältere Frau gewesen, die sich bis zu ihrem Sturz selbständig versorgen konnte, den Haushalt allein versorgte und geistig rege war. Genau wie ihre Mutter heute. Nach der Operation, so berichtet Frau Lehmann weiter, sei ihre Großmutter nach der langen Bettruhe nicht mehr in der Lage gewesen, allein aufzustehen. Zudem war sie ständig auf Hilfe angewiesen, da sie das operierte Bein nicht belasten durfte. „Ich komme mir vor, als ob sich die Geschichte wiederholt. Nur diesmal spielen meine Mutter und ich die Hauptrollen“, beendet Frau Lehmann ihren Bericht. Sie wirkt sehr verzweifelt und beginnt zu weinen. Auf die Frage, wie sie sich die Zeit nach der Operation vorstelle, antwortet sie, dass sie am meisten Angst vor der langen Bettruhe habe, die ihre Mutter einhalten müsste. Sie habe mal gelesen, dass sich dadurch eine Thrombose entwickeln könne. Des Weiteren habe sie Angst vor der langen Operationsdauer, sie bezweifle ob ihre Mutter dies „durchstehen“ würde.

Frau Lehmann wird signalisiert, dass die Befürchtungen die sie hat nachvollziehbar sind, dass sich seit der Operation ihrer Großmutter aber auch viel geändert hat. Schritt für Schritt werden der Ablauf der Operation und die Zeit danach dargestellt.

Frau Lehmann ist erstaunt, dass keine postoperative Bettruhe mehr eingehalten werden muss, sondern die Pflegenden der Station und die Physiotherapeuten schon am ersten Tag nach der Operation mit der Mobilisation beginnen. Auch dass die Belastungsfähigkeit des operierten Beines von der Art der Operation abhängt, ist Frau Lehmann ganz neu. Sie bekommt erklärt, dass die operativen Möglichkeiten inzwischen weit fortgeschritten sind und die Operationsdauer in der Regel etwa 90 Minuten beträgt. Inzwischen hat Frau Lehmann aufgehört zu weinen und hört aufmerksam zu. Sie wird gebeten zu überlegen, welche Alternativen ihre Mutter zur Operation hat. Nach einigem Nachdenken antwortet sie, dass ihre Mutter wohl ziemlich lange das Bett nicht verlassen könnte, wenn man sie nicht operiert und auf viel Hilfe angewiesen sein würde.

Nach einer erneuten Redepause sagt sie, dass die Entscheidung gegen eine Operation und die damit verbundenen Folgen viel eher eine Gefahr für ihre Mutter bedeuten könne. Während des Gespräches wurde Informationsmaterial zur TEP Operation ausgedruckt, das Frau Lehmann nun übergeben wird. Sie wird dazu ermutigt, nochmals mit ihrer Mutter zu sprechen und gemeinsam die Informationen zu sichten. „Jetzt haben Sie mich doch umgestimmt“, sagt Frau Lehmann und lächelt dabei. Vier Tage später besucht Frau Lehmann zusammen mit ihrer Mutter das PIZ. Frau Olesch hat die Operation gut überstanden und kann schon einige Schritte laufen, für den Besuch im PIZ braucht sie aber noch den Rollstuhl. Beide berichten, dass sie zusammen mit dem Case Management eine geriatrische Weiterbehandlung anstreben, damit die Mobilität weiter gefördert werden kann. Beide Frauen bedanken sich herzlich und Frau Lehmann betont, dass erst nach dem Gespräch im PIZ die Entscheidung für die Operation möglich war.

III.17 Frau Koch, Beratung Multiple Sklerose
von Gudrun Adler

Frau Koch ist eine 34-jährige Grundschulpädagogin. Sie erhielt vor zwei Monaten die Diagnose Multiple Sklerose, nachdem sie mit Taubheitsgefühlen in den Beinen und Händen ins Krankenhaus kam. Es war ihr erster Schub. Sie kommt ins PIZ, um sich über die Erkrankung und Therapien zu informieren. Frau Koch ist von der Diagnose geschockt und führt ihre Erkrankung auf den Stress der Doppelbelastung von Familie und Beruf zurück. Sie ist verheiratet und hatte eine zweijährige Tochter. Sie ist noch nicht von der Diagnose überzeugt und sucht nach Alternativ-Diagnosen. Frau Koch wirkt im Gesprächsverlauf sehr aufgewühlt und kämpft häufig mit den Tränen. Die Fragen, die ihr besonders am Herzen liegen, kann sie klar benennen. Sie möchte sich über die Erkrankung und die Therapiemöglichkeiten der Multiplen Sklerose informieren und braucht dabei Hilfe. Sie soll sich regelmäßig Medikamente spritzen und weiß nicht, wie das geht, ob sie das kann und ob das auch wirklich die richtige Therapie für sie ist. Sie erzählt, dass sie die Medikamente schon zu Hause, aber sich noch nicht gespritzt habe, weil für sie noch Fragen offen seien. Frau Koch fühlt sich überfordert. Sie weiß gar nicht, wo sie anfangen soll. Die Arbeit und ihre Tochter fordern im Moment ihren ganzen Einsatz und sie kommt kaum zum Durchatmen. Sie fragt, ob es eine Möglichkeit gibt, Unterstützung durch eine Haushaltshilfe zu bekommen.

Im Gespräch wird zunächst auf die emotionale Situation eingegangen und die Sorgen von Frau Koch reflektiert und besprochen. Hier zeigt sich, dass Sie große Angst vor dem Spritzen hat. Schon als Kind sei für sie jede Spritze ein Gräuel gewesen, berichtet sie. Frau Koch wird die Möglichkeit eines Besuchs in der MS-Sprechstunde der neurologischen Abteilung vorgeschlagen. Hier arbeitete eine speziell zur Multiplen Sklerose ausgebildete Pflegefachkraft, die eine individuelle Spritzenschulung durchführen kann. Außerdem kann die MS-Schwester Frau Koch über einen längeren Zeitraum in der Therapie und im Alltag begleiten. Frau Koch ist sehr glücklich über diese Information und möchte einen Termin in der Ambulanz zur Vorstellung machen. Im weiteren Gesprächsverlauf erzählt sie, dass Familie und Beruf sie belasten. Sie ist oft müde und gestresst, wenn sie von der Schule kommt und hat deswegen oft ein schlechtes Gewissen ihrer kleinen Tochter gegenüber. Den Haushalt schafft sie kaum noch. Hier wird die Möglichkeit besprochen, vorübergehend eine Haushaltshilfe einzustellen, um Frau Koch gerade in Schubsituationen zu entlasten. Da die Kosten in Ausnahmefällen teilweise von der Krankenkasse übernommen werden, wird ihr geraten, sich mit dieser in Verbindung zu setzen. Frau Koch berichtet, dass die Symptome, das Kribbeln und die Taubheitsgefühle, immer noch nicht ganz weg seien und dass sie unter Stress verstärkt auftreten würden. Sie möchte wissen, ob das ein neuer Schub ist. Gemeinsam mit Frau Koch werden Informationen zur Schubdefinition und eine Studie über den Zusammenhang der Entstehung von Schüben unter Stress im Internet recherchiert und ihr mitgegeben, damit sie frühzeitig die körperlichen Symptome erkennen kann und in Zukunft weiß, wie sie bei einem Schub reagieren soll. Während des weiteren Gesprächsverlaufes erhält Frau Koch noch Broschüren zur Erkrankung, über qualitätsüberprüfte Internetadressen, Kontaktadressen der MS-Ambulanz, von Selbsthilfegruppen in der Region und Literaturempfehlungen. Frau Koch bedankt sich für die Informationen und das hilfreiche Gespräch. Sie erhält das Angebot, sich für weitere Fragen jederzeit im PIZ noch einmal zu melden.

III.18 Herr Huber, Morbus Parkinson

von Gudrun Adler

Der etwa 50-jährige Herr Huber kommt nach einer Kontrolluntersuchung in der neurologischen Ambulanz ins PIZ, um sich weiter zu informieren und beraten zu lassen. Es besteht seit einem Jahr die Diagnose Morbus Parkinson, physisch und kognitiv sind außer starken Muskelschmerzen und gelegentlich Muskelsteifheit der unteren Extremitäten kaum Einschränkungen vorhanden. Herr Huber wird zum Zeitpunkt des Besuchs seit acht Monaten medikamentös behandelt. Nach anfänglich zögerlichem Einstieg ins Gespräch wird sehr schnell deutlich, dass Herr Huber über die Erkrankung und Therapiemöglichkeiten sehr gut informiert ist. Er hat sich im Internet die aktuellen Patientenleitlinien des Deutschen Neurologieverbandes von 2008 ausgedruckt und die aktuellen medizinischen Fragen mit seinem Neurologen geklärt. Im Gesprächsverlauf stellt sich heraus, dass ihn ganz andere Fragen beschäftigen. Er spricht davon, dass er sich den Anforderungen in seiner Arbeit nicht mehr gewachsen fühle und Existenzängste habe. Er merke jetzt schon, dass er an seine Grenzen stoße. Da er als Bankfachmann in Luxemburg arbeitet und einen entsprechend stressigen Arbeitsalltag hat, stellt sich für ihn die Frage, wie lange er seinen Beruf noch ausüben kann. Er wohnt in Deutschland, arbeitet aber in Luxemburg. Deswegen ist er nicht sicher, ob er als „Grenzgänger" bei Arbeitsunfähigkeit sozial abgesichert ist. Seiner Aussage nach gelten in Luxemburg ganz andere Gesetze als in Deutschland. Dort werde schnell gehandelt, wenn man keine hundertprozentige Leistung mehr bringt.

Herr Huber sagt, dass er es sich nicht leisten kann, seinen Job zu verlieren. Er hat eine Frau und drei Kinder im Alter von 16, 14 und 10 Jahren und ein Haus, das abgezahlt werden muss. Seinen Arbeitgeber über seine Erkrankung zu informieren ist ein weiteres

Problem für Herrn Huber. Er hat Angst vor Regressionen. Gemeinsam wird mit Herr Huber nach Lösungsmöglichkeiten gesucht. Als erstes werden verschiedene Beratungsangebote in der Region vorgestellt, die ihm kompetente Auskunft zu seinen Fragen geben können. Eine dieser Beratungsstellen ist der Integrationsfachdienst (IFD). Hier kann er sich fachkompetent und kostenlos zu der Situation am Arbeitsplatz beraten lassen. Bei Bedarf besteht zu einem späteren Zeitpunkt die Möglichkeit, in einem gemeinsamen Gespräch von IFD, Arbeitgeber und Arbeitnehmer die Gestaltung des Arbeitsplatzes an die Bedürfnisse von Herrn Huber anzupassen. Herr Huber erhält die Informationsflyer und die Kontaktadressen des Integrationsfachdienstes in der Region Trier/Luxemburg und des Sozialverband VdK Kreisverband Trier-Saarburg.

Der Sozialverband VdK ist die größte Interessenvertretung der behinderten und chronisch kranken Menschen und berät u. a. zu Fragen des Schwerbehindertenrechts bei chronisch Kranken. Herr Huber wird angeregt sich im Internet unter www.grenzgaenger.lu zu Themen wie Arbeitsrecht und Krankenversicherungsrecht für Grenzgänger zu informieren. Im weiteren Gesprächsverlauf erzählt Herr Huber, dass er im häuslichen Umfeld Probleme habe, über die Erkrankung zu sprechen. Nur seine Frau weiß von seiner Erkrankung, die drei Kinder will er nicht belasten. Auch seinen Eltern möchte er keine Sorgen bereiten und hat sie noch nicht über die Diagnose informiert. Abends nach der Arbeit ist er oft sehr erschöpft, gereizt und hat kaum noch „Nerven“ für die Kinder. Er ist sich dessen bewusst, kann sein Verhalten aber nicht steuern. Dadurch gibt es oft Streit in der Familie. Mit seinen besten Freunden kann er ebenfalls nicht sprechen, da er Angst vor deren Reaktion hat. Bisher hat er viel Sport getrieben (Laufen und Fahrradfahren), er merkt aber, dass er nicht mehr mithalten kann. Nun sucht er immer neue Ausreden, um mit den Freunden keine Unternehmungen machen zu müssen. Diese ganze „Heimlichtuerei" geht ihm sehr auf die Nerven. In der Beratung wird er darauf hingewiesen, wie wichtig es ist, die engsten Bezugspersonen und Angehörigen zu informieren und in den Krankheitsbewältigungsprozess mit einzubeziehen.

Herr Huber wird über das Angebot einer Beratung durch den psychologischen Fachdienst im Krankenhaus hingewiesen. Hier können Krankheitsbewältigungsstrategien besprochen und mit ihm entwickelt werden. Auch eine Selbsthilfegruppe für Parkinsonpatienten und deren Angehörigen wird vorgestellt. Hier könnte sich Herr Huber mit anderen Betroffenen über deren Erlebnisse und Erfahrungen austauschen. Auf Wunsch von Herr Huber wird der Kontakt zum psychologischen Fachdienst im Krankenhaus sofort hergestellt und ein Termin vereinbart. Abschließend wird noch die Frage besprochen, wie er den Krankheitsverlauf positiv beeinflussen kann. Herr Huber berichtet, dass er durch die Muskelschmerzen und Steifigkeit oft im Alltag eingeschränkt sei und er Angst habe, bald nicht mehr dem Tempo im Büro hinterher zu kommen. Es werden ihm verschiedene Möglichkeiten des Bewegungstrainings (Dehnung, Muskelaktivierung und -entspannung, Balancetraining, Muskelkräftigung, Laufbandübungen, Gehtraining, Qi-Gong) und deren positiver Einfluss auf den Krankheitsverlauf vorgestellt. Zudem bekommt Herr Huber Kontaktadressen für entsprechende Angebote in der Region. Herr Huber bedankt sich für die Hilfe, die Informationen und Adressen. Das Gespräch wird mit dem Angebot, dass sich Herr Huber bei Problemen jederzeit im Patienten-Informations-Zentrum melden kann, beendet.

III.19 Ehepaar Grundhöfer, Raucherberatung

von Maria Lex

Das Ehepaar Grundhöfer kommt grußlos ins Patienten-Informations-Zentrum. Die beiden setzen sich an den Tisch und fangen an, einen Beschwerdebogen auszufüllen. Ihre Körperhaltung und ihr angespannter Gesichtsausdruck veranlasst die Beraterin zu einer vorsichtigen Kontaktaufnahme mit dem Angebot, dass es auch möglich wäre, eine Beschwerde direkt bei der Vertretung des Hausoberen vorzutragen. Dieses Angebot wird abgelehnt, aber Frau Grundhöfer berichtet über den Grund ihrer Beschwerde. Sie bemängelt, dass „die armen Pflanzen am Haupteingang“ keine Erde mehr haben, sondern in einer etwa fünf Zentimeter hohen Schicht von Zigarettenstummeln wachsen. Sie beschwert sich über die unverschämten Raucher, die Ihre Zigaretten im Blumenkübel ausdrücken. Im weiteren Gespräch erzählt sie, dass sie und ihr Ehemann selbst beide Raucher seien und ihr Ehemann Kehlkopfkrebs habe. Sie sagt, dass sie schon häufiger darüber nachgedacht habe, mit dem Rauchen aufzuhören. Diese Aussage wird aufgegriffen und Frau Grundhöfer gefragt, ob sie sich weiter mit dem Thema „Rauchfrei werden“ auseinandersetzen möchte. Nach kurzer Überlegung bejaht Frau Grundhöfer und auch Ihr Ehemann bekundet Interesse. Gemeinsam werden die Vorteile rauchfrei werden zu wollen erörtert. Dabei werden vor allem die positiven Auswirkungen auf die körperliche Leistungsfähigkeit, das Selbstbild und die finanziellen Ersparnisse thematisiert. Anschließend ist vor allem bei Herrn Grundhöfer eine große Bereitschaft rauchfrei zu werden wahrzunehmen. Frau Grundhöfer ist dazu bereit, ihren Ehemann zu unterstützen ihm den Weg zur Rauchfreiheit zu erleichtern, indem sie gleichzeitig mit dem Rauchen aufhört. Es wird besprochen, wie sich das Ehepaar gegenseitig belohnen könnte, wenn sie eine bestimmte Zeit der Rauchfreiheit geschafft hätten. Mit einer konkreten Planung, wie das „Projekt Nichtraucher“ zu Hause umgesetzt werden kann, verlassen die beiden gut gelaunt das PIZ. Der Beschwerdebogen wurde mit Hilfe der PIZ-Mitarbeiterin noch schnell ausgefüllt und abgegeben.

III.20 Herr Müller, Aromapflege

von Wibke Meyer

Eine Mitarbeiterin der onkologischen Station ruft im PIZ an. Sie berichtet, dass Herr Müller, ein 48 Jahre alter Patient, in ihrem Bereich liegt. Er habe ein Lungenkarzinom im Endstadium, sei sehr unruhig und leide unter Atemnot. Sie habe beobachtet, dass Herr Müller getrieben wirkt und keine Ruhe zu finden scheint. Auch seiner Familie gegenüber verhalte er sich zunehmend abweisend und lehne Besuche ab. Die Unterstützung durch eine Psychoonkologin habe er ebenfalls abgelehnt. Nun sei ihr die Idee gekommen, dass man die palliative Behandlung des Patienten eventuell mit ätherischen Ölen unterstützen könnte. Sie wisse aber nicht genau, welche Öle und Maßnahmen besonders sinnvoll wären und sie fragt, ob durch die Aromapflege eventuell auch der Kontakt zu den Angehörigen verbessert werden könnte. Der Kollegin wird geraten, Herrn Müller eine atemstimulierende Einreibung (ASE) mit einer Aromapflegemischung anzubieten. Wenn ihm diese Einreibung hilft und gefällt, kann darüber gesprochen werden, ob er sich vorstellen kann, dass seine Angehörigen bei Ihm eine Handmassage mit ätherischen Ölen durchführen. Hierzu wird empfohlen eine Massagemischung mit der „beruhigenden Grundmischung" herzustellen. Da die Kollegin das Gefühl hat, dass Herr Müller ihr vertraut und gerne mit ihr redet, möchte sie es ausprobieren.

Rückmeldung der Pflegekraft nach einigen Tagen

Herr Müller hat das Angebot der ASE mit der Aromapflegemischung angenommen. Diese wurde einmal täglich sitzend durch die Pflegefachkraft durchgeführt. Nach zwei Tagen stimmte Herr Müller dem Vorschlag zu, die ASE durch seine Ehefrau durchführen zu lassen. Diese wurde in die Technik eingeführt. Herr Müller wirkte nach der ASE entspannt und ruhig und sagte dies auch selbst. Ihm gefiel auch der Duft des Öls und er hatte das Gefühl, besser durchatmen zu können. In den Folgetagen war zu beobachten, dass Herr Müller sich seiner Familie gegenüber öffnete und über seine Situation und den nahenden Tod sprechen konnte. Nach ein paar Tagen ließ Herr Müller zu, dass seine Familie die Einreibungen mit den Ölmischungen durchführte und so wieder Nähe entstand. Herr Müller verstarb kurz darauf ruhig und in Anwesenheit seiner Familie.

III.21 Frau Maurer, Alzheimer-Diagnose
von Anja Dautel

An einem Vormittag kommt Frau Maurer, eine etwa 65-jährige Dame, ins Patienten-Informations-Zentrum. Sie ist Patientin in der Neurologie und möchte sich erst einmal allgemein umsehen. Nach einer Weile kommt sie in den Büro-Teil des PIZ. Sie erzählt davon, dass sie in der letzten Zeit immer wieder „Aussetzer" habe und nun zur Abklärung seit einer Woche im Krankenhaus sei. Leider sei bei den vielen Untersuchungen herausgekommen, dass sie an Alzheimer leidet. Frau Maurer ist auf der Suche nach Informationsmaterial, das sie in ihrer eigenen Geschwindigkeit durchlesen kann. Die Informationsgespräche mit dem Arzt gehen ihr zu schnell und manchmal hat sie auch nicht die Kraft, genau zuzuhören. Sie bittet außerdem um Informationen zu weiteren Anlaufstellen und um die Adresse eines niedergelassenen Arztes, der sich mit der Krankheit auskennt. Da Frau Maurer die Anstrengung, die ihre Erläuterungen sie gekostet haben, anzusehen sind und sie zwischendurch weinen musste, wird verabredet, dass im PIZ eine Mappe mit Informationen für sie zusammengestellt wird. Am Nachmittag wird eine PIZ-Mitarbeiterin auf ihr Zimmer kommen und ihr die Mappe vorbeibringen. Frau Maurer hat im Gespräch erwähnt, dass sie aus einem Vorort von Stuttgart kommt, daher wird am Nachmittag ein Exemplar des „Demenzwegweiser Stuttgart“ mit zu ihr auf das Zimmer genommen. Darin sind alle wichtigen Adressen und Angebote für Demenzkranke und ihre Angehörigen gesammelt. Zusammen mit der Patientin wird geschaut, welche Anlaufstellen für sie geeignet sind. Sie entscheidet sich dafür mit „GerBera“, einer Beratungsstelle für psychisch veränderte ältere Menschen und ihre Angehörigen, Kontakt aufzunehmen. Die Nähe zu ihrem Wohnort macht diese Beratungsstelle sehr attraktiv für sie. Danach wird gemeinsam eine Merkliste erstellt, wie sie weiter vorgehen möchte. Darauf kommen Punkte wie eine Patienten- und eine Betreuungsverfügung zu arrangieren, der Besuch bei „GerBera“ und offene Fragen, die sie noch an ihren behandelnden Arzt stellen möchte. Auf die Nachfrage, mit wem sie im Freundes- und Verwandtenkreis über diese Dinge sprechen könne, meint sie, dass am nächsten Tag eine gute Freundin käme. Ihren Sohn möchte sie zu GerBera mitnehmen, dieser ist aber momentan im Urlaub. Frau Maurer wird zugesagt, dass sie Unterlagen zur Patienten- und Betreuungsverfügung bekommt und sie weiterhin mit allen Fragen ins PIZ kommen kann.

III.22 Frau Lange, Medikamenten- und Ernährungsberatung

von Anja Dautel

Seit zwei Jahren ruft im PIZ immer wieder eine alte Dame an. Sie hat bei einer Veranstaltung in einem Seniorenzentrum einen PIZ-Flyer mitgenommen. Frau Lehmann ist alleinstehend, über 80 Jahre alt und kann das Haus nicht alleine verlassen, da sie starkes Rheuma hat. Morgens und abends kommen die Pflegekräfte einer Sozialstation vorbei, um ihr beim An- bzw. Entkleiden und bei der Körperpflege zu helfen. Mittags kommt der Menüservice mit dem Mittagessen. Frau Lehmann ist in ihren Räumlichkeiten mobil, sodass sie mit den gegebenen Hilfestellungen gut zurechtkommt. Tagsüber sitzt sie viel vor dem Fernseher und sieht sich den Shoppingkanal an. Die dort angebotenen Nahrungsergänzungs- und Gesundheitswundermittel ziehen sie immer wieder in den Bann. Sie hofft darauf, dass es für ihre Beschwerden das eine Mittel gibt, dass sie und ihre Ärzte nur noch nicht entdeckt haben. Frau Lehmann hat beim letzten Arztbesuch „großen Ärger" mit ihrem Hausarzt bekommen, weil sie drei verschiedene Multivitamin- und Nahrungsergänzungsmittel zu den verschriebenen Tabletten eingenommen hat und dadurch heftige Magen-Darm-Probleme bekam. Seitdem ruft Frau Lehmann gern im PIZ an, um sich bezüglich der Zusammensetzung verschiedener frei verkäuflicher Tabletten zu erkundigen. Die meisten Produkte sind Vitaminpräparate, die Wunder versprechen und viel Geld kosten. Frau Lehmann freut sich immer wieder, wenn sie gelobt wird, dass sie sich die Wundertabletten nicht bestellt, sondern das Geld lieber in frisches Obst investiert hat. Dass ihr im PIZ keine Medikamente empfohlen werden, hat Frau Lange beim ersten Anruf ein wenig enttäuscht. Da aber durch die Tipps ihr plötzlicher Durchfall „geheilt" wurde, vertraut sie auf das Urteil der Beraterinnen. Der Durchfall hatte sich entwickelt, nachdem Frau Lange probiotischen Joghurt mit frischem Obst und anschließend Gürkchen aus dem Glas gegessen hatte. Es wurde ihr empfohlen ausreichend zu trinken (auch Kamillentee) und für einen Tag nur Zwieback, klare Brühe und Banane zu essen. Wenn der Durchfall danach doch anhalten sollte, wäre ein Besuch beim Hausarzt sinnvoll. Frau Lange rief am nächsten Tag an und sagte, es sei gleich besser geworden, nun sei alles wieder in Ordnung.

III.23 Herr Zimmermann, Informationen zum HIV-Test

von Anja Dautel

An einem Nachmittag kommt ein etwa 20-jähriger Mann ins Patienten-Informationszentrum. Er hat einen Spaziergang durch das

Krankenhaus gemacht und ist zufällig im PIZ „gelandet". Herr Zimmermann hat Tamponaden in der Nase und ein recht auffälliges Brillenhämatom. Auf die Frage hin, welcher Operation er sich unterziehen musste, erzählt er, dass er seine verkrümmte Nasenscheidewand korrigieren lassen musste. Er litt seit zwei Jahren darunter, dass seine Nase vor allem nachts so zu schwoll, dass er keine Luft mehr bekam. Er erzählt von der Odyssee, von einem Arzt zum anderen, den immer wiederkehrenden Nasennebenhöhlenentzündungen, der Abhängigkeit von abschwellendem Nasenspray. Er hoffe nun, dass durch die Operation alles etwas besser würde, er habe aber auch Angst, dass sich seine Stimme verändere. Herr Zimmermann berichtet von seinem Gesangsunterricht, der Band in der er singt und wie viel ihm das bedeutet. Die Aussicht, dass freie Nebenhöhlen und die Möglichkeit normal zu Atmen seine Stimme wahrscheinlich eher verbessern werden, freut ihn sehr. Während des Gesprächs hat Herr Zimmermann seine Blicke durch das PIZ schweifen lassen und fragt, ob er sich noch eine Weile umsehen kann. Das ist natürlich möglich und er bekommt die Info, dass er sich melden soll, wenn er Hilfe benötigt oder Fragen hat. Nach einer Weile kommt er mit einer Broschüre zur HIV-Aufklärung in der Hand ins PIZ-Büro. Es ist ihm sichtlich unangenehm mit dem Sprechen anzufangen, dann redet er sich aber in Fahrt. Er wohnt in einem kleinen Dorf, dort wäre es manchmal recht schwer für ihn, denn er ist schwul. Dass er manchmal als „Paradiesvogel" angesehen wird, ist ihm egal, er kleide sich ja ab und zu tatsächlich etwas extravaganter. Es habe aber auch schon Beschimpfungen gegeben. In letzter Zeit hat sich Herr Zimmermann immer wieder überlegt, einen HIV-Test zu machen. Zu seinem Hausarzt möchte er aber nicht gehen, er hat Angst, dass es die Runde machen könnte, dass er sich auf so eine „dreckige" Krankheit testen lässt. Er möchte gerne wissen, wie teuer ein HIV-Test ist und bei welchem Arzt man den Test am besten machen lassen kann. Außerdem möchte Herr Zimmermann gerne noch mehr Material zum Thema. Er bekommt die Information, dass die Gesundheitsämter kostenlose und anonyme HIV-Tests machen. Gemeinsam werden die Adressen in Stuttgart recherchiert. Im Internet wird Herrn Zimmermann die Seite der Bundeszentrale für gesundheitliche Aufklärung gezeigt. Dort werden verschiedene Broschüren zum Thema HIV und AIDS zum Download bereit gestellt. Der junge Mann freut sich sehr und beginnt zu recherchieren. Eine Kollegin macht auf einen E-Mail-Newsletter der AIDS-Hilfe aufmerksam, die eine anonyme HIV-Test-Aktion in einer bekannten Stuttgarter Disko ankündigt. Der Newsletter wird ausgedruckt und an Herrn Zimmermann weitergegeben. Dieser hat sich mittlerweile einen Überblick über die verschiedenen Broschüren gemacht und sich einige kostenlos nach Hause bestellt. Da mittlerweile das Abendessen auf den Stationen verteilt wird, verabschiedet und bedankt er sich. In den folgenden zwei Tagen kommt er nochmal ins PIZ, um zu recherchieren.

III.24 Herr Schulze, psycho-soziale Beratung

von Karin Evang-Ikonomov

Herr Schulze, etwa 40 Jahre alt, kommt erneut zur Beratung ins PIZ. Beim Besuch am Vortag wurde ihm zugesagt, dass er Informationen zu einem Krankheitsbegriff bekommt, der aus dem Bereich der Hämatologie stammt. Die Unterlagen am Vortag waren für Herrn Schulze zu kompliziert, er hat eine geringe Lesekompetenz und wirkt in seinem Verhalten kindlich. Um neue Unterlagen abzuholen, kommt Herr Schulze nun im PIZ vorbei. Den Zettel, auf den ein Arzt den Krankheitsbegriff geschrieben hat, hält er fest in seiner Hand. Ihm werden die neuen Unterlagen gezeigt und der Krankheitsbegriff Schritt für Schritt erklärt. Dabei erzählt Herr

Schulze, dass es sich hierbei um die wahrscheinliche Diagnose seiner 78-jährigen Mutter handelt. Herr Schulze bezieht die andere PIZ-Mitarbeiterin, die gerade in der Patienten-Bibliothek neue Broschüren arrangiert, ins Gespräch mit ein und erzählt ihr, dass bis zur genauen Diagnosestellung noch weitere Untersuchungen notwendig seien und seine Mutter deshalb „jetzt schon eine ganze Woche im Krankenhaus“ und er ganz allein daheim sei. Er beginnt zu weinen. Die Kollegin übernimmt das Beratungsgespräch und bietet ihm einen Platz im etwas ruhigeren Beratungsbereich an. Darauf geht Herr Schulze gerne ein und setzt sich. Bei einer weiteren Befragung nach dem Zustand seiner Mutter, mit der er in einer Wohnung zusammenwohnt, erkennt die Beraterin rasch, dass die ältere Dame zur Zeit noch rüstig ist, es leicht zu Fuß in die zweite Etage des Wohnhauses schafft und sogar noch regelmäßig saunieren geht, wo sie sich mit Freundinnen trifft.

Das eigentliche Problem scheint bei Herrn Schulze selbst zu liegen, der mit der Krankheit und dem näher rückenden Lebensende seiner Mutter nicht zurechtkommt. Seine Körperhaltung verrät, wie hilflos er ist. Er sitzt vornübergebeugt mit wenig Körperspannung und schaut auf den Boden. Auf die Frage, ob er Geschwister habe, erzählt er von seinem Bruder, der in der Nähe wohne. Mit seiner Schwägerin könne er alle Probleme gut besprechen, die ihn oder seine Mutter betreffen. Mit seinem Hausarzt, der gleichzeitig auch der seiner Mutter ist, könnte er auch offen reden. Herr Schulze wird gefragt, ob er die Erkrankung seiner Mutter und seine Angst davor, es daheim mit ihr nicht mehr zu schaffen, schon einmal in seiner Familie angesprochen habe. Er verneint und sagt, dass er nicht wisse, wie er das machen soll. Ihm wird vorgeschlagen eine „Familienkonferenz“ einzuberufen, dann hätte er auch gleich etwas Gesellschaft.

Herr Schulze ist begeistert von dieser Idee und möchte sich

gleich mit seiner Schwägerin in Verbindung setzen. Er sagt, dass man bei der Gelegenheit ja auch zusammen Pizza bestellen könnte. Die Beraterin stimmt zu und fragt ihn, ob er alleine zurechtkommen würde, wenn seine Mutter einmal nicht mehr für ihn sorgen könnte. Herr Schulze wird sehr unsicher und sagt, dass er das nicht so genau wisse. Bisher habe er alles mit seiner Mutter zusammen gemacht, diese habe einmal gesagt, dass er einen Betreuer brauchen würde, wenn sie mal nicht mehr da sei. Weil er die ganzen Sachen bei der Bank oder bei den Ämtern nicht hinbekomme. Das würde ihn sehr ärgern, aber er schaffe es nicht. Die unterdrückte Wut ist ihm deutlich anzusehen. Ihm wird vorgeschlagen, dass es vielleicht sinnvoll sein könnte über diese Gefühle einmal mit jemandem zu sprechen, der nicht zur Familie gehört, zum Beispiel mit einem Psychologen. Er reagiert auf diesen Vorschlag sehr positiv und äußert klar, dass er da gut Unterstützung brauchen könnte. Ihm wird geraten, dass er diesen Wunsch bei seinem Hausarzt ansprechen soll, da dieser ihm bestimmt jemanden empfehlen kann. Herr Schulze sagt, dass er sich gleich einen Termin bei seinem Hausarzt geben lassen möchte, den Zettel mit der Diagnose seiner Mutter hat er nun tief in seiner Hosentasche vergraben. Er wird eingeladen am nächsten Tag wiederzukommen und über die Entwicklung der Dinge zu berichten.

III.25 Frau Schwarz, sterbender Angehöriger

von Anja Dautel

An einem Mittwochnachmittag kurz vor 17 Uhr kommt die etwa 50-jährige Frau Schwarz ins PIZ und schaut sich bei den Materialien zum Thema Palliativpflege und Sterbebegleitung um. Die PIZ-Beraterin spricht sie an, ob sie ihr erzählen möchte, warum dieses Thema sie gerade bewegt. Frau Schwarz fängt sofort an zu weinen und wird in den ruhigeren Beratungsbereich im PIZ geführt. Sie erzählt, dass ihr Ehemann (58 Jahre alt) auf einer der Palliativstationen liegt und wahrscheinlich sehr bald sterben wird. Ihr Mann würde gerne zu Hause sterben, dies sei nun eigentlich mit den Ärzten der Station, den Brückenschwestern[3] und dem Hausarzt besprochen – am Freitag solle der Ehemann nach Hause verlegt werden. Frau Schwarz fängt an, heftiger zu weinen und wird gefragt, ob sie möchte, dass einer unserer Seelsorger zum Gespräch dazu kommt. Sie nickt. Sie sagt, dass sie den Pfarrer auch schon kenne, er begleite auf Station ihren Mann. Wir rufen den Pfarrer an, er verspricht gleich zu kommen. Als Herr Pfarrer Reinhold eintrifft erzählt Frau Schwarz, dass sich etwa alle sechs Monate der Gesundheitszustand ihres Ehemannes, der schon lange an Krebs erkrankt ist, so verschlechtert, dass alle den Tod für absehbar halten. Vier mal wurde es bisher dann aber doch wieder besser. Frau Schwarz sagt, dass sie einfach nicht mehr könne. Sie erzählt davon, dass sie immer alle zusammenhole, damit man Abschied nehmen könne, sich selbst bereit mache, am Bett des vermeintlich Sterbenden trauere, Abschied nähme. Sie spricht davon, wie sehr sie sich schäme, ein Ende haben zu wollen, und dass sie nicht glaube, noch lange „mitmachen" zu können. Mit der Familie könne sie darüber nicht reden. Vor allem die Tochter mache ihr Vorwürfe, dass sie den Vater einfach sterben ließe. Sie wolle einfach in Ruhe ihren Mann auf seinem letzten Weg begleiten, ohne sich noch um so viele Dinge kümmern zu müssen. Nachdem Frau Schwarz sich den Kummer von der Seele geredet hat, fragt die PIZ-Mitarbeiterin, ob sich Frau Schwarz vorstellen könne, dass ihr Mann vielleicht in ei-

3 Die Brückenschwestern des onkologischen Schwerpunkts Stuttgart sorgen für eine gute häusliche Betreuung schwerkranker Tumorpatienten. Sie bekommen über das Krankenhaus Meldung und nehmen noch während des stationären Aufenthalts Kontakt auf. Sie beraten, helfen und organisieren bei Problemen medizinisch-pflegerischer, finanzieller und psychosozialer Art.

nem Hospiz besser untergebracht wäre als zu Hause, wo sie so viel Angriffsfläche für die Verwandtschaft bieten würde. Frau Schwarz nickt und gibt zu bedenken, dass mit der Verlegung nach Hause schon alles organisiert sei und dass man daran ja nichts mehr ändern könne. Dieses Argument wird entkräftet und Frau Schwarz erfährt, dass man im Notfall immer etwas organisieren kann. Herr Pfarrer Reinhold bietet Frau Schwarz an, mit ihr auf die Station zu gehen und die Hospizidee mit ihrem Mann zu besprechen. Auch für das eventuell dann notwendige Gespräch mit dem zuständigen Arzt bietet er ihr Hilfe an. Am Tag darauf kommt Frau Schwarz noch einmal ins PIZ und berichtet, dass die Verlegung nach Hause vorerst auf Montag verschoben wurde und ihr Mann so lange auf der Palliativstation bleibt.

Am Freitagnachmittag, so erzählt uns später Herr Pfarrer Reinhold, verstirbt der Ehemann im Beisein seiner Frau.

III.26 Frau Köhler, Suizidgedanken
von Marianne Keller

Frau Köhler, etwa 60 Jahre alt und ihre Tochter, etwa 35 Jahre alt, werden von einer älteren Ordensschwester in der Krankenhauskapelle in einem verzweifelten Zustand angetroffen. Die Ordensschwester begleitet beide ins PIZ. Mutter und Tochter werden in den separaten Besprechungsraum gebeten, so dass eine geschützte Gesprächsatmosphäre entstehen kann. Nachdem beide etwas zu Ruhe gekommen sind, schildert die Mutter, dass sie mit ihrer Tochter zum Wandern verabredet gewesen sei. Diese habe bei ihrer Ankunft dann aber akute Suizidgedanken geäußert und sei weinend zusammen gebrochen. Um sich erstmal zu beruhigen, hätten sie im nahegelegenen Marienhospital in der Kapelle Zuflucht gesucht. Dort seien sie auf die Ordensschwester getroffen. Die Mutter weiß sich nicht zu helfen und ist ratlos, was sie tun kann. Die Tochter berichtet, dass sie wegen Depressionen schon in Behandlung war und jetzt plötzlich wieder in einen akuten Zustand geraten ist. Sie wolle aber auf keinen Fall stationär aufgenommen werden. Sie ist aber damit einverstanden, dass für sie eine ambulante Beratungsstelle gesucht wird. Die PIZ-Beraterin führt das Gespräch mit Mutter und Tochter weiter, während sich eine weitere Kollegin auf Recherche nach einer Beratungsstelle für akute Krisen begibt. Im „Arbeitskreis Leben" kann ein kompetenter Ansprechpartner gefunden und ein direkter Kontakt hergestellt werden. Mutter und Tochter machen sich anschließend sofort gemeinsam auf den Weg zur Beratungsstelle. Beide sind sehr erleichtert und wieder zuversichtlicher, die Situation meistern zu können.

III.27 Leila, Schwangerschaftskonflikt

von Gabriele Wilhelm-Eckerle

Die Information des Krankenhauses ruft im PIZ an, es stehe eine junge Frau an der Information, die völlig verzweifelt sei. Sie wüssten nicht recht, was sie mit ihr tun sollen und würden sie jetzt ins PIZ bringen. Die junge Frau kommt ins PIZ und ist völlig aufgelöst. Sie wird in den separaten Beratungsraum gebeten, um die Beratungssituation vor der Öffentlichkeit zu schützen. Zunächst lässt die Beraterin die junge Frau, die weint, zur Ruhe kommen. Nachdem sich die PIZ-Beraterin vorgestellt hat, nennt die junge Frau ihren Vornamen, Leila. Sie sagt, dass sie 19 Jahre alt ist. Sie erzählt, dass sie aus Persien stammt, in Deutschland aufgewachsen sei und kurz vor dem Abitur stehe. Dabei fängt sie wieder heftig an zu weinen und es bricht alles aus ihr heraus: Sie habe eben einen Schwangerschaftstest gemacht und sie sei schwanger. Sie sei ins Krankenhaus gekommen, um „das Kind" sofort zu entfernen. Sie spricht unter Tränen ihre Herkunft an und meint, sie könne auf keinen Fall nach Hause gehen. Ihre Eltern dürften von der

Schwangerschaft nichts erfahren. Leila wird immer wieder von Weinkrämpfen geschüttelt und die Ausweglosigkeit steht ihr ins Gesicht geschrieben. Nach einer Weile kommt ein junger Mann ins PIZ, er stellt sich vor und gibt an, dass er der Freund sei. Er ist 18 Jahre alt, kommt aus Polen und geht mit Leila zur Schule. Der junge Mann ist sehr blass und wirkt gefasst. Er gibt an, dass er eben mit seiner Mutter telefoniert habe, um sie über den positiven Schwangerschaftstest zu informieren. Dabei kommt es wieder zu heftigen Tränen bei der jungen Frau. Sie erzählt, dass sie mit keinem aus der Familie sprechen könne, keiner würde ihr Verständnis entgegen bringen, so etwas dürfe in ihrer Familie einfach nicht geschehen. Kulturell sei alles viel schwieriger in ihrer Familie. Alle Familienmitglieder werden durchgesprochen, aber es findet sich keine Vertrauensperson. Da sich die junge Frau inzwischen etwas beruhigt hat, wird ihr gesagt, dass sie nicht so einfach für eine Abtreibung aufgenommen werden kann. Ihr und dem Freund werden die gesetzlichen Vorgaben erklärt. Leilas Freund gibt an, dass seine Mutter bereit wäre, mit den beiden zu sprechen. Dies lehnt die junge Frau ab, da sie die Mutter gar nicht kennt. Gemeinsam wird überlegt, welche Entlastungsmöglichkeiten es noch geben könnte. Die PIZ-Beraterin informiert das junge Paar, dass es die Möglichkeit einer Krisenintervention in einer Schwangeren-Beratungsstelle gibt. Leila ist aufgeschlossen und möchte diese Möglichkeit wahrnehmen. Ihr Freund stimmt zu und möchte sie begleiten. Da am nächsten Tag ein Feiertag ist und es zudem schon gegen 18.00 Uhr ist, dauert es länger, einen geeigneten Ansprechpartner zu finden. In dieser Zeit nutzen die beiden Jugendlichen den geschützten Raum zum weiteren Gespräch. Von der PIZ-Beraterin wird eine Pro-Familia-Beratungsstelle kontaktiert. Die Beraterin vor Ort ist auch bereit, mit den jungen Leuten noch am selben Tag zu sprechen. Die Aussicht, dass damit schon ein Teil der Vorgaben für einen Schwangerschaftsabbruch erfüllt wird, lässt die junge Frau zuversichtlicher werden. Das junge Paar sucht sich noch eine passende S-Bahn-Verbindung zur Beratungsstelle im Internet heraus und macht sich gemeinsam auf den Weg dorthin.

III.28 Ehepaar Yildrim, kultursensible Beratung

von Maria Droste

Das Ehepaar Yildrim wurde vor ein paar Tagen aufgrund einer peripheren arteriellen Verschlusskrankheit stationär im Marienhospital Wesel aufgenommen. Beide Ehepartner sind von der Gefäßerkrankung betroffen, dem 64-jährigen Ehemann wurde im Verlauf der Krankheit bereits ein Bein amputiert. Das Paar hat einen 38-jährigen Sohn. Dieser wendet sich eines Nachmittags an das PIZ, da seine Eltern während des stationären Aufenthalts ausschließlich trockene Brötchen essen. Das Ehepaar Yildrim hat kein Vertrauen in die Nahrungszubereitung im Krankenhaus und befürchtet unwissentlich Lebensmittel zu essen, die Kontakt mit Schweinefleisch hatten. Der Sohn ist einerseits um die Gesundheit seiner Eltern besorgt, andererseits etwas entnervt, da er keine Möglichkeiten hat, seine Eltern im Krankenhaus mit Essen zu versorgen. Gemeinsam mit dem Sohn wird überlegt, wie man die Eltern dazu bringen könnte, das Krankenhausessen zu akzeptieren. Der Sohn meint, dass sowohl bei seinem Vater, als auch bei seiner 60-jährigen Mutter das Vertrauen in die sortenreine Zubereitung und die hygienische Reinigung der Küchengeräte im Krankenhaus fehlt. In das darauf folgende Gespräch mit Herrn und Frau Yildrim wird ein Dolmetscher hinzugezogen um sicherzustellen, dass das Ehepaar die Informationen verstehen kann. Gemeinsam mit dem Sohn und dem Dolmetscher gelingt es, das Ehepaar davon in Kenntnis zu setzen, dass das Essen im Marienhospital sortenrein zubereitet wird, die Küchengeräte hygienisch gereinigt werden und somit für muslimische Patienten schweinefleischlose Gerichte und Nahrungsmittel zur Verfügung stehen. Um die Glaubwürdigkeit zu unterstützen, wird dann auch noch ein muslimischer Mitarbeiter der Küche hinzugezogen, der Familie Yildrim versichern kann, dass die Zubereitung der Speisen den höchsten Kriterien der Sortenreinheit unterliegt. Das Ehepaar Yildrim ist nach dieser Aufklärung bereit, das Krankenhausessen zu verzehren. Der Sohn meldet zurück, dass er sehr erleichtert sei, dass seine Eltern im Krankenhaus nun auch bezüglich der Nahrungsaufnahme gut versorgt wären. Um die Speisepläne übersichtlicher zu gestalten und um Klienten zu unterstützen, werden seither die Menüs der Speisepläne durch Symbole gekennzeichnet und auch Texte zur Sortenreinheit und Hygiene neu ins Türkische übersetzt. Diese sind auch im Internet auf der Klinikhomepage einzusehen.

III.29 Herr Bauer, Herzinsuffizienz

von Maria Droste

Herr Bauer, ein 71-jähriger Patient, wurde mit zunehmender Luftnot und massiven Unterschenkelödemen in das Marienhospital eingewiesen. Seit vielen Jahren hat er zu hohe Blutdruckwerte. Der hohe Blutdruck und die Veränderungen an den Herzkranzgefäßen sind verantwortlich für die Herzinsuffizienz, die bei Herrn Bauer im Krankenhaus diagnostiziert wurde. Sein Herzmuskel ist vergrößert und dic Pumpleistung seines Herzens ist eingeschränkt, so dass es zu Wasseransammlung im Körper kommt. Herr Bauer und seine Ehefrau sind sehr aktive Menschen, die bisher viel Fahrrad fahren oder mit ihrem Hund spazieren gehen. Ihr Freundeskreis ist groß und beide Ehepartner sind Mitglieder in einem Kegelclub. Nun haben sie Sorge, dass Herr Bauer mit seiner Herzschwäche an diesen Aktivitäten nicht mehr teilnehmen kann. Herr Bauer hat Angst, dass er zu Hause wieder keine Luft bekommt, denn das hat er als besonders schlimm empfunden. Das Ehepaar macht deswegen zwei Termine im PIZ. Im ersten Gespräch wird besprochen, was beide tun können, um die Herzschwäche stabil zu halten. Frau Bauer wird beim Kochen auf eine reduzierte Kochsalzzufuhr achten und auf flüssige Gerichte wie Suppen ganz verzichten, denn Herr Bauer darf nicht mehr als 1,5 Liter täglich trinken. Er wird sich jeden Morgen nüchtern gleich nach dem Aufstehen wiegen und sein Gewicht dokumentieren. So kann er vermehrte Wassereinlagerung im Körper rechtzeitig erkennen. Beide Ehepartner wollen darauf achten, dass Herr Bauer seine Tabletten nicht vergisst. Im zweiten Gespräch geht es um die Fragen: Wie darf ich mich belasten und bewegen? Was ist erlaubt? Wie ist der Umgang mit Ausnahmesituationen? Herr Bauer darf und soll sich sogar weiter sportlich betätigen, es dürfen aber keine Beschwerden oder Luftnot dabei auftreten. Er erhält die Adresse für eine Herzinsuffizienz-Sportgruppe. Dort kann er sich mit anderen Betroffenen austauschen und erhält zusätzliche Anleitung, inwieweit er sich belasten darf. Herr Bauer erhält zusätzlich noch Informationsmaterial vom Kompetenznetz Herzinsuffizienz. Und die Zusage, dass er sich bei weiteren Fragen, die sich erst im Alltag ergeben, wieder im PIZ melden darf.

III.30 Hanna, Diabetes mellitus

von Andreas Kocks

Hanna ist 16 Jahre alt und besucht die 10. Klasse der Realschule. Angefangen hat alles damit, dass sie immer wieder sehr starken Durst verspürte, was eigentlich nicht typisch für sie ist. Klar muss sie dann auch oft auf die Toilette. Sorgen macht sie sich erst, als sie ohne Ernährungsumstellung über fünf Kilo in kürzester Zeit abnimmt. Hannas Mutter, selbst Diabetikerin, kommt auf die Idee Hannas Blutzucker zu messen. Das Blutzuckermessgerät zeigt über 500 mg/% an. Hanna kommt sofort ins Krankenhaus, letztendlich lag ihr Blutzuckerwert bei 730 mg/%. Nach wenigen Untersuchungen diagnostizierten die Ärzte Typ I-Diabetes bei Hanna.

Kurz vor der Entlassung:

Hanna liegt wie so oft in ihrem Bett. Gerade war die Visite bei ihr. Die Blutzuckerwerte haben sich unter der Insulin-Therapie und mit der Ernährungsumstellung gebessert, so dass Hanna morgen entlassen werden könnte. Herr Remberg, der die Visite als Pfleger begleitet hat, kommt anschließend noch einmal ins Zimmer um mit Hanna zu sprechen.

Herr Remberg (Krankenpfleger): „Na Hanna, freust Du Dich, dass Du morgen unsere Klinik verlassen darfst? So ganz sicher war ich mir da in der Visite nicht."

Hanna (Patientin): „Ich weiß nicht … die letzte Zeit – das war alles sehr viel und sehr schnell. Ich mach mir viele Gedanken, wie es zuhause und erst recht in der Schule wird."

Herr Remberg: „Die technischen Sachen Deiner Blutzuckerkrankheit haben wir doch gut besprochen und geübt. Wir haben Dir gezeigt, wie Du den Blutzucker messen kannst. Du hast etwas über die Blutzuckerwerte erfahren, über Ernährung und wir haben mit Dir geübt, wie Du die entsprechenden Insulinmengen berechnest und diese spritzt. Mich haben Dein Mut und Deine Tatkraft da sehr begeistert und dass Du da einigermaßen sicher bist, sieht man ja auch an Deinen Blutzuckerwerten."

Hanna: „Naja …" (Sie schweigt und denkt länger nach, Herr Remberg bleibt stehen.) „Vielleicht haben Sie da ja Recht, aber trotzdem, wenn ich an die Schule und die ganzen Fragen meiner

Klassenkameradinnen denke, wird mir ganz flau im Bauch: Wo warst du so lange? Was, du hast Zucker? Hast du zu viel gegessen? Ne, so ne Spritze finde ich ja ekelig … usw.

Vielleicht sollte ich einfach niemandem was erzählen, sonst bin ich ja gleich Außenseiter. Diabetes ist doch eine Krankheit, die haben alte Leute, meine Oma hatte so etwas. Ich will Spaß haben."

Herr Remberg: „Hmmm, also alt bist Du nun wirklich nicht." (Er grinst.) „Aber weißt Du, Diabetes kann alle Altersschichten betreffen. Das wissen nur die wenigsten. Es gibt viele Jugendliche wie Dich, die davon betroffen sind. Aber wahrscheinlich hast Du recht, das werden Deine Klassenkameradinnen nicht wissen. Aber umso besser ist es, wenn Du ihnen von Dir erzählst. Ich glaube auch, dass die anderen bestimmt Fragen an Dich haben werden, vielleicht sogar neugierig sein."

Hanna: „Ein Junge aus meiner Klasse hat letztes Jahr für drei Wochen im Krankenhaus gelegen. Der ist nach einem Motorradunfall operiert worden. Als der wieder in die Klasse kam, gab es nur ein Thema: Wo warst du? Tat das weh? Zeig' mal die Schraube! Ich will nicht so gefragt werden!"

Herr Remberg nimmt sich einen Stuhl und setzt sich neben Hanna.

Herr Remberg: „Was meinst Du? Warum fragen Deine Klassenkammeraden?"

Hanna: „Tja …" (Sie überlegt.) „Weil es cool ist, einen Motorradunfall gehabt zu haben. Weil sie ihm zeigen wollen, wie tapfer er war."

Herr Remberg: „Das stimmt bestimmt. Und Diabetes, ist das cool?“

Hanna: „Ne, ganz bestimmt nicht!“

Herr Remberg: „Stimmt, finde ich auch nicht. Und was machen wir jetzt? “
(Er schaut Hanna an und sieht, dass sie traurig ist.)

Hanna: „Tja …“

Herr Remberg: „Wenn ich so an Deine Zeit hier bei uns denke, habe ich Dich immer als eine sehr lustige junge Dame in Erinnerung. Vorgestern, weißt Du noch als es so geregnet hat, da hast Du uns mit Deinem Witz alle im Team zum Lachen gebracht. Wie war der noch …?“

Hanna: „Ein Bein und ein Auge unterhalten sich. Sagt das Auge wütend: Ich gehe jetzt! Sagt das Bein: Das will ich sehen.“

Herr Remberg: „Ja, genau! Lachen tut gut. Wenn Du so positiv in die Schule gehst, wie Du das hier alles angegangen bist und geschafft hast, dann schaffst Du die Schule auch. Weißt Du, ich kann mir schon vorstellen, dass sich so viele Fragen komisch anfühlen. Mich würde das auch stressen und das erst recht am ersten Tag nach einem Krankenhausaufenthalt, da ist sowie so alles so komisch. Gibt es da keinen, der Dir helfen kann? Letzte Woche hat Dich doch Deine Freundin, die Katrin, besucht. Ist die nicht bei Dir in der Klasse?“

Hanna: „Doch klar, deshalb weiß ich doch überhaupt, dass da in der Schule über mich gesprochen wird.“

Herr Remberg: „Meinst Du nicht, Katrin könnte Dich dabei unterstützen? Hast Du ihr denn von Deiner Erkrankung erzählt? Vielleicht kann sie ja Deinen Klassenkameradinnen von Deiner Erkrankung erzählen."

Hanna: „Doch habe ich, aber ich weiß nicht. Am liebsten wäre es mir keine ‚Sonderrolle' zu haben. Ich kann mir schon vorstellen, wie auch die Lehrer reagieren werden. Mein Bruder hat ja auch Diabetes, der durfte dann plötzlich nicht mehr am Sport teilnehmen und bei Ausflügen oder Klassenfahrten waren alle in heller Aufregung. Einmal ist meine Mutter sogar mitgefahren … wer will denn so etwas?"

Herr Remberg: „Oh man, meine Mutter war auch einmal auf Klassenfahrt mit. Da hatte ich nicht so viel Spaß. Aber weißt Du, vielleicht machen sich alle einfach nur Sorgen und vielleicht sind sie alle nur unsicher. So wie Du hier viel bei uns lernen musstest, um selbstständig mit Deinem Zucker zurecht zu kommen, so müssen die Menschen, die Dich umgeben auch damit lernen umzugehen. Weißt Du was, ich schaue mal in unserem Büro nach; wenn ich mich recht erinnere, haben wir da einige Broschüren zum Thema Diabetes bei Jugendlichen. Da eignet sich bestimmt eine, um Lehrer oder die Mitschüler zu informieren. Wenn Du magst, schauen wir uns die zusammen an und Du kannst überlegen, ob das etwas ist, was Du zur Information an Deine Lehrer geben kannst. Und überleg doch mal, ob es nicht jemanden in der Schule gibt, der auch einen Diabetes hat."

Hanna: „Vielleicht ist das ja eine Idee."

Herr Remberg: „Denk doch auch einmal drüber nach, wo Dir dein neues Wissen Vorteile verschaffen kann. Was ist denn in der Schule Dein Lieblingsfach?“

Hanna: „Freizeit!“

Herr Remberg (lacht): „Ne, jetzt mal in echt.“

Hanna: „Mathe mag ich, manchmal auch Bio, aber da bin ich nicht so gut.“

Herr Remberg: „Super! Dann könntest Du doch in Bio mal ein Referat über Blutzucker halten, da bist Du doch jetzt Expertin. Mit Zuckerwerten könnte man bestimmt auch schön rechnen, sprich doch mal Deine Lehrer an.“

Das Gespräch wird unterbrochen, Hannas Mutter kommt ins Zimmer rein. Herr Remberg verlässt das Zimmer, kommt aber direkt mit der Broschüre zurück. Kurz vor Ende seiner Schicht schaut er bei Hanna noch einmal rein.

Herr Remberg: „Und, hast Du Dir die Broschüre schon angeschaut? Die Inhalte kanntest du ja schon von uns, aber für Leute, die sich damit nicht auskennen hilft das vielleicht?“

Hanna: „Ja, ist vielleicht nicht schlecht, geben Sie mir doch ein paar von den Broschüren mit.“

Herr Remberg: „Hier schau mal, auf der Rückseite der Broschüre sind auch noch Kontaktadressen, wo man weitere Informationen bekommen kann. Andere Kinder hier auf Station haben mir berichtet, dass diese Selbsthilfegruppe sehr gut sein soll.“

Hanna: „Naja."

Herr Remberg: „Hmmm, so ganz glücklich bist Du damit noch nicht."

Hanna: „Ne, am liebsten hätte ich das alles nicht."

Herr Remberg: „Das kann ich mir vorstellen, weißt Du was, dann lassen wir das doch alles mal. Meine Oma hat mal gesagt die beste Krankheit taugt nichts!"

Hanna (lacht): „Ne, das geht ja auch nicht. Irgendwie werd' ich auch das schaffen. Hat mein Bruder ja auch geschafft, vielleicht nehme ich den einfach bei meinem ersten Schultag mit."

Herr Remberg (grinst): „Das finde ich eine sehr gute Idee."

Herr Remberg dokumentiert beide Gespräche stichpunktartig, aber ausführlicher im Pflegebericht. Da er am Tag der Entlassung von Hanna frei hat, ist es ihm wichtig, dass seine Kolleginnen von den Gesprächen und insbesondere den Inhalten wissen. Bei der mittäglichen Übergabe mit dem Patienten berichtet Herr Remberg dem Spätdienst kurz von ihrem Gespräch und den tollen Lösungsmöglichkeiten, die Hanna mit ihrem Bruder als Schulbegleitung für den ersten Tag hatte. Sie besprechen noch zusammen mit Hanna, ob es ihr helfen würde, wenn jemand aus dem Pflegedienst mit der Mutter sprechen würde. Hanna möchte darüber noch nachdenken und im Spätdienst Bescheid geben.

III.31 Herr Maxl, aufsuchende Pflegeberatung

von Bärbel Reschmeier

Herr Maxl ist 79 Jahre alt, alleinlebend, sehr aktiv und hat schon seit langem erhöhte Blutzuckerwerte. Dazu kommen in der Folge noch chronische Müdigkeit, Seheinschränkungen und erhöhte Blutdruckwerte. Er geht regelmäßig zum Hausarzt, der dann auch den Blutzucker misst. Herr Maxl sagt, er habe von der Helferin in der Praxis gehört, dass es Patienten gebe, die regelmäßig ihren Blutzucker messen und die Werte aufschreiben. Aber das wolle er nicht, das tue doch weh und er sei doch kein Nadelkissen. Daneben sehe er auch nicht ein, auf etwas zu verzichten. Seine Tochter habe ihn schon oft auf die Einhaltung seiner Diät hingewiesen, aber er habe in einer Zeitschrift gelesen, die Diätlebensmittel würden auch nicht helfen. Aktuell kommt es immer wieder zu erhöhten Blutdruck- und Blutzuckerwerten und Schwindelanfällen, die auch schon zu Stürzen in und außerhalb der Wohnung führten.

Nach dem letzten Sturz, wobei er sich den rechten Arm brach, musste er ins Krankenhaus. Als Ursache für den Sturz wurde ein Schlaganfall diagnostiziert. Die Hemiparese auf der linken Körperseite hat sich weitgehend zurückgebildet, eine Schwäche der linken Hand und des Beines blieb jedoch zurück. Seit der Entlassung aus dem Krankenhaus hat er Schwierigkeiten sich selbst zu versorgen. Er ist zunehmend auf die Hilfe der Tochter angewiesen. Er kann sich nur schwer mit seiner Situation abfinden, vor allem der Verlust der Selbstständigkeit macht ihm zu schaffen. Die Tochter fühlt sich mit der Situation oft überfordert. Sie möchte einen ambulanten Pflegedienst einschalten, der den Vater wenigstens einmal in der Woche baden soll. Um die Finanzierung zu sichern, stellt sie einen Antrag auf eine Pflegestufe. Damit sie Hilfe bei der Vorbereitung der Begutachtung bekommt, wendet sie sich an die ambulante Pflegeberatung. Es wird ein Termin zum Hausbesuch vereinbart. Gemeinsam wird dort in der häuslichen Umgebung von Herrn Maxl die aktuelle Situation besprochen, dazu gehören alle pflegerischen, sozialen und medizinischen Aspekte, die die Versorgung zu Hause fördern oder auch hemmen könnten. Im Rahmen der Beratung werden auch die Wohnsituation, die Notwendigkeit von Pflegehilfsmitteln und Möglichkeiten der Versorgung besprochen.

Der Besuch des Medizinischen Dienstes wird gemeinsam besprochen. „Was muss ich denn bei der Begutachtung machen? Was kommt in der Begutachtungssituation auf uns zu? Welche Unterlagen müssen bereitgehalten werden? und Wie ist das überhaupt mit den Pflegestufen, wann bekommt man was?, sind die Fragen von Herrn Maxl und seiner Tochter. Alles wird beantwortet und über die Finanzierung des Einsatzes des ambulanten Pflegedienstes und der Antragstellung zur Beschaffung der erforderlichen Pflegehilfsmittel gesprochen. Herr Maxl erhält eine Liste der vor Ort tätigen Pflegedienste, aus der er sich einen aussuchen kann. Auch die anderen Leistungen aus den Sozialgesetzbüchern V und XI werden besprochen. Herrn Maxls Tochter erkundigt sich nach Disease-Management-Programmen, sie hat darüber etwas beim Hausarzt gelesen. Die Teilnahme an einem Disease-Management-Programm der Krankenkasse und die Teilnahme an einem Schulungsprogramm zum Diabetes mellitus werden besprochen.

Herr Maxl und seine Tochter bedanken sich für die Beratung und fühlen sich jetzt besser auf den Besuch des Medizinischen Dienstes vorbereitet. Auch die zukünftige Gestaltung des Alltags ist etwas klarer geworden.

Etwa zwei Wochen später ruft Herr Maxl an und berichtet, dass er die Pflegestufe 1 bekommen habe und der ambulante Pflegedienst nächste Woche zum ersten Mal zum Einsatz (Baden) käme. Mit dem Hausarzt habe er gesprochen und sich in das Programm seiner Krankenversicherung eingeschrieben. Er habe das Gefühl, jetzt sein Leben wieder besser im Griff zu haben. Die Tochter besucht jetzt einen Pflegekurs des ambulanten Pflegedienstes und fühlt sich dadurch besser vorbereitet mit der Pflege ihres Vater umgehen zu können.

III.32 Frau Schneider, arterielle Verschlusskrankheit

von Angelika Zegelin

Frau Schneider ist eine 81 Jahre alte rüstige Witwe. Sie lebt alleine in einer kleinen Eigentumswohnung im zweiten Stock mitten in der Stadt. Gerade die zentrale Lage ist ihr nach dem Tod ihres Mannes sehr wichtig, da sie so ihr gewünschtes, aktives Leben weiter führen kann. So genießt Frau Schneider es, sich regelmäßig mit Freundinnen und Bekannten zu treffen und am kulturellen Leben der Stadt teilzunehmen. Ihre große Leidenschaft sind Reisen. Früher hat sie das zusammen mit Ihrem Mann gemacht und so schon viele Länder der Welt bereist. Auch alleine ist ihr Reisen immer noch sehr wichtig, vorletztes Jahr hat sie beispielsweise die Toskana besucht und dort kleinere Wanderungen unternommen und an Stadtführungen teilgenommen.

Seit dem letzten Jahr fällt ihr jedoch gerade das Laufen immer schwerer. Eine arterielle Verschlusskrankheit plagt sie mit ständigen Schmerzen insbesondere im linken Bein. Seit ihrer Jugend hat sie viel und stark geraucht. Der Hausarzt bei dem sie in Behandlung ist, hat sie schon früh gewarnt. Mit regelmäßigen Pausen beim Gehen ist sie die letzten Jahre gut zurechtgekommen. Jetzt werden die Strecken aber immer kürzer und die Schmerzen immer schlimmer. Losgekommen ist sie vom Rauchen erst vor einem Jahr. Eine Wunde am linken Fuß hat sie schon mehrere Jahre, die Bypass-Operation hat nicht viel an Verbesserung gebracht. Es folgten mehrere Klinikaufenthalte, in denen man versuchte die Durchblutung zu verbessern und insbesondere die Wunden zur Heilung zu bringen. Ihre größte Angst ist die Amputation. Wie würde sie dann in ihrer Wohnung alleine zurechtkommen, wie ihre Freundinnen treffen und was sollte aus der nächsten geplanten Reise nach Wien werden?

Im Krankenhaus

Frau Schneider liegt wieder in der Gefäßchirurgie. Die Wunde am Vorfuß hat sich verschlimmert und der Fuß wirkt kühl und bläulich. Es ist der zweite Krankenhaustag nachmittags, der zuständige Arzt kommt kurz ins Zimmer und ruft von der Tür aus „Wahrscheinlich müssen wir doch abschneiden!“. Frau Schneider schluchzt sofort lauthals: „Dann springe ich aus dem Fenster hier!“. Der Arzt will das Zimmer verlassen, er kommt kurz zurück und tätschelt den Arm der Patientin und sagt „Na, na – Kopf hoch!“, dann geht er aus dem Raum.

Im Zimmer anwesend ist Frau Bertram, eine 22-jährige Krankenpflegerin, sie misst bei der Nachbarpatientin den Blutdruck und kontrolliert die Infusion. Frau Bertram hat das „Gespräch“ zwischen dem Arzt und Frau Schneider mitbekommen. Als der Arzt das Zimmer verlassen hat, wendet sie sich Frau Schneider zu, diese ist total aufgebracht. Frau Bertram sagt nichts, sondern fasst sie nur an der Schulter. Sie wartet einige Minuten, dann gibt sie Frau Schneider ein Taschentuch. Diese schüttelt immer nur den Kopf und spricht immer wieder vor sich hin „Was soll nur mit mir werden?“. Frau Bertram wird dann von einer Kollegin gerufen. Sie sagt zu Frau Schneider, dass sie später wieder auf sie zukommt. Vor der Tür hält sie kurz inne und holt ein paar Mal tief Luft. Sie ärgert sich über das Verhalten des Arztes und nimmt sich vor, ihn bei nächster Gelegenheit darauf anzusprechen. Nach einigen Stunden geht die Krankenpflegerin wieder in das Zimmer, es entwickelt sich ein Gespräch, Frau Bertram fragt Frau Schneider, seit wann denn die Beschwerden im Bein so stark zugenommen haben.

Frau Schneider (Patientin): „Ach, es ist furchtbar! Seit zwei Jahren kann ich nachts nicht mehr richtig schlafen, dann habe ich Schmerzen in den Beinen. Es will nicht mehr heilen. Ich komme kaum aus dem Haus und die Treppen erst. Ich bin viel gereist mit anderen Älteren. Jetzt sehe ich kaum noch jemanden …“

Frau Bertram (Krankenpflegerin): „Da hat sich ja viel verändert …“

Frau Schneider: „Ja, mit einer Amputation wird sich noch vielmehr verändern. Ich muss dann aus meiner Wohnung raus. Ich will doch meinen Fuß behalten!“

Frau Bertram: „Was macht Ihnen denn da am meisten Sorgen?“

Frau Schneider: „Dass ich meine Selbstständigkeit verliere, wie soll ich mit einer Prothese klarkommen? Ich finde eine Prothese schrecklich!“

Frau Bertram: „Manche Patienten hier leben wieder auf nach der Amputation, mit einer passenden Prothese können sie alles wie früher machen, endlich Wunden und Schmerzen hinter sich lassen.“

Frau Schneider: „Mein ältester Bruder – Gott hab ihn selig – hatte nach einer Kriegsverletzung beide Beine verloren, es hat morgens fast eine Stunde gedauert, bis er sich die Prothesen angeschnallt hat, Ungetüme aus Leder und Metall, die quietschten bei jedem Schritt.“

Frau Bertram: „Also, da hat sich die Technik viel weiter entwickelt, gestern stand sogar in der Zeitung, dass ein Oberschenkelamputierter auf den Mount Everest gestiegen ist.“

Frau Schneider: „Na, da muss ich ja gar nicht hin. Ich wäre ja froh, wenn ich meine Busreisen in Europa weitermachen könnte.“

Frau Bertram: „Das ist Ihnen sehr wichtig mit dem Reisen, meinen Sie denn, dass Sie das nicht mehr können?“

Frau Schneider: „Wir waren fast überall, überwiegend Städtereisen, Norden, Süden, Osten. Da muss man laufen, ich habe das immer für die Gruppe organisiert. Eigentlich wollten wir mal eine Flusskreuzfahrt in Frankreich machen, das hat sich für mich jetzt nicht mehr ergeben (sie beginnt zu weinen), aber so wie es jetzt ist, ist es auch kein Leben!“

Frau Bertram: „Ja, das stimmt, sie waren ja im letzten Jahr schon mehrmals hier in der Klinik.“

Zum Ende des Spätdienstes geht Frau Bertram noch einmal zu der Patientin. Sie fasst die Türklinke wenige Sekunden wechselnd fest und locker und versucht, sich an das vorige Gespräch mit Frau Schneider zu erinnern. Sie überlegt, welche Richtung sie dem Gespräch geben möchte. Vor allem will sie den Stress des Dienstes für einen Moment beiseite schieben, sich aufrichten, freundlich und offen auftreten.

Frau Schneider: „Ich kann bestimmt nicht schlafen. Ich bin so traurig und muss dauernd nachdenken, ob ich vielleicht um eine Amputation herumkomme?“

Frau Bertram: „Ja. Warten wir mal den morgigen Tag ab. Wahrscheinlich ist es am besten, sich auf verschiedene Wege einzustellen. Sie haben ja viel Lebenserfahrung und wir werden hier helfen, Möglichkeiten zu finden.“

In der Übergabe berichtet die Krankenpflegerin, dass Frau Schneider sehr verzweifelt ist. Auch in der Dokumentation hat sie die wesentlichen Punkte ihrer Gespräche mit Frau Schneider zusammengefasst. Gegen 22.20 Uhr verlässt Frau Bertram erschöpft die Klinik und freut sich auf ein Glas Bier und Aroma-Wannenbad. Morgen hat sie frei, da wird sie sich mit ihren Freundinnen im Kaffee treffen. Die Gespräche mit Frau Schneider bewegen sie noch lange, irgendwie hat sie das Gefühl, sich gerade in so schwierigen Gesprächsthemen weiter entwickeln zu müssen. Im Dienst will sie dazu ihre Kollegen mal fragen, wie die mit solchen Themen umgehen, vielleicht will sie auch noch einmal eine Fortbildung dazu besuchen.

Am nächsten Tag im Frühdienst übernimmt die Krankenpflegerin Frau Krüger, 32 Jahre alt, die Versorgung von Frau Schneider. Sie ist aus der Dokumentation und der Übergabe über die Situation der Patientin und insbesondere die gelaufenen Gespräche informiert und nimmt sich vor, die Patientin beim (schmerzhaften) Verbandwechsel durch ein Gespräch über Reisen abzulenken. Anlass ist auch eine Ansichtskarte, die bei Frau Schneider auf dem Nachtschrank steht. Normalerweise betrachtet Frau Schneider die Vorfuß-Wunden kritisch und interessiert, heute wendet sie ausdrücklich den Kopf ab.

Frau Krüger (Krankenpflegerin): „Frau Schneider, ich muss heute noch einmal Ihren Verband am linken Fuß erneuern. Ich werde vorsichtig vorgehen, wenn Ihnen etwas weh tut, sagen Sie bitte Bescheid.“

Frau Schneider (Patientin): „Ist doch eh egal! Der Fuß soll wahrscheinlich ab, hat der Arzt gesagt."

Frau Krüger: „Ja, Sie hatten gestern ein kurzes Gespräch mit unserem Stationsarzt, habe ich gehört. Frau Bertram hat uns in der Übergabe und im Pflegebericht von ihrem Gespräch und Ihren Sorgen berichtet. Wissen Sie, ich kann ja immer nur versuchen mich in die Situationen der Patienten und Angehörigen hinein zu versetzen. Ich kann mir Ihre Sorgen und Ängste vorstellen. Was hat Ihnen denn der Arzt gesagt?

Frau Schneider: „Nur dass der Fuß wahrscheinlich ab muss, aber wissen Sie, ich muss doch alleine wieder zurechtkommen und ich habe mich so angestrengt damit die Wunden gut verheilen."

Frau Krüger: „Meine Kollegin Frau Bertram hat ja gestern schon ein kurzes Gespräch mit Ihnen geführt. Das können wir die nächsten Tage zusammen intensivieren. Wissen Sie, es gibt heute medizinisch viele Möglichkeiten und zusammen mit Ihnen werden wir die passende Lösung und Unterstützung suchen. Jetzt sollte es erst einmal darum gehen, die medizinischen und gegebenenfalls operativen Fragestellungen genau abzuwiegen. Schauen sie mal hier, ich habe ihren Verband entfernt, sie haben die Wunde doch die letzten Monate zu Hause mit versorgt. Was meinen Sie, wie die Wunde aussieht?"

Frau Schneider: „Ach wissen Sie, ich mag gar nicht hinsehen. Ja, es sieht nicht gut durchblutet aus, irgendwie tut es ja auch weh und die Wunde … hmmm."

Frau Krüger (reinigt die Wunde und legt einen neuen Verband an):

„Was haben Sie da eigentlich für schöne Postkarten auf dem Tisch stehen?"

Frau Schneider: „Ja! Reisen, das ist immer meine große Leidenschaft gewesen. Wissen Sie, ich bin so neugierig auf neue Länder und andere Kulturen. Aber das wird ja jetzt nichts mehr."

Frau Krüger: „Warum denn nicht? Wissen sie mit Prothesen ist es heute viel besser geworden. Natürlich ist es immer eine Herausforderung, aber wir begleiten Sie dabei so gut wie möglich. Die Krankengymnastik wird Sie unterstützen und nach Ihrem Krankenhausaufenthalt könnten Sie ja über eine Rehabilitation nachdenken. Wenn Sie wollen, ist vieles möglich! Wo wollten Sie dann als nächstes hinreisen?"

Frau Schneider: „Wien, ich liebe Kuchen! Eine Kaffeehaus-Tour, mit meinen Freundinnen …"

Frau Krüger: „Kuchen? Wissen Sie was mein Lieblingskuchen ist? Gerbeaud Schnitten mit Mohn (hmmmmm) und dazu ein guter Kaffee. Na das ist doch ein gutes Ziel mit Wien, dass sollten Sie auf jeden Fall im Blick behalten!"

Frau Schneider: „Ach ich weiß nicht, ich war die letzten Wochen so oft im Krankenhaus und bin so oft enttäuscht worden, aber Wien wäre schon toll. Ich will doch so gut wie möglich selbstständig bleiben."

Frau Krüger: „Ich verstehe was Sie meinen, umso wichtiger ist es jetzt, in kleinen Schritten zu planen. Jetzt schauen wir erst einmal, dass wir ihr Bein gut versorgt bekommen. Lassen Sie uns das gleich noch einmal mit dem Arzt auf der Visite zusammen besprechen, dann können wir besser planen."

III.33 Frau Braune, Amyotrophe Lateralsklerose

von Anja Dautel

Selina Wunder, eine Krankenpflegerin der Intermediate Care-Station (IMC) ruft im PIZ an und berichtet, dass in ihrem Bereich eine Patientin, Frau Braune, mit Amyothropher Lateralsklerose (ALS) liegt und Informationen zum Thema Tracheostoma möchte. Es gehe darum, dass die Patientin in den nächsten Tagen ein Tracheostoma bekommt und wissen will, was dann an Pflege auf sie und ihren Ehemann zukommt. Selina Wunder hat kein Informationsmaterial zu diesem Thema auf der Station und auch nur wenig Zeit. Es wird besprochen, dass die PIZ-Beraterin nach Informationsmaterial sucht und am Nachmittag auf die Station kommt. Frau Wunder wird der Patientin sagen, dass jemand aus dem PIZ zur Beratung kommen wird.

Um 14 Uhr geht die PIZ-Beraterin Marta Angler auf die Station, im Gepäck hat sie eine Anleitung zur Tracheostoma-Pflege und verschiedene Prospekte auf welchen verschiedene Kanülen abgebildet sind. Da alle Krankenpflegerinnen und -pfleger in den Zimmern sind, sucht sie sich das Zimmer von Frau Braune auf der Tafel im Dienstzimmer heraus. Als sie das Zimmer nach dem Anklopfen betritt, findet sie Frau Braune im Bett sitzend vor. Ihr Bett ist das Einzige im Zimmer, die anderen vier, durch Vorhänge abgetrennten Bettplätze sind leer. Frau Braune ist sehr dünn, atmet schwer und hat sich den Mund komplett mit Taschentüchern ausgestopft, die anscheinend den sich sammelnden Speichel aufsaugen sollen.

Marta Angler (PIZ-Beraterin): „Hallo Frau Braune, mein Name ist Marta Angler, ich komme aus dem Patienten-Informations-Zentrum. Frau Wunder hat mich vielleicht schon angekündigt?"

Frau Braune (Patientin) nickt.

Marta Angler: „Ich habe ein paar Informationen zum Tracheostoma dabei, Frau Wunder meinte, dass Sie sich dafür interessieren und gerne mehr Informationen dazu hätten."

Frau Braune nickt.

Marta Angler: „Sie bekommen dann also in den nächsten Tagen ein Tracheostoma."

Frau Braune schüttelt vehement den Kopf.

Marta Angler: „Oh, dann habe ich das wohl falsch verstanden …"

Frau Braune schüttelt wieder den Kopf und greift zu Stift und Papier und schreibt: Die Ärzte wollen, dass ich es mache, ich weiß aber noch nicht.

Marta Angler: „Ok, Frau Braune. Sagen Sie, können Sie noch sprechen?"

Frau Braune schüttelt den Kopf, sie kann die Spucke gar nicht schlucken und hustet.

Marta Angler: „Dann können Sie auch nicht mehr Essen, oder?"

Frau Braune schreibt: Nein. Bisschen trinken – für den Geschmack.

Marta Angler: Haben Sie eine Nahrungssonde?

Frau Braune schreibt: Nein. Das mit Essen und Sprechen ist neu. Jetzt noch Atmen, scheiße. Alles in 4 Wochen. Die Sonde soll auch mit gemacht werden. Ich weiß nicht …

Marta Angler: „Also haben Sie sich noch nicht entschieden, ob Sie sich eine Ernährungssonde und ein Tracheostoma legen lassen möchten. Aber Sie möchten Informationen dazu."

Frau Braune nickt und schreibt: Was das für mich bedeutet. Alltag. Pflege. Ich will eigentlich nicht beatmet werden. Diagnose zwei Jahre. Jetzt hier – bin eine von der schnellen Truppe.

Marta Angler: „Da haben Sie Recht, das ist wirklich schnell. Da haben andere mehr Zeit. Dann hatten Sie also eigentlich für sich beschlossen, dass Sie weder beatmet, noch eine Ernährungssonde möchten?"

Frau Braune nickt.

Marta Angler: „Und jetzt ging es so schnell. Wer begleitet Sie denn auf Ihrem Weg?"

Frau Braune schreibt: Ehemann, Sohn, Tochter = Ärztin. Stehen hinter mir, egal welche Entscheidung. Machen alles mit. Habe Glück, kein Streit.

Marta Angler: „Ja, liebe Menschen um einen herum, das ist schon etwas tolles. Hat Ihr Mann Ihnen bisher daheim geholfen?"

Frau Braune nickt.

Marta Angler: „Und er würde Ihre Pflege auch weiterhin übernehmen wollen, wenn Sie ein Stoma haben?"

Frau Braune nickt und schreibt: Möchte lernen.

Marta Angler: „Das geht bestimmt. Was spricht dagegen, dass Sie es mit dem Tracheostoma und der Sonde versuchen? Die Beatmung können Sie immer noch ablehnen."

Frau Braune schreibt: Ja. Aber tue ich das dann? Ich will nicht beatmet werden. Aber im Moment habe ich Angst davor zu ersticken. Deswegen bin ich hier. Vielleicht Lösung: Tracheostoma. Sagen Ärzte.

Marta Angler: „Das verstehe ich gut. Frau Braune, haben Sie sich schon einmal mit der Palliativ-Medizin vertraut gemacht? Da gibt es auch spezielle Pflegedienste, die einen daheim begleiten. Auch mit Medikamenten gegen die Angst. Wenn Sie weder die Sonde noch das Stoma möchten, wäre es sinnvoll, wenn Sie sich darüber Gedanken machen."

Frau Braune schüttelt den Kopf und schreibt: Dachte mehr Zeit. Unterlagen?

Marta Angler: „Ja, da gibt es Unterlagen. Ich würde um 17 Uhr nochmal zu Ihnen kommen und sie dann mitbringen. Bis dahin können Sie sich ja die anderen Unterlagen anschauen. Ist Ihnen das Recht?

Frau Braune nickt und schreibt: Mein Mann ist später auch da. Stört?

Marta Angler: „Nein, wenn es Sie nicht stört, ist es für mich völlig ok."

Frau Braune nickt.

Marta Angler: „Gut, dann bis später."Nach dem Gespräch mit Frau Braune kehrt Marta Angler erschöpft ins PIZ zurück. Das Gespräch mit der Patientin hat eine ganz andere Wendung als erwartet genommen. Statt einer Einführung in die Tracheostoma-Pflege ist es ein Gespräch über Grundsatzentscheidungen bei ALS geworden. Dass sich Frau Braune nur schriftlich am Gespräch beteiligen konnte, hinterlässt bei Marta Angler ein komisches Gefühl. Sie fragt sich, ob sie darauf hätte gefasst sein müssen. Sie hat nicht viel Erfahrung mit an ALS erkrankten Menschen, daher liest sie erst einmal im ALS Handbuch der Gesellschaft für Muskelkranke e.V. und ärgert sich, das nicht schon vorher getan zu haben. Vor allem das Kapitel sieben über Atmung und Beatmung bringt sie weiter. Marta Angler sucht alle Unterlagen zu palliativer Versorgung und Hospizen zusammen und überlegt, welche Themen sie im Gespräch am Abend noch ansprechen möchte.

Am Abend auf der IMC-Station

Marta Angler: „Guten Abend Frau Braune, wie geht es Ihnen jetzt?"

Frau Braune schreibt: Müde. Gut. Mann ist da, kommt gleich.

Marta Angler: „Gut, dann warten wir kurz auf ihn. – Ach, da ist er schon. Guten Tag Herr Braune, mein Name ist Marta Angler, ich komme aus dem Patienten-Informations-Zentrum. Ich war heute schon einmal bei Ihrer Frau, haben Sie darüber schon gesprochen?“

Herr Braune: „Ja. Sie bringen Informationen über Palliative Pflege?“

Marta Angler: „Ja, das auch.“

(Mittlerweile sitzen Marta Angler und Herr Braune an Frau Braunes Bett.)

Marta Angler (an beide gewandt): „Das Gespräch heute Nachmittag ist ganz anders verlaufen, als ich es mir vorgestellt hatte.“

Frau Braune nickt mehrmals und schreibt: Ja. Aber gut. Müssen jetzt darüber nachdenken.

Marta Angler: „Hmm …“

Herr Braune: „Schatz, meinst Du damit, dass wir jetzt über das Thema Palliative Versorgung oder Maximaltherapie nachdenken müssen?“

Frau Braune schreibt: Ja. Dachte mehr Zeit.

Herr Braune: „Ja das dachte ich auch.“ *(an Marta Angler gewandt):* „Was haben Sie denn mitgebracht?“

Marta Angler zeigt und erklärt die Unterlagen und Broschüren, die sie mitgebracht hat. Herr und Frau Braune sind sehr interessiert. Auch die Hospizangebote werden neugierig betrachtet.

Marta Angler: „Ich habe das Gefühl, dass Sie sich schon mit dem Thema auseinandergesetzt haben?"

Herr Braune: „Ja, jeder für sich, denke ich." *(Schaut fragend zu seiner Frau, diese nickt.)* „Aber zusammen noch wenig. Wie meine Frau sagt, wir dachten wir haben mehr Zeit."

Marta Angler: „Es ist schön zu sehen, dass Sie Ihre Frau so gut begleiten."

Frau Braune hat Tränen in den Augen und schreibt: Es ist so schön, wenn meinem Mann das mal jemand sagt!!!

Herr Braune: „Aber Schatz, das muss mir niemand sagen …"

Frau Braune schreibt: Doch. Nicht selbstverständlich. Schön, nicht selbstverständlich.

Herr Braune (lächelnd an seine Frau gerichtet): „Danke!" *(An Marta Angler gerichtet):* „Wie können wir denn das jetzt machen, was passiert denn, wenn wir jetzt alle Pläne mit dem Tracheostoma über Bord werfen sollten?"

Marta Angler (an beide gerichtet): „Suchen Sie doch noch einmal das Gespräch mit Ihrem Arzt. Ich kann nicht überblicken, wie schnell Ihre Frau sich entscheiden müsste. Vielleicht hilft es ja auch, wenn Sie darüber sprechen, ob und wie eine einmal begonnene Beatmung wieder abgebrochen werden kann, wenn Ihre Frau das nicht mehr möchte. Eventuell könnte Ihnen beiden dies die Zeit verschaffen, die sie brauchen. Vielleicht könnte von unserer Palliativmedizin auch jemand vorbeikommen und Sie beraten, Ihr Arzt kann da bestimmt einen Kontakt herstellen."

Frau Braune nickt.

Marta Angler: „Ich würde, wenn Sie das möchten, zudem gerne den Kontakt zu einem unserer Seelsorger herstellen. Er betreut viele schwerkranke Menschen in palliativen Situationen bei uns im Haus. Vielleicht kann er auch noch einen Blickwinkel aufzeigen, den wir noch nicht gesehen haben."

Herr Braune: „Mir würde das gefallen."

Frau Braune schreibt: Dann machen Sie das doch. Soll nachmittags kommen, wenn mein Mann da ist. (Sie wirkt sichtlich erschöpft.)

Marta Angler: „In Ordnung, dann stelle ich den Kontakt her. Soll ich den Pflegenden sagen, über was wir uns unterhalten haben? Ich fände es wichtig, wie sehen Sie das?"

Herr Braune: „Das kann doch auch ich machen. Ich muss ja eh schauen, wie ich den Termin mit dem Arzt machen kann, da gehe ich jetzt eh vor ans Schwesternzimmer."

Marta Angler: „In Ordnung, so machen wir das. Dann wünsche ich Ihnen beiden jetzt noch einen ruhigen Abend. Wenn Sie mich noch einmal brauchen, erreichen sie mich im PIZ."

Frau Braune winkt zum Abschied.

Herr Braune: „Ihnen auch einen schönen Abend! Danke!"

Marta Angler verlässt die Station und kehrt ins PIZ zurück. Dort kontaktiert sie den Seelsorger, der auch tatsächlich noch in seinem Büro ist. Sie erzählt ihm kurz von dem Ehepaar und er verspricht am nächsten Nachmittag auf der Station vorbeizugehen. Der Krankenpflegerin Frau Wunder schickt sie eine E-Mail, in der sie ihr mitteilt, dass sie bei Frau Braune war und dass sich Frau Wunder melden soll, wenn sie Fragen hat. Anschließend macht Marta Angler Feierabend.

III.34 Herr Lutz, Sarkom
von Anja Dautel

(Eine Fallgeschichte über einen onkologischen Patienten, der seit etwa zwei Jahren im PIZ begleitet wird.)

Der 72-jährige Herr Lutz kommt an einem Nachmittag im Oktober das erste Mal ins Patienten-Informations-Zentrum, um sich über seiner Krebsart (Sarkom) zu informieren und sich gegebenenfalls auch zu seiner Erkrankung beraten zu lassen. Er hat von den Angeboten im PIZ in der hauseigenen Patientenzeitschrift gelesen. Herr Lutz ist zu diesem Zeitpunkt zu einer Nachresektion in die plastische Chirurgie einbestellt worden, die Operation hat bereits stattgefunden und er wartete nun auf die Ergebnisse. Bei Herrn Lutz wurde ein undifferenziertes Sarkom am linken Unterarm diagnostiziert, auf welches er im September durch eine Schwellung in der Nähe des Ellenbogens aufmerksam wurde.

Herr Lutz war Besitzer eines mittelständigen Unternehmens. In Rente zu gehen, fiel ihm nicht schwer, da er sich über die gewonnene Freizeit freut, die er mit vielen Unternehmungen und Projekten füllt. Unter anderem hat er sich einen langgehegten Traum erfüllt und zu Beginn seiner Rentenzeit ein Malerei-Studium erfolgreich absolviert. Herr Lutz ist sehr gut situiert, er besitzt mehrere Wohnhäuser in einer größeren Stadt, um deren Vermietung und Instandhaltung er sich kümmert. Herr Lutz ist verheiratet und froh, seine Ehefrau an seiner Seite zu haben. Sie unterstützt ihn. Herr Lutz hat die Begleitung durch die im Haus arbeitenden Psychoonkologinnen während seines ersten stationären Aufenthaltes nicht in Anspruch genommen und sich auch nicht nochmal dort gemeldet. Er freut sich aber über die Möglichkeit, wann immer er möchte im PIZ vorbeizukommen, um dort ein Gespräch zu führen. Er interessiert sich sehr für die Zusammenhänge zwischen Körper und Geist, Entspannungsverfahren und psychologische Themen. Herr Lutz hält sich im Fitnessstudio körperlich fit und hat einen recht großen Bekannten- und Freundeskreis. Abgesehen von seiner Krebserkrankung ist Herr Lutz in einem für sein Alter entsprechend guten Gesundheitszustand.

Herr Lutz kommt zu seinem ersten Besuch im PIZ mit einem dick verbundenen linken Arm. Da die Wunde mit Spalthaut vom Oberschenkel gedeckt wurde ist er in seinen Bewegungen durch Wundschmerzen eingeschränkt. Weil er das Ergebnis seiner zweiten Nachresektion noch abwarten muss, drehen sich seine Gedanken vorwiegend darum, ob es nun endlich gelungen ist, den Tumor komplett zu entfernen. Gleichzeitig war er fasziniert von der Methode, die relativ große Wunde (eine Ellipse von etwa 10x20cm) mit Haut vom Oberschenkel zu decken. Ihm war vor der Operation gezeigt worden, mit welchen Geräten die Haut vom Oberschenkel „abgeschält“ wird. Das hatte ihm gefallen. Er hat die Wunde aber noch nicht sehen können und nun Angst am Arm „wie Frankenstein“ auszusehen. Weil Herr Lutz etwas Angst davor hat die Wunde das erste Mal zu sehen, bekommt er das Angebot, dass er zum ersten Verbandswechsel nicht alleine gehen müsse und man ihn begleiten könne. Dieses Angebot lehnte er jedoch ab, da die Pflegekräfte im plastischen Verbandszimmer ihn bisher so gut begleitet haben und sehr nett zu ihm sind. Er fragt aber, ob er die Wunde einmal zeigen dürfe, wenn er wieder im PIZ sei. Dies wird ihm zugesagt. Beim nächsten Besuch zeigte Herr Lutz die große Wunde, die nur noch locker abgedeckt werden muss. Seine Gefühle schwanken wohl zwischen Stolz und Ekel. Als er aber merkt, dass die Wunde eher mit Respekt und Bewunderung betrachtet wird, freut er sich sichtlich. Da die Wundränder noch rot und ganz leicht geschwollen sind und das Nahtmaterial ringsherum um die Wunde gut zu sehen ist, ist Herr Lutz traurig, dass es wie von ihm befürchtet nach „Frankenstein" aussieht. Die Frage ob er wisse, wie eine Wundheilung abläuft und welche Phasen der Veränderung sie durchläuft, verneint er. So werden ihm dann die Phasen der Wundheilung anhand von Informationsmaterial und Büchern aus der Pflegebibliothek erklärt. Im plastischen Verbandszimmer kann der Ordner ausgeliehen werden, in dem Aufnahmen von operierten Händen direkt nach der Operation und nach dem Abheilen der Wunden zu sehen sind. Herr Lutz kann sich durch die Fotos besser vorstellen, wie seine Wunde einmal aussehen könnte. Dies erleichterte ihn. Er wurde vorher gefragt, ob er sich die Bilder anschauen möchte.

Das Thema „Wunde" kommt bei weiteren Besuchen im PIZ noch ein paar Mal auf, da sie sich im Heilungsprozess farblich verändert, spannt, juckt und an einer kleinen Stelle auch einmal eitert, sonst aber reizlos abheilt. Herr Lutz reagiert bei jeder Veränderung etwas ängstlich, kann durch Erklärungen und Informationsmaterial aber beruhigt werden und mit der Situation gut umgehen. Was ihn zusätzlich beruhigt ist, dass seine Ärztinnen und Ärzte ganz angetan von „dem so schönen Transplantat an so einer komplizierten Stelle" sind und ihn für die gute Pflege seiner Wunde loben. In der Zeit bis zum Ergebnis der Nachresektion kann Herr Lutz nur schlecht Ruhe finden oder schlafen, da er weiß, dass ihm der Arm amputiert werden müsste, sollte die zweite Nachresektion immer noch

Tumorzellen enthalten. Im PIZ wird darüber gesprochen, was der Verlust des Armes für ihn bedeuten würde. Herr Lutz meint, dass er so ein Leben wohl schon meistern würde, dass er dann aber seinen liebsten Hobbys, Radfahren, Malen und Klavierspielen nicht mehr wie zuvor nachgehen könne. Die Überlegungen, was ihm in diesem Fall weiterhelfen könnte, werden durch die gute Nachricht unterbrochen, dass R0 reseziert wurde. Der stationären Behandlung schließt sich eine ambulant durchgeführte Strahlentherapie an, zu der Herr Lutz jeden Tag ins Krankenhaus kommen muss. Meist schaut er vor oder nach der Bestrahlung kurz im PIZ vorbei, häufig nur um Guten Tag zu sagen, oder sich eine Information zu holen, manchmal um ein kurzes Gespräch zu führen. In dieser Zeit macht sich Herr Lutz viele Gedanken darüber, dass er viel Glück gehabt habe, dem „Tod noch einmal von der Schippe gesprungen" zu sein. Ebenso ärgert er sich sehr darüber, dass er dieses Glück wahrscheinlich nicht gehabt hätte, wenn er nicht so hartnäckig gewesen wäre. Er berichtet, dass er die Schwellung an seinem Arm, die sich dann als bösartiger Tumor entpuppte, einem niedergelassenen Arzt gezeigt habe und diesem auch gesagt habe, dass die Schwellung in den letzten Wochen größer geworden sei. Dieser habe ihm nur geraten den Arm ein paar Monate zu beobachten. Damit hatte sich Herr Lutz aber nicht zufrieden geben wollen und war ins Krankenhaus gegangen, wo dann die Diagnose gestellt wurde.

Nach der Bestrahlung geht Herr Lutz in eine Anschlussheilbehandlung und kommt erst im Rahmen der ersten Nachuntersuchung wieder ins Krankenhaus und auch im PIZ vorbei. In einem „Zwischen-Tür-und-Angel-Gespräch" erzählt er, dass ihm die Reha sehr gut getan habe, nur eine Ärztin sei sehr unsensibel gewesen und habe gesagt, dass Sarkome eigentlich immer wiederkommen und er sich schon mal damit abfinden solle, dass er bald nur noch einen Arm hat. Man könnte auch mit einem Arm gut leben, er solle sich nicht so anstellen. Es wird ihm bestätigt, dass so eine Aussage schon etwas merkwürdig sei, auch wenn die Ärztin ihn wahrscheinlich nicht mit ihren Worten treffen wollte – Herrn Lutz schießen die Tränen in die Augen. Er wird in den Beratungsraum gebeten und er erzählt, dass er nun wieder große Angst vor dem Ergebnis der Nachuntersuchung hat. Dieses würde er in einer halben Stunde in der Radiologie bekommen und nun würden seine Gedanken nur um das Ergebnis kreisen, das sei beinahe nicht auszuhalten. Ihm wird angeboten die Wartezeit im PIZ zu verbringen. Er freut sich und fragt, ob man ihn durch eine Unterhaltung nicht ein wenig ablenken kann. Er wird daraufhin gebeten noch mehr von der Reha zu erzählen und er berichtet, dass er sehr viel gemalt habe, das wäre das Beste gewesen. Aber auch der Sport und die Bewegungseinheiten im Wasser hätten ihm Spaß gemacht. Über die Frage, ob er eines der Bilder mitgenommen habe und vielleicht beim nächsten Besuch im PIZ mitbringen kann, freut sich Herr Lutz sehr. Er beschreibt das Bild und dessen Entstehungsprozess und verspricht ein Foto davon mitzubringen (weil es so groß ist). Er zeigte seine nun komplett abgeheilte Wunde und gemeinsam erinnert man sich, wie diese am Anfang noch aussah. Da die halbe Stunde Wartezeit dann vorbei ist verabschiedete sich Herr Lutz und fragt, ob er mit dem Ergebnis gleich nochmal vorbeikommen kann. Diese Anfrage wird bejaht, die Beraterinnen sind nun auch neugierig. Eine weitere halbe Stunde später ist Herr Lutz wieder da. In der Nachuntersuchung wurden keine Hinweise auf ein erneutes Tumorwachstum gefunden.

III.35 Frau Schimeczek, Rheumatoide Arthritis
von Anja Dautel

Die etwa 60-jährige Frau Schimeczek kommt ins Patienten-Informationszentrum und fragt nach Informationsmaterialien zum

Thema Rheuma. Sie hat die Diagnose gerade erst bekommen und möchte sich nun dazu informieren. Als sie gefragt wird, wie genau die Diagnose lautet, zuckt sie mit den Schultern – sie weiß es nicht. Frau Schimeczek beschließt auf ihre Station zu gehen, weil sowieso gleich das Mittagessen ausgeteilt wird und sie sich den Lachs in Schlemmersoße bestellt hat. Den möchte sie nicht verpassen. Nach dem Mittagessen und einem Mittagsschläfchen möchte sie dann mit der genauen Diagnose wiederkommen.

Als sie am Nachmittag vorbeikommt hat sie einen Zettel dabei, auf den ihre Krankenpflegerin „Rheumatoide Arthritis" und „Rheuma-Liga" geschrieben hat. Frau Schimeczek sagt, dass die Krankenpflegerin gemeint habe, sie solle nach Informationsmaterial der Rheuma-Liga fragen, das sei besonders gut. Die PIZ-Beraterin stimmt dem zu und zeigt Frau Schimeczek die Bücher und Broschüren zum Thema Rheuma in der Patientenbibliothek. Darunter sind auch die Broschüren zur Rheumatoiden Arthritis der Rheumaliga. Als Frau Schimeczek erfährt, dass sie eine der Broschüren kostenlos mitnehmen darf, freut sie sich riesig. Sie möchte noch etwas in den Büchern schmökern und nimmt im PIZ-Besucherraum im Lesesessel Platz.

Nach einer ganzen Weile meldet sie sich wieder bei den PIZ-Beraterinnen. Sie fragt, ob man mit dem Computer, der im Beratungsraum steht auch ins Internet gehen kann. Als dies bejaht wird, fragt sie, ob ihr wohl eine der Beraterinnen helfen würde „Rheuma" im Internet zu suchen. Auch dieser Wunsch wird ihr erfüllt und so sitzt sie wenig später mit einer Beraterin am PC. Frau Schimeczek strahlt und erzählt, dass ihr Enkel, immer wenn sie etwas wissen will, das Wort „googelt". Das würde sie jetzt auch gerne mal machen wollen. Und „Rheuma" bei Wikipedia eingeben, das wolle sie auch noch. Sie ist erstaunt, dass über vier Millionen Ergebnisse bei der Google-Suche vermeldet werden, freut sich aber, dass der Eintrag von Wikipedia ganz oben steht. Er wird angeklickt und Frau Schimeczek erschrickt, weil gleich ganz oben die Bilder von rheumatisch verformten Händen zu sehen sind. Nach ein paar Minuten möchte sie nicht mehr weiterlesen, weil sie den Text nicht versteht. „Das ist ja blöd, die Broschüre von der Rheumaliga ist viel besser", sagt sie enttäuscht. Dann fragt sie, wie sie denn bei vier Millionen Suchergebnissen etwas Gutes finden soll. Die Beraterin weist sie auf den dritten Eintrag der Google-Suche hin, dieser führt zur Rheuma-Liga-Homepage. Frau Schimeczek freut sich und surft eine Weile auf der Homepage der Rheuma-Liga. Sie findet dabei heraus, dass es in ihrer Nähe eine Rheuma-Selbsthilfegruppe gibt und druckt sich mit Hilfe der Beraterin die Kontaktdaten aus. Beim Richten einer Infomappe für all ihre Suchergebnisse weißt die Beraterin Frau Schimeczek darauf hin, dass es bei der Suche nach Informationen immer wichtig zu wissen sei, wer das Ganze geschrieben habe. Wer darauf achte, könne dann auch im Internet sehr gute Informationen finden. Frau Schimeczek möchte in den nächsten Tagen wiederkommen und sich weiter informieren. Ihre Mappe mit den Suchergebnissen klemmt sie stolz unter den Arm und meint: „Mein Enkel kommt mich heute Abend noch besuchen. Dem zeige ich gleich, was ich im Internet gefunden habe. Der wird Augen machen, Oma kann jetzt auch Internet!" Lachend verlässt sie das PIZ.

III.36 Frau Morosow, keine Krankenversicherung

von Mareike Ouatedem-Tolsdorf

An einem Nachmittag steht eine Dame, Anfang 50, vor dem PIZ, welches am örtlichen Krankenhaus angeschlossen ist. Sie schaut durch die verglasten Türen und scheint unentschlossen. Nach einiger Zeit spricht eine PIZ-Mitarbeiterin sie an, ob sie helfen könne. Die Dame lehnt schnell in gebrochenem Deutsch ab, nein, nein, sie stehe nur hier, war ihren Sohn besuchen. Sie müsse jetzt auch schnell nach Hause. Eilig hastet sie nach draußen. Zwei Tage später erscheint die Dame wieder. Wieder steht sie eine Zeitlang unschlüssig seitlich des PIZ-Einganges und sondiert das Angebot von draußen. Das PIZ ist fast leer, lediglich ein älteres Ehepaar stöbert in der ausliegenden Literatur. Die PIZ-Mitarbeiterin erkennt sie wieder und nickt ihr freundlich zu. Danach zieht sie sich bewusst zurück. Die Dame sieht sich noch einmal um und betritt dann hastig das PIZ. Sie scheint gezielt etwas zu suchen, blättert schließlich in einer Broschüre zum Thema Demenz. Sie wirkt gehetzt, blättert in einer anderen Broschüre, scheint aber die Inhalte nicht zu erfassen. Nach einigen Minuten begrüßt die PIZ-Mitarbeiterin sie unaufdringlich. Sie bietet ihre Hilfe an, falls etwas Spezielles gesucht wird oder sie Fragen habe. Die Dame lehnt zunächst dankend ab. Einige Minuten später spricht sie jedoch die PIZ-Mitarbeiterin von sich aus an. Sie suche etwas zum Thema Demenz, vor allem welche Medikamente es da gäbe, die beruhigend wirken. Und ob man die in der Apotheke kaufen könne. Die PIZ-Mitarbeiterin erklärt ihr, dass es zwar Medikamente gebe, diese aber nur in ganz bestimmten Fällen sinnvoll wären, beispielsweise bei Angstzuständen. Zudem müssten sie vom Arzt verschrieben werden. Die Dame wirkt plötzlich mutlos und sagt, dass sie schon dachte, dass sie hier auch keine Hilfe erhalten würde. Die PIZ-Mitarbeiterin ermutigt sie, dass sie vielleicht ganz andere Wege finden könnten. Dazu müsse sie allerdings die Situation kennen. „Nein, das ist nett, aber lassen sie mal.“, erhält sie zur Antwort. Die Dame verschwindet wieder. Als die PIZ-Mitarbeiterin am folgenden Tag um 18 Uhr das PIZ abschließen will, wartet die Dame etwas abseits der Tür. Sie begrüßt sie, die Dame atmet tief durch und kommt dann auf sie zu. Sie sagt, dass sie gerne reden möchte und ob die PIZ-Mitarbeiterin jetzt Zeit habe. Diese spürt, wie viel Überwindung die Dame diese Bitte kostet und lädt sie ins PIZ ein. Sie setzen sich an einen nicht von außen einsehbaren Tisch. Die Dame stellt sich als Frau Morosow vor. Sie sei in einer schwierigen Situation. Sie kenne da jemanden mit einer demenzkranken Mutter. Die Mutter sei sehr unruhig, würde ständig herumlaufen und auch schon mal die Wohnung verlassen wollen. Nur im Nachthemd. Sie schimpfe viel, lasse sich nichts sagen und nicht helfen. Es wäre kaum auszuhalten. Ihre Bekannte könne kaum noch das Haus verlassen. Zum Einkaufen oder wenn sie zum Arzt müsse, gebe sie ihr manchmal Schlaftabletten. Früher habe sie ihre Mutter nur eingeschlossen, aber das reiche nicht mehr. Ihr Erzählfluss wird immer wieder unterbrochen von der Bitte „sie dürfen aber niemandem davon erzählen". Die stetige Versicherung der Verschwiegenheit scheint für sie sehr wichtig. Die PIZ Mitarbeiterin spürt, dass dieses Gespräch die einmalige Chance sein kann, auf eine prekäre Situation Einfluss zu nehmen. Ebenso spürt sie den großen Leidensdruck von Frau Morosow, sie hegt die Vermutung, dass diese von sich selbst spricht und die Bekannte nur vorgeschoben ist. Vorsichtig fragt sie, ob ihre Bekannte denn Hilfe erhalten würde, beispielsweise durch einen ambulanten Pflegedienst. Und ob die Mutter der Bekannten in ärztlicher Behandlung sei. Frau Mosorow sagt: „Nein, nein, also das geht nicht. Das müssen wir schon alleine hinbekommen. Ohne Arzt und fremde Leute." Indirekt gibt Frau Mosorow zu, dass sie die eigentlich Hilfesuchende ist.

Es wird deutlich, dass sie sich durch die PIZ-Mitarbeiterin ein Management ihrer Situation erhofft. Da Frau Mosorows Situation aber sehr speziell ist, und in einigen Punkten wie das Außenvorlassen professioneller Hilfe für die PIZ-Mitarbeiterin unverständlich, benötigt sie weitergehende Informationen. Sie artikuliert dies Frau Mosorow. Gleichzeitig betont sie, dass keinerlei Informationen den Raum verlassen und sie ihr wirklich gerne helfen möchte. Mit einem Seufzen fängt Frau Mosorow an zu erzählen: Sie komme aus einem kleinen Ort in Russland, ihr Mann war Deutscher, sei aber mit 48 Jahren an einer Gehirnblutung gestorben. Sie habe noch zwei Söhne, die lebten aber ihr eigenes Leben. Vor rund einem Jahrzehnt habe sie ihre Mutter nachgeholt. Sie sei die einzige Tochter und ihre Mutter habe ganz allein, in ärmlichen Verhältnissen gelebt. Rechtlich dürfe ihre Mutter aber nicht hier sein. Wenn die Polizei das wüsste, würden sie ihre Mutter verhaften und zurück nach Russland schicken. Dabei könne die doch gar nicht mehr für sich sorgen. Damals war die Mutter noch rüstig. Sicher war Frau Mosorow sich im Klaren, das dies nicht immer so sein würde, aber das bisschen Pflege würde sie schon hinbekommen. Hatte sie gedacht. Vor zwei Jahren hatte die Mutter dann einen Schlaganfall. Er sei nicht schwer gewesen, Gott sei Dank, aber die Behandlungskosten im Krankenhaus hatten die kompletten Ersparnisse aufgebraucht. Außerdem musste sie sich Geld leihen, sie habe Schulden bei einigen Bekannten. Ihre Mutter sei ja nicht krankenversichert. Sie hätten große Angst, dass Fragen gestellt würden und waren froh, dass niemand nachfragte, als sie selbst bezahlten. Krankengymnastik oder Ähnliches sei aber nicht mehr drin gewesen. Schon länger habe die Mutter zudem Gelenkprobleme gehabt und seit dem Schlaganfall würde sie zusehends „verrückter". Frau Mosorow verfügt nur über eine kleine Witwenrente und ist gezwungen zu arbeiten. Sie schließt die Mutter ein, wenn sie zur Arbeit geht. Einige Male habe sie ihr jetzt auch ihre eigenen Schlaftabletten gegeben. Sie wüsste dass das nicht richtig sei, aber sie habe keine andere Wahl. Am liebsten würde sie ihr auch nachts Schlaftabletten geben, wenn sie ihr mal wieder durch ihr Herumwandern und Rufen den Schlaf rauben würde. Ihre Mutter sei generell laut und unberechenbar. Sie ließe sich nichts sagen und schreie sofort herum, wenn man versuche sie zu korrigieren. Frau Mosorows größte Sorge ist, dass ein Nachbar sich so gestört fühlt, dass er die Polizei ruft – dann sei alles aus. Nur eine Nachbarin wüsste Bescheid, die schaue manchmal nach der Mutter, wenn sie arbeite. Die Nachbarin sagt aber auch, sie könne die Situation so nicht mehr mittragen. Frau Mosorow berichtet weiter über ihre Mutter und die auftretenden Probleme. Der Erzählfluss wird immer wieder von der fast rhetorischen Bitte „sie dürfen aber niemandem davon erzählen" unterbrochen. Die PIZ-Mitarbeiterin nickt lediglich und signalisiert aufmerksames Zuhören. Frau Mosorow beendet ihre Erzählung mit dem Satz „Und nun? Was soll ich tun?". Die PIZ-Mitarbeiterin spürt, dass Frau Mosorow sich jetzt Antworten wünscht, die sie aufgrund der komplexen Lage jedoch nicht sofort geben kann. Sie bittet Frau Mosorow um Kontaktdaten wie eine Telefonnummer. Sie sagt, dass sie es mit so einem Fall noch nie zu tun hatte und erst Hilfen ausloten müsse. Frau Mosorow wird unsicher, sie sagt, sie möchte nicht zurück verfolgbar sein. Die Mitarbeiterin des PIZ versucht zu beschwichtigen und Frau Mosorow ihre Ängste zu nehmen. Schließlich einigen sie sich darauf, dass Frau Mosorow am nächsten Abend um die gleiche Zeit wieder kommen soll, wenn das PIZ schließt.

Die PIZ-Mitarbeiterin kontaktiert eine Anlaufstelle für Flüchtlinge und schildert die Lage von Frau Mosorow und ihrer Mutter. Diese sehen die Möglichkeit einer rechtlichen Legalisierung oder zumindest Erwirkung einer temporären Duldung der Mutter, aufgrund des Krankheitsbildes. Somit könnte sie offizielle Hilfen erhalten, sich krankenversichern usw. Sie vereinbaren, dass die PIZ-Mitarbeiterin Frau Mosorow dorthin vermittelt, um sich umfassend rechtlich beraten zu lassen. Um kurzfristig Entlastung zu schaffen spricht sie mit dem Chefarzt der Neurologie und der Verwaltung. Diese sagen kostenlose medizinische Unterstützung zu, bis eine rechtliche Klärung erfolgt ist. Zudem telefoniert die

PIZ-Mitarbeiterin mit einem Ehrenamtler-Dienst. Sie umreißt nur grob die Situation, es wird ihr aber kurzfristige, kostenlose Unterstützung zugesagt. Zuletzt stellt die PIZ-Mitarbeiterin einige Broschüren zum Mitgeben für ein erstes Informationsgespräch mit Frau Mosorow zusammen. Am Abend erscheint Frau Mosorow tatsächlich. Die PIZ-Mitarbeiterin berichtet ihr von den Ergebnissen ihrer Bemühungen. Noch für den darauffolgenden Tag wird ein Erstgespräch bei der Flüchtlingsberatungsstelle ausgemacht. Ein Besuch mit der Mutter in der Neurologie der Klinik lehnt Frau Mosorow dagegen ab. Sie verfüge über kein Auto und die Benutzung öffentlicher Verkehrsmittel erscheint ihr zu gefährlich. Sie habe Angst, dass ihre Mutter durch unpassendes, demenzbedingtes Verhalten die Polizei auf sich aufmerksam machen könnte. Die PIZ-Mitarbeiterin nimmt diese Ängste ernst. Sie bietet Frau Mosorow an, zunächst die Rechtsberatung abzuwarten, vielleicht seien die Ängste aufgrund einer Legalisierungsoption unbegründet. Die PIZ-Mitarbeiterin merkt, dass Frau Mosorow aufgrund der Entwicklungen nicht mehr für andere Themen aufnahmefähig ist. Sie fragt Frau Mosorow, ob diese schon einmal einige Broschüren zum Thema Demenz mitnehmen und diese zu Hause in Ruhe durchblättern möchte. Frau Mosorow ist dankbar, dass sie die vielen Eindrücke des Tages erst einmal verarbeiten kann. Der Termin bei der Flüchtlingsberatungsstelle am nächsten Tag verläuft positiv. Die dortigen Mitarbeiter erklären sich bereit Frau Mosorow und ihre Mutter bei der Antragstellung zu unterstützen. Frau Mosorow fasst Vertrauen und vereinbart mit der PIZ-Mitarbeiterin einen Termin bei sich zu Hause, damit diese sich ein Bild von ihrer Mutter und der Situation machen kann. Die PIZ-Mitarbeiterin vermittelt Frau Mosorow kurzfristig ehrenamtliche Unterstützung. Daneben informiert und berät sie sie über alle Fragen in Zusammenhang mit der Demenz ihrer Mutter. Die Mutter erhält zunächst eine Duldung, das heißt die Abschiebung wird ausgesetzt. Ihr stehen nun Leistungen nach dem Asylbewerberleistungsgesetz zu, die einen finanzierten Arztbesuch etc. ermöglichen. Die PIZ-Mitarbeiterin hält weiter Kontakt mit Frau Mosorow, berät sie bei medizinischen und pflegerischen Fragen, und vermittelt im Bedarfsfall an spezielle Hilfsangebote.

Kommentar

Die PIZ-Mitarbeiterin übernimmt hier die wichtige Funktion der Gatekeeperin. Ohne sie würden sich weitere Türen der Hilfe für Frau Mosorow nicht öffnen. Sie muss immer wieder die Situation neu erspüren und neue Lösungsoptionen ausloten.

III.37 Frau Walter, Multiple Sklerose

von Anja Dautel

An einem Abend kurz vor 18 Uhr, das PIZ hat eigentlich schon seit eine Stunde geschlossen, klopft es zaghaft an die Türe. Frau Walter, eine etwa 30-jährige Patientin aus der Neurologie steht vor der Türe. Sie fragt, ob sie noch hereinkommen könne. Die PIZ-Mitarbeiterin sieht Frau Walters verweinte Augen und bittet sie sich zu setzen. Frau Walter nimmt das Angebot dankend an und berichtet, dass sie vor einer Stunde in einem Tür-und-Angel-Gespräch von ihrem Arzt informiert worden sei, dass sie Multiple Sklerose (MS) habe. Diese Information habe ihr erst mal „den Teppich unter den Füßen weggezogen", jetzt suche sie aber ein Buch oder eine Broschüre über MS um sich zu informieren. Der Arzt habe zwar gesagt, dass er am nächten Tag für ein ausführlicheres Gespräch Zeit habe, aber das würde ihr jetzt im Moment nicht weiterhelfen. Die PIZ-Mitarbeiterin zeigt Frau Walter die Bücher und Broschüren über MS und Frau Walter leiht sich das Buch „Multiple Sklerose. Antworten auf die 111 wichtigsten Fragen" aus. Sie ist der Meinung, dass ihre Fragen bei den 111 Fragen im Buch wahrscheinlich dabei sein müssten. Die PIZ-Mitarbeiterin stimmt zu und ermutigt Frau Walter mit ihren Fragen auch zu den Pflegekräften der Station zu gehen, sollte sie in der Nacht nochmal das Gefühl haben, dass sie den Boden unter den Füßen verliere.

Am nächsten Tag kommt Frau Walter kurz nach der Mittagspause im PIZ vorbei und gibt das Buch zurück. Sie hat ihren Bruder und ihren Freund dabei. Sie berichtet, dass der junge Arzt ihr am Abend zuvor noch eine kleine Broschüre bringen ließ und sie am Vormittag ein längeres Gespräch mit ihm hatte. Nun sei sie ruhiger. Sie sei nun ins PIZ gekommen, um selbst ein wenig über MS im Internet zu recherchieren und sie fragt nach guten Adressen. Die PIZ-Mitarbeiterin empfiehlt den jungen Leuten das Multiple Sklerose Portal „amsel" und die Homepages der Deutschen und der Schweizer Multiple Sklerose Gesellschaft. Frau Walter surft dann mit ihrem Besuch ausgiebig auf diesen Homepages und druckt für Ihren Bruder und ihren Freund jeweils ein Merkblatt über MS aus, welches sie auf der Schweizer Seite findet. Sie selbst notiert sich die Kontaktdaten einer Selbsthilfegruppe für junge MS-Patienten, sie möchte sich dort melden. Die beiden Besucher freuen sich, dass sie so einfach an gute Informationen gekommen sind und staunen, als ihnen gesagt wird, dass sie sich wieder melden können, wenn sie noch Fragen haben – auch ohne Krankenhausaufenthalt. Frau Walter meint noch, dass sie am nächsten Tag wahrscheinlich noch einmal etwas länger kommt, um sich noch über die Medikamente zu informieren, dann verabschiedet sie sich mit ihrem Besuch ins Patienten-Café.

III.38 Frau Bantle und Frau Zehender, Brustkrebs
von Anja Dautel

An einem Vormittag kommen Frau Bantle, etwa 40 Jahre alt, und Frau Zehender, etwa 60 Jahre alt, im Patienten-Informationszentrum vorbei. Sie berichten, dass sie beide Brustkrebs haben und durch die „Onko-Mappe“[4], die sie auf der Station bekommen hätten, auf das PIZ aufmerksam geworden seien. Frau Zehender hat auf der Bücherliste in der Mappe gesehen, dass im PIZ das Buch „Überlebensbuch Brustkrebs“ vorhanden ist. Dieses möchte sie Frau Bantle zeigen, da sie es so gut findet. Die PIZ-Mitarbeiterin holt den beiden Damen das gewünschte Buch aus dem Regal und erfährt dabei, dass Frau Zehender vor fünf Jahren bereits Brustkrebs hatte und nun ein neuer Knoten in der anderen Brust gefunden wurde. Sie sei deswegen schon ein „alter Hase“ beim Thema Brustkrebs. Das Buch, das sie Frau Bantle zeigen möchte, habe ihr bei ihrer ersten Erkrankung weitergeholfen und helfe ihr auch jetzt weiter. Sie ist erfreut die neueste Ausgabe vorzufinden und beschließt nach einiger Zeit des Schmökerns, sich das Buch ebenfalls in der neuesten Auflage zuzulegen. Frau Bantle hat beim Gespräch bisher eher zugehört, ergreift aber nun die Chance, sich nach Unterlagen zur Chemotherapie zu erkundigen. Bei ihr wurde der Tumor vor einer Woche gefunden, nachdem sie mit einem auffälligen Tastbefund bei Ihrer Frauenärztin vorstellig wurde. Nun stehe ihr eine Chemotherapie bevor und sie habe schon ein wenig Angst davor. Die PIZ-Beraterin zeigt ihr zwei Broschüren und das Gespräch dreht sich bald um Nebenwirkungen, was man selbst dagegen tun kann und Perücken. Frau Bantle ist sich nicht sicher, ob sie eine Perücke haben möchte, Frau Zehender erzählt ihr, dass sie sich bei ihrer ersten Chemotherapie eine Perücke anfertigen ließ,

4 In der „Onko-Mappe“ finden PatientInnen der Onkologie eine Grundausstattung an sinnvollen Broschüren (Selbsthilfekontaktstelle, Krebsberatungsstelle, PIZ, Perückenberatung) und eine Liste mit weiteren Beratungsstellen und Einrichtungen für die Zeit nach dem Krankenhausaufenthalt. Auch einige Internetadressen und die Bücher- und Broschürenliste des PIZ sind enthalten. Die Onko-Mappe kann durch die Pflegenden mit den Broschüren der blauen Reihe ergänzt werden.

diese aber sehr selten trug. Es hätte sich kaum gelohnt sie zu kaufen. Die PIZ-Mitarbeiterin reicht Frau Bantle den Flyer eines Frisörs, der mittwochs in einem Nebenraum des PIZ eine unverbindliche Perückenberatung anbietet. Frau Bantle freut sich sehr darüber und fragt noch, wo sie wohl Anleitungen zum Binden von Kopftüchern finden könnte. Auch hier findet sich eine passende Broschüre. Frau Zehender hat in der Zwischenzeit eine Broschüre über die fortgeschrittene Brustkrebserkrankung der Deutschen Krebshilfe gefunden und möchte sie mitnehmen. Die PIZ-Mitarbeiterin weist beide Damen noch auf den Flyer und die Angebote der Krebsberatungsstelle hin. Der Flyer befindet sich ebenfalls in der „Onko-Mappe", welche die beiden Damen schon auf der Station erhalten haben. Beide Damen verabschieden sich, Frau Bantle meint zu Frau Zehender: „Ach, das hat sich jetzt doch gelohnt, dass Du mich aus dem Bett gelotst hast!" und lacht. Beide kündigen an, noch einmal wiederzukommen.

III.39 Herr Lübbe, werdender Vater
von Anja Dautel

An einem Nachmittag kommt ein junger Mann ins Patienten-Informations-Zentrum, er sieht sich erst ein wenig um und fragt dann, ob er in ein paar Büchern lesen darf. Diese Bitte wird ihm gewährt und er holt sich Bücher zum Thema Babypflege aus dem Regal. Nach einer Weile geht die PIZ-Beraterin zu ihm und fragt ihn, ob er sich für einige Broschüren zum Thema interessieren würde, diese müsse sie nur geschwind im Lager holen, es sei gerade eine neue Lieferung angekommen. Der junge Mann strahlt und meint, dass dies aber ein Zufall sei, da habe die Post wohl gewusst, dass er auf der Suche nach Informationen ist. Die Beraterin und der junge Mann lachen und er stellt sich vor. Sein Name ist Jens Lübbe, er ist 32 Jahre alt. Er und seine Freundin haben erst vor kurzem erfahren, dass sie bald Eltern werden. Die Schwangerschaft sei nicht geplant gewesen, aber er freue sich riesig. Herr Lübbe erzählt weiter, dass seine Freundin wesentlich mehr über Schwangerschaft und Geburt weiß als er und er sich manchmal ein bisschen dumm und unwissend vorkommt. Deswegen habe er nun die Chance genutzt auf dem Heimweg von der Arbeit hier im Krankenhaus vorbeizukommen. Sein Kollege, dessen Frau hier entbunden hat, hatte ihm gesagt, dass er da bestimmt Informationsmaterial bekomme. Die PIZ-Mitarbeiterin bestätigt ihm das und geht das Informationsmaterial holen. Als sie zurückkommt drückt sie dem jungen Mann die Broschüren „Rund um Schwangerschaft und Geburt“, „Die erste Zeit zu Dritt“, „Vater werden“ und „Das Baby“, allesamt von der Bundeszentrale für gesundheitliche Aufklärung, in die Hand. „Sooo,“ meint sie zu Herrn Lübbe, „wenn Sie diese Broschüren durchgelesen haben, sollten Sie einen ungefähren Überblick darüber haben, was sie in den kommenden Monaten erwartet.“ Herr Lübbe freut sich über die Broschüren und blättert eifrig darin. „Da muss ich mir wohl noch so einiges an Wissen aneignen.“ meint er stirnrunzelnd. Die PIZ-Mitarbeiterin zeigt ihm die Internetseite www.familienplanung.de, für den Fall, dass er Fragen habe, die in den Broschüren nicht beantwortet werden. Im weiteren Gespräch fragt Herr Lübbe dann noch nach einem Säuglingspflege- und Geburtsvorbereitungskurs und die PIZ-Mitarbeiterin gibt ihm das Veranstaltungsprogramm des zum Krankenhaus gehörenden Familienzentrums mit. Zum Abschied packt die PIZ-Mitarbeiterin Herrn Lübbe alles in einen hübschen Stoffbeutel. Der junge Mann ist hocherfreut über seine „Ausbeute“ und meint, dass seine Freundin bestimmt Augen machen werde, wenn sie die tollen Sachen sehe. Die PIZ-Mitarbeiterin wünscht ihm und seiner Freundin Alles Gute.

III.40 Frau Sander und Frau Kugler, Patientenedukation

von Gudrun Adler

Frau Sander und Frau Kugler, zwei Pflegefachkräfte der pulmologischen Allgemeinpflegestation kommen mit der Anfrage ins PIZ, ob man sie bei der Einführung von Edukationsangeboten auf Ihrer Station unterstützen könnte. Beide Pflegefachkräfte haben bei einer Weiterbildung das Grundwissen zur Patientenedukation erhalten und wollen nun in der Abteilung mit Unterstützung der Stationsleitung Angebote, zunächst für COPD-Patienten, entwickeln und einführen. Zunächst stellen die beiden Kolleginnen Ihre Ideen vor. Sie haben schon im Vorfeld mit der Stationsleitung überlegt, welche Angebote für die COPD-Patienten sinnvoll wären. Sie wünschen sich ein Schulungskonzept zu Umgang mit Dosieraerosolen, damit in Zukunft einheitlich beraten beziehungsweise geschult wird. Hier wird vorgeschlagen ein Mikroschulungskonzept zu erstellen. Dieses kann in Anlehnung an das Mikroschulungskonzept Subcutan-Injektion, welches schon in der Klinik umgesetzt ist, mit Hilfe der PIZ-Mitarbeiterinnen umgesetzt werden. Gerade bei der Konzeption und der Literaturrecherche könnten die beiden Pflegekräfte auf die Erfahrung der PIZ-Mitarbeiterinnen bauen.

Die Einführung im stationären Bereich würde dann von Frau Kugler und Frau Sander übernommen werden. Beide finden diese Idee sehr gut. Es wird eine Zeitschiene für die nächsten Schritte verabredet. Zudem werden Aufgabenpakete entworfen, um ein Schulungshandbuch und ein Merkblatt für die Betroffenen und deren Angehörige zu entwickeln. Eine weitere Idee der beiden Kolleginnen ist ein Materialkorb für die Beratung auf Station. Es wird im weiteren Gespräch gemeinsam überlegt, welche Informationen die Zielgruppe bräuchte, um nach der Entlassung im Alltag gut zu Recht zu kommen. Fürs Erste werden im PIZ direkt einige Informationsbroschüren und weitere Materialien zur Erkrankung COPD herausgesucht. Dabei entsteht die Idee, ein Informationsblatt mit allen wichtigen Kontaktadressen in der Region zu erstellen. Das Informationsblatt soll von den COPD-Patienten im Zusammenhang mit der Erkrankung oder der pflegerischen Versorgung genutzt werden und erster Bestandteil des Materialkorbes werden. Frau Kugler und Frau Sander werden anschließend noch in das Angebot einer individuellen Beratung zur Raucherentwöhnung des PIZ eingeführt. Dieses Angebot ist den beiden Kolleginnen zwar bekannt, aber noch nicht fest in den Beratungsalltag der Station integriert. Beide möchten diese wichtige Information direkt an das Team weitergeben. Auch mögliche Probleme, die im Rahmen der Einführung von Patienten- und Angehörigenberatung noch auftauchen können, werden besprochen.

Die Kolleginnen berichten, dass sie noch nicht so richtig wüssten, wie die Beratung im Stationsalltag untergebracht werden könne. Schon jetzt laufe das Team auf Hochtouren und es bliebe kaum Zeit, neue Ideen miteinander zu besprechen. Hier wird angeregt, zu überlegen, was schon jetzt an Beratung umgesetzt wird. Beide Kolleginnen sind nach dieser Erhebung erstaunt, welche Maßnahmen der Patientenedukation bereits umgesetzt werden, aber nicht als solche wahrgenommen werden. Dies spiegelt sich leider auch in der Dokumentation wieder – Angaben zu Schulung, Beratung und Information sind hier kaum zu finden. Es wird vorgeschlagen, die Beratung insgesamt strukturierter anzugehen und dadurch ein größeres Bewusstsein für diesen Teil der Pflegearbeit zu schaffen. Frau Sander und Frau Kugler möchten diesen Aspekt der Umsetzung ihrer Ideen noch einmal mit der Stationsleitung und dem Team besprechen. Beide Kolleginnen fänden es hilfreich, wenn eine PIZ-Mitarbeiterin bei einer der nächsten Teamsitzung teilnehmen würde, um über die Einführung von Edukationsangeboten auf Station im Sinne einer kollegialen Beratung mit dem Team zu sprechen. Sie möchten in diesem Rahmen dann auch ihre Ideen für die COPD Patienten vorstellen. Am Ende des Gespräches wird vereinbart, das Frau Sander und Frau Kugler alles noch einmal mit Ihrer Stationsleitung besprechen und eine Einladung zu einer Teamsitzung aussprechen.

III.41 Frau Beilhart, metastasiertes Pankreaskarzinom
von Gudrun Adler

Frau Beilhart, eine etwa 80-jährige, dünne Frau, kommt ins PIZ und fragt gezielt nach einer Möglichkeit, eine Haushaltshilfe zu bekommen. Sie berichtet von ihrem Pankreas-Karzinom, das zufällig entdeckt wurde. Es konnte in einer Operation vollständig entfernt werden, war allerdings schon weit fortgeschritten. Sie berichtet, dass sie die Operation zunächst „gut weggesteckt" habe, sie sei auch in einer Rehabilitationsklinik gewesen, doch nun habe sie Oberbauchbeschwerden, selbst nach kleineren Mahlzeiten. Auch plagen sie immer wiederkehrende stärkste Rückenschmerzen. Die Tabletten mit den Pankreasenzymen könne sie kaum zu sich nehmen, die Kapseln würden ihr schon beim Anblick Übelkeit verursachen. Dadurch nimmt sie nur morgens zum Frühstück eine Kapsel statt zwei zu jeder Mahlzeit. Als sie gefragt wird, ob sie die Schmerzen und die Schwierigkeiten bei der Medikamenteneinnahme so ihrem Arzt berichtet habe, antwortet Frau Beilhart, dass sie sich bei ihrem Hausarzt nicht mehr wohl fühlen würde. Er nehme sich zu wenig Zeit für sie. Es wird ihr bestätigt, dass gerade in einem solchen Fall wie dem ihren ein gutes Vertrauensverhältnis zum behandelnden Arzt sehr wichtig sei. Und dass sie sich wegen der Schmerzen, aber auch wegen der Medikamenteneinnahme dringend bei einem Arzt vorstellen solle. Im Zweifelsfall solle Sie sich einen anderen

Arzt suchen und eine Zweitmeinung einholen. Weil sie nicht sehr mobil ist, kommt für sie nur ein Arzt in der Innenstadt in Frage. Sie bekommt eine Broschüre mit dem Ärzteverzeichnis der Region mit, darauf sind auch Adressen in der Innenstadt enthalten. Zudem bekommt sie eine Broschüre zum Thema ‚Schmerzen', sowie ein Schmerztagebuch, sodass sie die Schmerzstärke, das Auftreten etc. besser dokumentieren kann. Dieses kann bei einem Besuch beim Arzt zur besseren Zusammenarbeit beitragen. Wegen ihrer Frage nach einer Haushaltshilfe bekommt sie die Adresse des zuständigen Pflegestützpunktes und es werden dessen Tätigkeitsbereiche erklärt. Da sie alleinstehend ist, erscheint es der PIZ-Mitarbeiterin auch im Hinblick auf die wahrscheinlich zukünftig auftretenden Probleme sinnvoll, hier frühzeitig einen Kontakt herzustellen. Frau Beilhart bedankt sich für die Informationen und geht mit dem Infopaket nach Hause.

Zwei Wochen später kommt sie nach einem Ultraschalltermin in der Klinik ins PIZ. Auf die Frage, wie es ihr ergangen sei, sagt sie, dass der Arzt ihr nun Schmerztropfen verschrieben habe und es ihr damit besser ginge. Die Informationen zum Pflegestützpunkt sind beim letzten Gespräch nicht bei ihr angekommen, das Informationspaket war wohl zu viel auf einmal. Beim Ultraschall wurde festgestellt, dass sie Metastasen in der Leber hat. Deswegen wurde sie nun umgehend mit den Bildern in die im Nachbargebäude liegende onkologische Fachpraxis geschickt, wo man ihr deutlich machte, sie solle sich gut überlegen, ob sie sich bei diesem Befund noch eine Chemotherapie „antun wolle". Frau Beilhart ist trotz dieser Aussage sehr gefasst und gibt sich kämpferisch. Die PIZ-Mitarbeiterin fragt sie nach einem Ansprechpartner, der sie in dieser Lebenslage unterstützen kann. Frau Beilhart sagt, sie habe einen Neffen in Mainz, der Arzt sei, der solle sich die Befunde anschauen und eine Fachklinik für eine Zweitmeinung für sie heraussuchen. Sie wolle kämpfen. Die PIZ-Mitarbeiterin fragt vorsichtig nach, ob ihre Gedanken auch in die Richtung gehen, dass tatsächlich keine Heilung mehr möglich sei. Sie sagt, dies sei im Moment noch nicht der Fall, aktuell wolle sie alles versuchen und sich erst mit einem unsausweichlichen Schicksal befassen, wenn es tatsächlich für sie konkret sei. Es werden die Themen Vorsorgevollmacht und Patientenverfügung angesprochen. Sie kennt sich in diesem Bereich schon gut aus und nimmt sich entsprechende Unterlagen zum Ausfüllen mit. Auch eine Broschüre der Krebsgesellschaft Trier nimmt sie gerne mit. Abschließend wird ihr noch einmal ausführlich das Angebot des zuständigen Pflegstützpunktes erläutert, die PIZ-Mitarbeiterin druckt ihr die Kontaktdaten aus und empfiehlt ihr, doch jetzt schon wegen weiteren Unterstützungsmöglichkeiten Kontakt aufzunehmen.

III.42 Herr Maier, Selbsthilfegruppe nach Herztransplantation
von Gudrun Adler

Der etwa 60-jährige Herr Maier kommt auf der Suche nach der Kontaktadresse einer Selbsthilfegruppe für Herztransplantierte in der Nähe von Trier bzw. Bitburg. Herr Maier bekam vor zwei Jahren ein neues Herz in Heidelberg transplantiert und hat seitdem an den Treffen der dort ansässigen Selbsthilfegruppe dreimal jährlich teilgenommen. Herr Maier erzählt, dass er das PIZ schon von früher kenne. Er war vor Jahren hier in der Klinik und bekam wegen schwerer Herzrhythmusstörungen einen Defibrillator. Bei diesem Aufenthalt wurde über das PIZ der Kontakt an die Defi-Selbsthilfegruppe Trier vermittelt. Hier war er bis zur Herztransplantation Mitglied. Als sich sein Allgemeinzustand dann akut verschlechterte und die Probleme mit dem Herzen zu groß wurden, wurde er notfallmäßig operiert und er erhielt ein neues Herz. Er berichtet, dass es ihm die erste Zeit nach der Operation noch nicht so gut ging. Inzwischen habe sich sein Gesundheitszustand aber gebessert und er könne wieder mehr am Alltagsleben teilnehmen. Selbst leichtere körperliche Arbeit sei wieder möglich. Er erzählt, dass für ihn der Kontakt und Austausch mit anderen Betroffenen sehr wichtig ist, um mit der Situation im Alltag fertig zu werden. Immer wieder würden Fragen und Ängste auftauchen, mit denen er nicht zurechtkommt. Hier bräuchte er Ansprechpartner, um die Situationen zu besprechen. Herr Maier lebt mit seiner Frau in einem kleinen Dorf in der Nähe von Bitburg. Von dort ist er bisher immer zur Selbsthilfegruppe nach Heidelberg mit der Bahn gereist, denn seit der Operation traut er sich nicht mehr, so weite Strecken mit dem Auto zu fahren. Die Reise mit dem Zug ist sehr lang und er muss oft umsteigen. Selbst wenn die Züge planmäßig fahren ist er über vier Stunden unterwegs. Er sagt traurig, dass er das aus gesundheitlichen Gründen auf die Dauer nicht mehr durchhalten kann. Deshalb würde er jetzt gerne in eine andere Selbsthilfegruppe wechseln, obwohl er sich in der Heidelberger Gruppe und auch in der Klinik dort sehr gut aufgehoben fühlt. Da es in Trier und Umgebung keine Gruppe für Herztransplantierte gibt, recherchiert die PIZ-Beraterin mit ihm gemeinsam im Internet. Dort werden sie über die nationale Kontaktstelle für Selbsthilfe NAKOS und die Selbsthilfeorganisation Organtransplantierter in Köln und Aachen fündig. Herr Maier freut sich sehr, von seinem Heimatort gibt es eine Direktverbindung mit der Bahn nach Köln. Die Fahrt dauere nur etwa 40 Minuten, so dass Köln eine gute Alternative zu Heidelberg ist. Da auch dort die Selbsthilfegruppe an die Uniklinik angebunden ist, kann auch die medizinische Weiterbetreuung dort hin verlegt werden. Herr Maier sagt, dass er mit der Kölner Selbsthilfegruppe Kontakt aufnehmen möchte um sich dort vorzustellen. Zufrieden verlässt er das PIZ.

IV Die Arbeit im Patienten-Informationszentrum

Im Folgenden finden sich Beiträge aus dem Arbeitsalltag in drei Patienten-Informationszentren in Deutschland. Die Kollegen berichten über typische Tagesabläufe und Anfragen von Klienten, die an sie herangetragen werden.

4.1 Ein Tag im Patienten-Informations-Zentrum (PIZ) des Universitäts-Herzzentrums Freiburg·Bad Krozingen

von Eva Nordkämper

In dem Patienten-Informations-Zentrum unserer Klinik sind wir ein Team von sechs Mitarbeiterinnen und Mitarbeiter aus der Pflege. Abwechselnd, mit verschiedenen Stundenanteilen, werden die Einsätze in Absprache mit den jeweiligen Heimat-Stationen unserer PIZler, eingeteilt. So ist jeden Tag von 10 Uhr bis 15 Uhr ein anderer Mitarbeiter im PIZ-Einsatz. Heute komme ich um 8 Uhr in unser PIZ, die Sonne scheint durch das Fenster, ich freue mich auf den Tag. Die Computer werden hochgefahren, und als erstes öffne ich die E-Mails, die seit gestern gekommen sind. Eine E-Mail ist vom Chefarzt der Rhythmologischen Abteilung. Wir haben ein Infoblatt für unsere Patientenanfragen zum Thema „Pulmonal-Venen-Isolation" erstellt, das wir ihm zur Abstimmung vorgelegt hatten. Die Erstellung eines Infoblatts ist immer wieder ein spannender Prozess, müssen doch alle Informationen der beteiligten Berufsgruppen und Stationen mit einbezogen werden. Am Ende soll ein Blatt entstehen, das die für die Patienten wichtigen Informationen enthält, und das alle befürworten. Die pflegerischen Abteilungsleitungen hatten ihre Zustimmung schon gegeben. Und jetzt – Ja! die Antwort und die Zustimmung vom Chefarzt ist da, perfekt! Jetzt haben wir ein gutes Handout zu diesem Thema. Der erste Termin auf dem Kalender ist erst um 11 Uhr. Eine Patientin mit ihrer Tochter ist zur Beratung vor der geplanten Stentimplantation von der Pflege angemeldet worden. Solange das PIZ noch geschlossen ist, habe ich also Zeit, die „Forschertage" eine Großveranstaltung für Vor- und Grundschulkinder, vorzubereiten. An unserem Stand sollen die Kinder ihr Herz entdecken können. Die Materialien sammele ich auf der Fensterbank: Wir brauchen das Herzmodell, die Kinder-Anatomie-Broschüren, die Stethoskope, die Herz-Luftballons. Wie kann ich nur ein begehbares Herzmodell für die Kinder aufbauen? Mit Kreppband könnte ich das Herz mit den vier Kammern auf den Boden kleben, die Kinder könnten dann als Blutstrom, wie durch ein Labyrinth, durch das Herz und die Lunge laufen. Also brauche ich Kreppklebeband und überlege weiter. Morgen treffe ich mich mit den Schülern der Krankenpflegeschule, die mit dabei sind, vielleicht entwickelt sich da noch eine gut umsetzbare Idee. Bei der Gelegenheit schreibe ich die Dienstreiseanträge für alle Mitwirkenden, damit alles seine Ordnung hat. Um 10 Uhr öffne ich das PIZ. Gemeinsam mit Anna, unserer Studentin im Praktikum (Gesundheitspädagogik, B.A.), kommt der erste Patient herein. Er hat seinen Herz-Schrittmacher schon seit fünf Jahren, jetzt muss eine Sonde ersetzt werden, und seine Frage ist, wie das gemacht wird. Der Arzt hat schon mit ihm gesprochen, musste dann aber schnell weg. Am Herzmodell erkläre ich den Eingriff ausführlich und beantworte auch die daraus entstehenden Fragen. Als alles geklärt ist, geht er zufrieden in die Richtung seiner Station. Ein Anruf von extern: „ Mein Hausarzt sagt, ich soll zwei Tage vor dem Termin zur geplanten Herz-OP das Marcumar nicht mehr einnehmen, ist das richtig so?" Oh, oh, Achtung Arztthema: grundsätzlich ist es richtig, das Marcumar vor der OP abzusetzen. Was ist jedoch mit der Schlaganfallprophylaxe? Ich bitte die Patientin, mit Ihrem Hausarzt darüber zu sprechen. Sie kennt die Technik der Selbstinjektion von Heparin aus der Zeit der ersten Einstellung. Es ist selbstverständlich, dass wir die Patienten mit medizinischen Fragen an den behandelnden Arzt verweisen.

Die angemeldete Patientin mit ihrer Tochter kommt pünktlich. Anna führt das Gespräch zum Thema Koronare Herzkrankheit, ich halte mich im Hintergrund. Sie erklärt der Patientin und ihrer Tochter am Herzmodell, wo sich die Koronare Herzkrankheit zeigt, welche Risikofaktoren dazu führen und wie eine Stentimplantation abläuft. Dazu nutzt sie die entsprechenden Artikel mit Abbildungen und auch einen Stent aus unserer Modell-Vitrine. Ich bin mit Anna sehr zufrieden, sie hat das Gespräch gut geführt. Nach ihren Erklärungen ist sie gut auf die Fragen eingegangen, und sie hat für den bevorstehenden Eingriff das Vertrauen der Patientin und deren Tochter ins Behandlerteam gestärkt. Dann ruft eine Kollegin aus der Studienabteilung an, weil ein Patient gerne Informationen zur Herzsportgruppe haben möchte. Ich plane sowieso meine Runde zum Postfach und ins Lager, und so gehe ich schnell dort vorbei, um den Flyer zu bringen und Näheres zur Herzsportgruppe zu erklären. Auf dem Weg erreicht mich der Anruf einer Studentin der Berufspädagogik im Gesundheitswesen mit der Anfrage nach einem Praktikumsplatz im PIZ. Unsere Voraussetzung für ein Praktikum im PIZ sind das Examen Gesundheits- und Krankenpflege und auch Erfahrung mit Herzpatienten. Sie wird uns eine formlose Bewerbung schicken, und danach werden wir einen Gesprächstermin vereinbaren. Mit der Post und den Büromaterialien aus dem Lager komme ich zurück ins PIZ. Anna ist im Gespräch mit einem ehemaligen Patienten über das Thema E-Zigarette. Ihm ist im Zusammenhang mit seiner Bypass-Operation dringend angeraten worden das Rauchen einzustellen. Er ersetzt seitdem die Zigaretten mit dem „E-Dampfen“. Von uns möchte er nun bestätigt bekommen, dass das Dampfen der E-Zigarette besser ist als das Tabakrauchen. Nach der Klärung der Grundsatzfrage, ob denn sein Ziel der Rauchstopp und die Nikotinfreiheit sei, haben wir über die Inhaltsstoffe von Tabak und die fehlenden Informationen zu Langzeitfolgen der Inhalation von den sogenannten Liquids gesprochen. Er verlässt das PIZ mit der Motivation, die E-Zigarette als Übergang zum kompletten Rauchstopp zu nutzen. Die Stunden vergehen so schnell, es ist schon Zeit für das Mittagessen. Weil wir das PIZ auch über Mittag geöffnet haben, essen Anna und ich, für unsere Besucher unsichtbar, hinter unserem Regal. Ein PIZ-Kollege kommt zum Essen zu uns, und wir nutzen die Gelegenheit, uns über unsere Unterrichtserfahrungen in der Krankenpflegeschule auszutauschen.

Nach dem Essen gehen wir als „mobiles PIZ“ auf die Stationen. Innerhalb einer Woche besuchen wir jede Station ein bis zwei Mal. Dieses Angebot haben wir für die Patienten entwickelt, die nicht zu uns ins PIZ kommen können. Auch ihnen soll die Möglichkeit geboten werden, sich zu ihren Themen informieren zu können. Dazu kommt, dass das „mobile PIZ“ für die Kollegen auf der Station eine sichtbare Erinnerung der Entlastung ist, wenn es um einen erhöhten Beratungsbedarf bei Patienten geht. So werden wir heute zu einer bettlägerigen Patientin mit Herzschwäche geschickt. Sie und ihr Mann haben Fragen zum Symptommanagement bei Herzschwäche. Im Gespräch gehen wir die Symptome der Herzschwäche durch und besprechen die daraus folgenden Handlungen. Wir geben der Patientin unser Herztagebuch, in dem ersten Teil haben wir die wichtigsten Symptome zusammengefasst. Noch in der Klinik kann die Patientin nun mit dem Führen des Tagebuchs beginnen und ihre ersten Erfahrungen mit der Unterstützung der Pflegekräfte sammeln. Mit diesen Erfahrungen gewinnt sie dann die Sicherheit und die Handlungskompetenzen für die Zeit nach dem Klinikaufenthalt. Während wir im Gespräch sind, erreichen uns noch zwei Anrufe, und ich bin froh, dass Anna die Gespräche entgegennehmen kann. Zurück im PIZ geben wir alle Kontakte in unser Dokumentationssystem ein. Währenddessen diskutieren wir, was in einer Herzinsuffizienzschulung unter Einbeziehung der aktuellen Krankheitsphase, besprochen werden soll. Es ist 16 Uhr, das PIZ ist geschlossen, Anna geht nach Hause, um Ihren Praktikumsbericht zu schreiben. Und ich überlege während ich zusammenpacke, wie kann ich für die Kinder ein begehbares Herzmodell bauen?

IV.2 Ein Tag im PIZ im Marienhospital Stuttgart

von Anja Dautel

09:30 Uhr

Ich gehe die Post durch und finde darin unter anderem die neueste Ausgabe des „Infodienst Migration und öffentliche Gesundheit" der Bundeszentrale für gesundheitliche Aufklärung (BZgA). In der Ausgabe entdecke ich eine Fachtagung zu Interkultureller und interreligiöser Kompetenz in der Pflege in Tübingen. Ich weiß, dass sich eine Lehrerin in der Krankenpflegeschule mit dem Thema beschäftigt und rufe sie an, um diese Info weiterzugeben, sie freut sich sehr.

09:50 Uhr

Ich mache mich an die Beantwortung der eingegangenen E-Mails und sehe eine Anfrage des Bildungszentrums, ob ich bei der Fachweiterbildung Algesiologische Fachassistenz eine Unterrichtseinheit zu Patientenedukation gestalten und dabei den neu entwickelten

„Schmerzflyer“ vorstellen kann. Der Flyer entstand im Rahmen der Abschlussarbeit einer Teilnehmerin der gleichen Fortbildung im letzten Kurs in Zusammenarbeit mit dem PIZ.

10:00 Uhr

Ich öffne das PIZ und erkläre einer Dame wo die Anmeldung ist und wo sie eine Karte für das Telefon in ihrem Krankenzimmer bekommt.

10:15 Uhr

Eine Patientin kommt ins PIZ um sich über Epilepsie zu informieren. Sie erklärt, dass sie die Ausführungen ihres Arztes über die Krankheit nicht so recht verstanden hat und sich nun erst mal schlau machen möchte, bevor sie ihn bei der Nachmittagsvisite nochmal anspricht. Ich zeige ihr unsere Bücher zu Epilepsie und frage sie, ob sie lieber erst mal selber recherchieren oder ob sie direkt meine Hilfe möchte. Die Patientin möchte …

Ein Mensch unterbricht uns und möchte wissen wo die stationäre Anmeldung ist. Ich weise ihn auf das Nachbarbüro hin.

… sich lieber erst mal selbst „reinlesen“ und sagt sie würde sich melden, wenn sie Hilfe benötigt. Mein Angebot, dass ich in der Zwischenzeit mal schaue, welche Broschüren zum Mitnehmen ich für sie finde, nimmt sie gerne an.

10:30 Uhr

Einer der Bauarbeiter, die in unserem Hause den Eingangsbereich umbauen, kommt mit seiner Vesper ins PIZ und fragt, ob in unserer Klinik auch Gallenblasen entfernt werden. Er habe Probleme wegen Gallensteinen und sein Hausarzt habe gesagt, dass er sich operieren lassen soll. Der Mann stellt noch einige Fragen zur OP, die ich ihm beantworte und verlässt dann das PIZ mit einem Flyer unserer Allgemeinchirurgie und dem Merkblatt zur Gallenoperation dieser Abteilung.

10:40 Uhr

Eine ältere, anscheinend ambulante Patientin kommt im PIZ vorbei und möchte im Flüsterton eine Auskunft darüber haben, welcher Arzt oder welche Ärztin in der Gynäkologie am besten operiert und von wem sie lieber die Finger lassen sollte. Ich sage ihr, dass ich ihr da keine Auskunft geben kann und frage sie, wie sie auf diese Frage kommt, ob sie jemand verunsichert habe. Die Frau reagiert beleidigt und sagt, dass sie schon verstehe, dass ich ihr keine Auskunft geben will, dreht sich um und geht. Ich bin etwas ratlos. Zwischenzeitlich habe ich das Informationsmaterial für die Dame zum Thema Epilepsie zusammengestellt und zeige ihr die Broschüren. Sie bedankt sich, lässt sich noch einige Seiten eines Buches von mir kopieren und verlässt dann das PIZ.

10:50 Uhr

Ich bestätige die Terminanfrage für den Unterricht und stelle die Unterlagen für den Unterricht zusammen. Während ich die Skripte drucke, aktualisiere ich die Powerpoint-Präsentation und stelle einige Artikel für die Teilnehmer zusammen.

11:30 Uhr

Die ältere Patientin, die eine Auskunft über die Gynäkologie haben wollte kommt wieder ins PIZ. Sie möchte einen Flyer über unsere gynäkologische Abteilung haben. Ich händige ihn ihr aus, zeige ihr dabei das Fach mit den Gynäkologie-Büchern im PIZ und biete ihr an, dass sie gerne selbst darin recherchieren kann. Die Dame nimmt das Angebot an, ich gehe zurück ins Büro, nachdem ich ihr gesagt habe, sie solle sich einfach melden, wenn Sie Hilfe bräuchte.

11:40 Uhr

Das Telefon klingelt, am Apparat ist eine junge Frau, die einen Termin zur Hygienebelehrung im Gesundheitsamt Stuttgart ausmachen möchte. Ich erkläre ihr, dass sie da bei mir leider an der falschen Adresse gelandet ist, suche ihr im Internet die richtige Telefonnummer heraus und verabschiede mich. Ich wundere mich etwas, wie sie auf unsere Telefonnummer gekommen ist. Ich schaue in der Bibliothek, ob die Patientin mit den Büchern und Flyern noch zu Recht kommt. Es ist alles in Ordnung.

12:00 Uhr

Ein Mitarbeiter aus dem Lager liefert unsere frisch gedruckten Veranstaltungs-Flyer für das nächste Quartal. Ich beginne damit sie zu verräumen, einige Exemplare zum Weiterverschicken fertig zu machen und richte einen Wagen, um sie zusammen mit den neuen Plakaten und dem neuen Programm der Diabetes-Infostunde nach der Mittagspause auf den Stationen zu verteilen.

12:15 Uhr

Ein älterer Patient, der bisher regelmäßig zur ambulanten Chemotherapie in unser Haus kam, schaut im PIZ herein und berichtet wie es ihm geht. Er erzählt, dass er jetzt am Kopf bestrahlt werden muss und eine Maske für die Bestrahlung angepasst bekommen hat. Ihm ist etwas unwohl bei dem Gedanken, dass sein Kopf mit der Maske am Tisch zur Bestrahlung fixiert wird. Ich sage ihm, dass ich das gut nachvollziehen kann, dass die Maske für eine genaue Bestrahlung aber leider notwendig ist. Der Mann nickt und meint, dass sein Arzt das auch schon gesagt hat. Er berichtet zudem, dass er wieder stationär aufgenommen wird, weil es ihm wieder schlechter geht. Er hat darauf gar keine Lust und geht nur seiner Frau zu Liebe. Es soll geschaut werden, welche Therapie für ihn weiter in Frage kommt.

12:45 Uhr

Nachdem sich der Herr verabschiedet hat schaue ich noch einmal nach der Dame in der Bibliothek. Sie sitzt mit einem Notizbuch, das sie wohl in ihrer Tasche hatte, da und schreibt sich etwas aus dem Pschyrembel ab. Ich biete ihr an, ihr auch etwas aus einem Buch zu kopieren, wenn sie das möchte. Die Patientin nimmt das Angebot an und bittet mich eine Seite zur Blasenentzündung aus dem Gynäkologiebuch zu kopieren. Ich frage sie, ob sie zufrieden ist mit ihrem Rechercheergebnis, oder ob ich ihr helfen soll. Sie lehnt ab und meint, dass sie sich lieber gleich in der Ambulanz der Gynäkologie um einen Termin kümmert und geht.

13:30 Uhr

Nach dem Mittagessen beginne ich die neuen Veranstaltungs-Flyer auf den Stationen zu verteilen. Auf meiner Runde begegne ich einer Mitarbeiterin der Ernährungsberatung, die im Haus die Kochkurse zum Thema „Erste Mahlzeiten für kleine Esser" für junge Eltern anbietet. Sie sagt, dass sie wieder neue Broschüren braucht und bittet mich diese für sie zu bestellen.

14:00 Uhr

Zurück im PIZ klingelt direkt nach dem Öffnen das Telefon. Eine Schülerin ist dran und fragt nach einem Praktikumsplatz in der Berufsorientierungswoche ihrer Schule. Ich gebe ihr die Nummer der zuständigen Pflegedienstleitung und erkläre ihr, wo sie auf unserer Homepage noch weitere Informationen findet.

14:15 Uhr

Ich bestelle auf der Homepage des Ministeriums für Ernährung und ländlichen Raum Baden-Württemberg die Broschüre „Von

Anfang an mit Spaß dabei" für die Kollegin aus der Ernährungsberatung. Danach bestelle ich noch einige weitere Broschüren, unter anderem auf der Homepage der Deutschen Krebshilfe und aktualisiere unsere Bestellliste.

15:00 Uhr

Da es am Nachmittag ruhig zu sein scheint, mache ich mich nun an die Vorbereitung meines nächsten Vortrages im Infopunkt Gesundheit, der Außenstelle des PIZes in der Stuttgarter Innenstadt. Dort halte ich in zwei Wochen einen Vortrag zum Thema „Lebensmittelzusatzstoffe – was bringen sie, wann schaden sie?". Ich vervollständige eine schon begonnene Präsentation und drucke Informationsmaterial zum Thema aus. Auf der Seite des AID bestelle ich die Broschüre „Essen – aber sicher" zum Thema Schadstoffe in Lebensmitteln. Während ich an dem Vortrag arbeite, kommt die Mitarbeiterin, die im Infopunkt Gesundheit das Stillcafé leitet, vorbei und holt sich den Schlüssel ab. Wir besprechen, wie viele Teilnehmerinnen gerade ins Stillcafé kommen und welche Aktionen man in der nächsten Welt-Still-Woche umsetzen könnte. Ich notiere ihre Vorschläge für die nächste Dienstbesprechung.

16:30 Uhr

Eine etwa 60-jährige Dame kommt im PIZ vorbei und bittet um Rezepte für „leichte Kost". Sie berichtet, dass ihr Ehemann eine Leistenbruch-Operation hatte und sie in der nächsten Tagen zu Hause noch Schonkost kochen möchte. Ich berate sie zum Thema und zeige ihr dann noch ein Kochbuch mit dem Titel „Köstlich essen mit Reizdarm", da dort leicht bekömmliche Rezepte gesammelt sind.

17:00 Uhr

Nachdem sich die Dame verabschiedet hat, schließe ich das PIZ, schaue nochmals nach neuen E-Mails und evaluiere die Besucher, die an diesem Tag das PIZ in Anspruch genommen haben. Anschließend verteile ich noch auf ein paar Stationen Flyer und Plakate und gehe dann gegen 18:00 Uhr in den Feierabend.

IV.3 Aufgaben und Arbeitsalltag im Patienten-Informationszentrum des Marienhospital Stuttgart

von Anja Dautel und Regina Mayle

Im Patienten-Informationszentrum (PIZ) des Marienhospital Stuttgart weiß man nie genau, mit welchen Fragen die BesucherInnen auf die BeraterInnen zukommen. Angehörige haben Fragen zum Schlaganfall eines Familienmitglieds, junge Mütter erkundigen sich nach den Kursangeboten des Familienzentrums. Sehr berührende Themen kommen im PIZ auf, wenn sich z. B. ein Ehemann informiert, welche Hospize es für seine todkranke Ehefrau in Stuttgart gibt. Was zum Arbeitsalltag in einem Patienten-Informationszentrum gehört, lässt sich am besten anhand von Fallbeispielen beschreiben, sie sind daher Themenschwerpunkt dieses Buches. In den Fallbeispielen wird deutlich, welche Vielfalt an Themen von den PatientInnen angesprochen wird. In den verschiedenen Gesprächssituationen im Patienten-Informationszentrum ergibt häufig ein zu besprechendes Thema das nächste: einerseits weil die Themen, Therapien und Krankheiten, die hier zum Thema gemacht werden, komplex sind, andererseits weil die Gespräche und Beratungen Nähe und Vertrauen schaffen. Viele PatientInnen trauen sich erst nach einer Kennenlernphase, tiefer gehende Fragen zu stellen. Im PIZ gibt es für die PatientInnen die Möglichkeit, nach einer Beratung zu einem anderen Zeitpunkt wiederzukommen oder wieder Kontakt aufzunehmen – vielleicht weil es ein neues Thema zu besprechen gibt, vielleicht weil die PatientInnen am gleichen Thema noch weiterarbeiten müssen oder weil ein Thema einfach nicht losgelassen werden kann. Auch eine einfache Rückversicherung hinsichtlich des bisherigen Verhaltens ist durch einen weiteren Kontakt möglich.

Die Rahmenbedingungen im PIZ des Marienhospital Stuttgart

Das PIZ im Marienhospital Stuttgart steht allen offen, die eine Frage zu Gesundheit oder Krankheit haben – unabhängig von einer Behandlung in der Klinik. Die BesucherInnen können sich im PIZ kostenlos zu Gesundheits- und Krankheitsthemen informieren, schulen und beraten lassen, in gut verständlicher Gesundheitsliteratur recherchieren und kostenlos bereitgestelltes Infomaterial mit nach Hause nehmen. Die drei Mitarbeiterinnen des PIZ im Marienhospital unterstützen die BesucherInnen bei Recherchen in der Literatur und im Internet, stellen individuelle Informationspakete zusammen, vermitteln Kontakte zu Selbsthilfegruppen, ExpertInnen, (über-)regionalen Hilfsangeboten und schulen im Umgang mit speziellen Pflegetechniken. Zusätzlich zur Beratung gestalten und organisieren die PIZ-Mitarbeiterinnen für alle Interessierten ein abwechslungsreiches Veranstaltungsangebot. Diese Veranstaltungen finden sowohl im PIZ selbst, als auch im „Infopunkt Gesundheit" statt. Dieser befindet sich als Außenstelle des Marienhospitals im „Haus der Katholischen Kirche Stuttgart" in der Stuttgarter Innenstadt. Die Themen der kostenlosen Vorträge im Infopunkt Gesundheit sind verbraucherorientiert und beinhalten Themen wie Stress und Burn-out, gesunde Ernährung, Krebserkrankungen oder Themen, die in den Medien aktuell behandelt werden. Im Marienhospital Stuttgart selbst gibt es immer wieder Informationsangebote zu speziellen Themenschwerpunkten, wie z. B.

den „Schlaganfall-Tag“ oder den „Brustkrebs-Tag“. Auch hier beteiligt sich das PIZ mit Aktionen in Zusammenarbeit mit den jeweiligen Klinikleitungen und FachexpertInnen. Für DiabetikerInnen konnte die monatlich stattfindende „Diabetes-Infostunde“ in Zusammenarbeit mit den Diabetes-BeraterInnen der Klinik ins Leben gerufen werden, deren Besuch ebenfalls für alle Interessierten kostenlos ist. Zahlreiche Kurse und Vorträge rund um das Motto „Eltern werden – Eltern sein“, wie z. B. das Stillcafé, werden vom Familienzentrum, das dem PIZ angeschlossen ist, organisiert. Hier konnte zudem eine Kooperation mit dem „Haus der Familie Stuttgart“ eingerichtet werden. Zur Organisation des Veranstaltungsprogramms für den Infopunkt Gesundheit und für das Familienzentrum gehören die Kontaktpflege zu DozentInnen, Selbsthilfegruppen und MitarbeiterInnen, die Organisation der Finanzierung und die Öffentlichkeitsarbeit. Projekte des Familienzentrums werden in Kooperation mit dem PIZ geplant und durchgeführt. Ein Beispiel dafür ist die Weltstillwoche, eine WHO/UNICEF-Initiative zur Förderung des Stillens, die jedes Jahr in 120 Ländern in der 40. Kalenderwoche stattfindet. Das PIZ-Team ist der Pflegedirektion unterstellt und arbeitet in verschiedenen Projekten und Arbeitsgruppen mit. Darunter fällt beispielsweise die Mitarbeit an einem onkologischen Pflegekonzept und einer onkologischen Wissensplattform für MitarbeiterInnen der Pflege, die Einführung und Umsetzung von Patientenedukation auf den Stationen oder die Entwicklung und Bereitstellung edukativer Instrumente im Rahmen der Implementierung der nationalen Expertenstandards des Deutschen Netzwerkes für Qualitätsentwicklung in der Pflege (DNQP). Die Einführung der Mitarbeiter in das Thema Patientenedukation, die Projektplanung und das Miteinfließenlassen von wissenschaftlichen Erkenntnissen stellen hier die Aufgaben der PIZ-Mitarbeiterinnen dar. In Zusammenarbeit mit den Pflegenden verschiedener Fachbereiche werden im PIZ auf diese Weise Programme und Lösungen für Probleme und Patientenfragen entwickelt. Die Mitarbeiterinnen des PIZ pflegen außerdem einen guten Kontakt zu den Mitgliedern anderer Berufsgruppen im Marienhospital Stuttgart (Ärzte und Ärztinnen, PsychologInnen, Physio- und ErgotherapeutInnen, SozialarbeiterInnen usw.), sodass auch hier der Austausch und die Beteiligung gewährleistet sind. Die PIZ-Mitarbeiterinnen stellen ihre Arbeit und Angebote regelmäßig verschiedenen Interessierten (z. B. einem regionalen Frauenkreis) oder in der Ausbildung befindlichen Pflegekräften sowie im Rahmen von Fachweiterbildungen vor.

Die BesucherInnen

Prinzipiell kann jeder das PIZ im Marienhospital Stuttgart besuchen, unabhängig von einer Behandlung. Die größte Besuchergruppe bilden dennoch die stationären und ambulanten PatientInnen, die in der Klinik versorgt werden. Ins PIZ kommen zudem viele Angehörige, die sich hinsichtlich der Erkrankung eines Familienmitglieds beraten lassen möchten. Durch die im PIZ eingerichtete Pflegebibliothek für MitarbeiterInnen kommen auch viele Pflegekräfte hierher. Die Auszubildenden nutzen das PIZ gerne, um für eine Hausaufgabe oder eine Hausarbeit zu recherchieren. Die Themenschwerpunkte der Beratungen im PIZ liegen bei den Behandlungsschwerpunkten der 17 Fachkliniken im Marienhospital Stuttgart. Da die Klinik u. a. mehrere zertifizierte Zentren hat, steht das Thema Krebserkrankungen mit an vorderster Stelle. Außerdem werden häufig die Themen Ernährung und Diät, Rehabilitation, Neurologie, plastische Chirurgie, Hals-Nasen-Ohren-Heilkunde und pflegende Angehörige angefragt. Bei der statistischen Auswertung der Besucherfragen unterscheiden die PIZ-Mitarbeiterinnen zwischen 48 verschiedenen Themenkategorien. Im PIZ des Marienhospitals Stuttgart wurden seit der Eröffnung im Mai 2009 über 7000 Besucher beraten. Davon waren etwa 65 Prozent Frauen und 35 Prozent Männer. Der Altersschwerpunkt liegt bei BesucherInnen in der zweiten Lebenshälfte.

Arten von Besuchern im PIZ

Menschen in Schubladen zu stecken wird in allen PIZen abgelehnt. Allerdings gibt es bei den Anfragen immer wieder Ähnlichkeiten, sei es in der Kontaktaufnahme, beim Gesprächsverlaufs oder den Fragestellungen. In dieser subjektiven Aufstellung werden die beobachteten „Besuchertypen" dargestellt. Vielleicht erkennen Sie ja den einen oder anderen Patienten aus den Fallbeispiele wieder.

Der Besuchertyp „Sammler"

Das in den PIZen ausgestellte Informationsmaterial lockt Sammler oft näher zu kommen. Finden sie für ihr Gesundheitsthema etwas Passendes, freuen sie sich sehr. Wenn sie das Gefundene dann sogar kostenlos mitnehmen dürfen, kennt die Freude kaum noch Grenzen. Zu manchen Themen gibt es allerdings sehr viel Informationsmaterial, einem sammelnden Krebspatienten alle Broschüren mitzugeben, die er haben möchte, kann zu einer vom Patienten nicht beherrschbaren Informationsflut führen. Hier ist es dann sehr wichtig, konkrete Fragestellungen mit dem Patienten herauszuarbeiten und das Informationsmaterial individuell anzupassen.

Der Besuchertyp „Von Hölzchen auf Stöckchen"

Dieser Besuchertyp kommt meist mit einer konkreten Frage ins PIZ. Bei erfolgreicher Beantwortung geht dieser Besuchertyp im Anschluss daran häufig einen ganzen Fragenkatalog durch, bei dem jede beantwortete Frage eine neue auftut. So ist es nicht verwunderlich, wenn das Startthema die Kniearthrose des Besuchers war und man beim Bauchspeicheldrüsenkrebs des Schwagers endet.

Der Besuchertyp „Mal kurz eine Frage"

Der „Mal-kurz-eine-Frage-Typ" kommt oft zufällig am PIZ vorbei (zum Beispiel auf dem Weg zum Rauchen vor der Tür) und betritt das PIZ einer spontanen Eingebung folgend. Die Fragen sind meist konkret, aber oft nicht ad hoc zu beantworten. Dieser Besuchertyp bleibt meist nicht länger im PIZ, freut sich aber sehr, wenn er vorbereitetes Informationsmaterial bei einem zweiten Besuch mitnehmen kann.

Der Besuchertyp „Ich wollt nur mal kurz reinschauen, was Sie hier anbieten"

Zu diesem Besuchertyp gehören häufig eher neugierige Menschen, die sich gerne das PIZ-Angebot erklären lassen. Nach der Nutzung für sich selbst (die meist mit dem Satz „ach das war jetzt aber gut, dass ich bei Ihnen reingeschaut habe" abgeschlossen wird), schickt dieser Besuchertyp nicht selten andere Patienten, Besucher und Bekannte im PIZ vorbei oder geleitet sie selbst dort hin.

Der Besuchertyp „Déjà-vu"

Arbeiten mehrere MitarbeiterInnen in einem PIZ kann es vorkommen, dass Besucher des Typs „Déjà-vu" sich die gleiche Frage von allen MitarbeiterInnen einzeln beantworten lassen. Sie lassen dabei allerdings nicht durchscheinen, dass sie am Vortag zum gleichen Thema mit dem Kollegen/der Kollegin gesprochen haben und nehmen auch Informationsmaterial gerne doppelt mit.

Der Besuchertyp „Ich wollte mal schauen wie es Ihnen geht"

Die Besucher dieses Types haben bei einem Krankenhausaufenthalt das PIZ und die MitarbeiterInnen kennengelernt und schauen immer mal wieder vorbei. Meist geschieht dies im Rahmen einer erneuten Behandlung, es passiert aber auch, dass sie das PIZ besuchen, wenn sie gerade in der Nähe der Klinik sind. Die Besucher nutzen das Gespräch mit den MitarbeiterInnen als eine Art psychologische Begleitung. Sie erzählen wie es ihnen in der letzten Zeit ergangen ist und erfragen Neues zu ihrer Erkrankung. Die meisten Besucher dieses Types sind älter (über 65 Jahre), es sind meist gleich viele Frauen und Männer.

Der Besuchertyp „Kümmerer"

Dieser Besuchertyp lässt sich im PIZ zum Gesundheitsproblem einer anderen Person, meist eines Angehörigen, beraten. Manchmal ist diese Person (mehr oder weniger freiwillig) auch anwesend, spricht aber nicht viel. Meist sind die „Kümmerer" Frauen zwischen 50 und 70 Jahren. In vielen Fällen drehen sich die Fragen um die Ernährung nach dem Krankenhausaufenthalt. Werden Männer zu „Kümmerern" ist die umsorgte Person oft die schwangere Partnerin.

Der Besuchertyp „Freitagnachmittag"

Freitagnachmittags kommen besondere Besucher ins PIZ. Sie haben bis auf den Besuchszeitpunkt wenig gemeinsam, die Anliegen sind meist ausgefallen oder sogar seltsam. Vielleicht kommen diese Besucher weil freitagnachmittags die meisten anderen Beratungsstellen schon geschlossen haben. Ein Anrufer berichtete beispielsweise von den Bettwanzen, die er wahrscheinlich von einer Marokkoreise in einer Decke eingeschleppt habe und die ihm jetzt gewisse Körperteile verbissen hätten (er bekam die Telefonnummer eines Kammerjäger-Notdienstes). Aber auch Wunderheiler, die im PIZ ihre Dienste anbieten möchten, religiöse Fanatiker und unangenehm kontaktfreudige Männer mittleren Alters suchen sich den Freitagnachmittag für ihren Besuch aus.

Die Aufstellung zeigt, so unterschiedlich die Fragestellungen der Besucher sind, so unterschiedlich sind auch die Besucher selbst. In Kliniken mit Kinderstationen gibt es wahrscheinlich auch noch den Besuchertyp „besorgtes Elternteil", in Kliniken mit geriatrischem Schwerpunkt den Besuchertyp „pflegebedürftiger pflegender Angehöriger". In der vorliegenden Aufstellung wird kein Anspruch auf Vollständigkeit erhoben. Wie anfangs erwähnt geht es nicht darum, PIZ-Besucher bloß zu stellen oder in Schubladen zu stecken. Vielmehr ermöglichen die Beobachtungen eine Angebotsanpassung und geben Auskunft darüber, welche Wünsche und Bedarfe die Menschen in der Klinik haben.

Grundsätze der Beratung

Bei einer Beratung im PIZ wird immer nach einer Möglichkeit gesucht, die BesucherInnen zu befähigen ihren Alltag im Anschluss bestmöglich informiert zu bewältigen. Dazu haben alle PIZen, die im Netzwerk für Patienten- und Familienedukation in der Pflege e. V. Mitglied sind, einige Grundsätze:

- Es werden keine Diagnosen gestellt.
- Es werden keine Therapien vorgeschlagen.
- Die PatientInnen werden nicht in eine bestimmte Richtung beeinflusst.
- Bisherige Behandlungsverfahren werden nicht bewertet.
- Es wird keine Information oder Beratung zu nicht anerkannten Verfahren gegeben.
- Der Besuch im PIZ ersetzt nicht den Gang zum Arzt sondern soll diesen ergänzen.

In sehr vielen Fällen helfen die PIZ-Mitarbeiterinnen erst mal bei der Navigation durch einen „Wirrwarr" aus Fachbegriffen, Untersuchungen, unbeantworteten Fragen und den Mengen an Informationen, die die PatientInnen selbst mitbringen – meist stammen diese Informationen aus dem Internet. Die Hilfestellung bei der Internetrecherche wird von den BesucherInnen gerne in Anspruch genommen – einerseits weil vielen der Umgang mit dem Internet nicht vertraut ist und andererseits weil viele Informationen im Netz unvollständig oder sogar falsch sind. Ist eine erste Ordnung hergestellt, gehen Fragen und Probleme tiefer, zumal sich durch die erste Hilfe eine Vertrauensbasis aufgebaut hat. Alles, was die BesucherInnen im PIZ erzählen, unterliegt dabei selbstverständlich der Schweigepflicht. Im Patienten-Informationszentrum des Marienhospitals Stuttgart bleiben die PatientInnen anonym, wenn sie das möchten. Das PIZ liegt zentral im Eingangsbereich. Es besteht aus zwei nebeneinander liegenden, miteinander verbundenen Räumen. Der Besucherraum ist einer Bücherei ähnlich gestaltet, im anderen Raum sind die Arbeitsplätze für die Mitarbeiterinnen. Dieser wird auch für Beratungen genutzt, die unter Ausschluss anderer PIZ-BesucherInnen stattfinden sollen. Im Raum mit den frei zugänglichen Medien ist auch der Internetrechercheplatz untergebracht, welcher von den BesucherInnen kostenlos genutzt werden kann. Das PIZ ist wochentags von 10:00–13:00 Uhr und von 14:00–17:00 Uhr geöffnet. Nach Absprache kann auch ein individueller Termin gefunden werden oder ein Besuch direkt am Patientenbett stattfinden. Für Pflegekräfte wurde im PIZ eine eigene Pflegebibliothek eingerichtet, in der Fachliteratur und Fachzeitschriften zur Recherche bereit gehalten werden. Die Pflegekräfte der Stationen können sich zudem auch Infomaterial für „ihre" PatientInnen im PIZ zusammenstellen lassen und anschließend die Beratung selbst übernehmen.

Öffentlichkeitsarbeit

Mobile PatientInnen und deren Angehörige werden von den Pflegenden auf das PIZ hingewiesen, sie sehen das Angebot in der

Patientenzeitschrift, im Patientenfernsehen, in Flyern oder auf im Hause ausgehängten Plakaten. BürgerInnen und andere Interessierte erfahren von den Angeboten im PIZ durch einen Besuch im Infopunkt Gesundheit, über die Presse und durch Weiterempfehlung. Viele ehemalige PatientInnen kommen nach dem stationären Aufenthalt wieder, um sich weitergehend zu informieren. Die Angebote des PIZ werden auch immer wieder in Infoveranstaltungen vorgestellt (z. B. in einem regionalen Frauenkreis).

Mediennutzung

Im PIZ werden verschiedene Medien genutzt: Broschüren, Flyer, DVDs, CDs, Internet und Bücher. Es wird darauf geachtet, dass alle Informationen valide, aktuell und möglichst neutral sind. Aktuell sind über 200 verschiedene Flyer und Broschüren sowie über 300 Bücher vorrätig. Ein Werkzeug zur Einschätzung der Flyer stellt die Wittener Liste zur Broschürenbewertung da (siehe Kapitel II.2.1 in diesem Buch).

Soweit es möglich ist, wird nach evidenzbasierten Quellen recherchiert. Die Medienauswahl gestaltet sich bei der PIZ-Planung sehr zeitaufwändig, da das potenzielle Medienangebot auf Verständlichkeit (für medizinische Laien), Aktualität und Verlässlichkeit hin überprüft werden muss. Am Marienhospital Stuttgart wurden hierzu die verschiedenen Fachabteilungen gebeten, eine Auswahl an guter Literatur für das PIZ zusammenzustellen. Zudem erwiesen sich die Bücher- und Broschürenlisten der Bundeszentrale für gesundheitliche Aufklärung, des Bundesministeriums für Gesundheit und die Literaturlisten von anderen PIZen als sehr hilfreich. Die Mitarbeiterinnen im Patienten-Informationszentrum pflegen einen guten Kontakt zu anderen Beratungs- und Informationsstellen im Umkreis. Dazu gehören beispielsweise die Selbsthilfekontaktstelle KISS Stuttgart, die Krebsberatungsstelle

Stuttgart, die Brückenschwestern des onkologischen Schwerpunkts Stuttgart oder die Stuttgarter Hospize, die unter anderem auch Hilfestellung bei der Trauerarbeit geben. Diese Kontakte werden stets genutzt, um auch das Informationsmaterial auf dem neuesten Stand zu halten. Die Mitgliedschaft im Netzwerk für Patienten- und Familienedukation in der Pflege e.V. ermöglicht zudem einen guten Austausch mit MitarbeiterInnen aus anderen PIZen.

Neu im PIZ Stuttgart: Der Einsatz von SchülerInnen

Seit März 2015 haben SchülerInnen der Krankenpflegeschule des Marienhospitals die Möglichkeit zu einem Einsatz im PIZ. Die Einsätze werden jeweils für etwa sechs Wochen geplant und die SchülerInnen befinden sich meist im zweiten Ausbildungsjahr. Der Einsatz zählt in der Ausbildung zu den ambulanten Einsätzen.

Die beruflichen Anforderungen der Pflege haben sich in den letzten Jahren durch die gravierenden Veränderungen im Gesundheitswesen gewandelt. Die Pflege hat sich in diesem Zusammenhang weiterentwickelt und durch das Konzept der Patientenedukation mit den Elementen *Information*, *Beratung* und *Schulung* professionalisiert. Auch in der beruflichen Ausbildung ist dieser Ansatz in der Ausbildungs- und Prüfungsverordnung abgebildet. Der Themenbereich drei umfasst die Inhalte: „*Unterstützung, Beratung und Anleitung in gesundheits- und pflegerelevanten Fragen fachkundig gewährleisten*" (Ausbildungs- und Prüfungsverordnung für die Berufe in der Krankenpflege 2003). Folglich wird Patientenedukation in der Schule gelehrt. Es stellt sich nur die Frage, wie dieser pädagogische und psychologische Anteil pflegerischer Arbeit in der Praxis verankert ist und wie die SchülerInnen ihr schulisch gewonnenes Wissen in ihre praktischen Erfahrungen integrieren können. Das PIZ kann hier als Bindglied zwischen Schule und Praxis dienen. Dort können die SchülerInnen auf besondere Art und

Weise lernen, ihr edukatives Wissen in ihrem praktischen Handeln umzusetzen. Das Besondere am Einsatz im PIZ des Marienhospital Stuttgart ist, dass die SchülerInnen morgens in der gynäkologischen Ambulanz arbeiten und nachmittags ins PIZ kommen. Die Zielsetzung dieses „Splittings“ liegt darin, dass die SchülerInnen einerseits die Arbeit in der gynäkologischen Ambulanz kennenlernen und nachmittags im PIZ die Möglichkeit haben, Fragestellungen, die sich aus der praktischen Tätigkeit und im Umgang mit den gynäkologischen Patientinnen ergeben, zu bearbeiten. Im PIZ können sie gezielt zu den verschiedenen Krankheitsbildern recherchieren. Zudem finden sie dort zahlreiche Informationen darüber, wie sie die Patientinnen im Umgang mit ihrer Erkrankung und im Alltag unterstützen können. Die pädagogisch qualifizierten Mitarbeiterinnen im PIZ Stuttgart haben für den Einsatz der SchülerInnen einen Leitfaden entwickelt. Der Leitfaden enthält Informationen über die Personen, die im PIZ tätig sind, deren Aufgaben und Verantwortungsbereiche. Die SchülerInnen erhalten einen Überblick über die einzelnen Lernangebote und in welchem zeitlichen Rahmen diese geplant sind. Ein Hauptanliegen des Einsatzes ist die Vorbereitung, Planung, Durchführung und Evaluation einer selbstständigen Beratung. Die PIZ-Mitarbeiterinnen erstellten hierfür ein spezielles Lernangebot „Beratung einer Patientin mit Mammakarzinom“, welches kompetenz- und handlungsorientiert ist. Es bezieht sich auf eine komplexe Situation des beruflichen Alltags, eine Beratungssituation, wie sie im PIZ häufig anzutreffen ist. Die zu erwerbenden Kompetenzen wurden in Anlehnung an das „Stuttgarter Kompetenzmodell“ formuliert. Mit dem Lernangebot setzen sich die SchülerInnen mit den Themen Patientenedukation, Salutogenese, ausgewählten Kommunikationsmodellen, dem Beratungsprozess, der Behandlung des Mammakarzinoms und dessen Auswirkungen auf die betroffene Frau auseinander. Indem sie das zur Verfügung stehende Informationsmaterial im PIZ verwenden, können die SchülerInnen eine umfassende Beratung vorbereiten, die sich an der individuellen Situation einer Mammakarzinompatientin orientiert. Als Vorbereitung für die Beratung werden anhand eines Reflektionsbogens Beratungssituationen, die die Mitarbeiterinnen durchführen, mit den SchülerInnen reflektiert und besprochen. Die SchülerInnen werden so methodisch auf die Aufgabe vorbereitet und erhalten bei der Durchführung pädagogische Begleitung.

Darüber hinaus bekommen die SchülerInnen einen umfassenden Einblick in die verschiedenen Aufgabengebiete des PIZes in Stuttgart. So beteiligen sie sich auch an der Planung, Organisation, Durchführung und Evaluation der verschiedenen Infoveranstaltungen. Für die SchülerInnen ist das „Reinschnuppern" in die verschiedenen Projekt- und Arbeitsgruppen, wie z. B. das betriebliche Gesundheitsmanagement, besonders interessant. Sie bekommen so Einblicke in das Krankenhausgeschehen, die ihnen im Stationsalltag nichtgewährt werden könnten.

In den Schülereinsätzen liegen viele Chancen. Das pflegerische Handeln der SchülerInnen wird schon zu einem frühen Zeitpunkt ihrer beruflichen Sozialisation im Sinne der Patientenedukation gefördert. Im PIZ haben die Schülerinnen die Möglichkeit, konkrete Beratungssituationen zu beobachten und selbst zu gestalten. Gleichzeitig tragen die SchülerInnen dazu bei, das Bewusstsein für Patientenedukation und das PIZ als Einrichtung auf den Stationen zu stärken.

IV.4 Ein Jahr PIZ in der Uniklinik Köln – Erfahrungen einer Neugründung

von Dr. Cindy Scharrer und Annika Flottmann

Am 4. Februar 2014 öffnete das Patienten-Informations-Zentrum (PIZ) der Uniklinik Köln erstmals seine Türen. Seitdem ist ein Jahr vergangen – für uns, die Mitarbeiter des PIZ, ist das ein Grund, zurückzuschauen und festzuhalten, welche Prozesse mit der Phase einer Neugründung einhergegangen sind – vor allem aber, um zu beschreiben, vor welchen Herausforderungen eine Klinik und ihre Mitarbeiter stehen, wenn sie sich entschieden haben, ein PIZ zu gründen. Letzteres möchten wir mit diesem Beitrag tun und hier drei dieser Herausforderungen beschreiben – nicht zuletzt, um Sie zu ermutigen, dazu beizutragen, Patientenedukation in Deutschland voranzutreiben – und ein PIZ zu gründen.

Herausforderung Nr. 1: das Pflege- und Gesundheitsverständnis

Vielleicht ist es ungewöhnlich, den Rückblick mit diesem Punkt zu beginnen – vielleicht erwarten Sie an dieser Stelle andere inhaltliche Aspekte wie zum Beispiel die Beschaffung geeigneter Räume oder die Finanzierung eines PIZs. Diese Punkte verlieren jedoch an Bedeutung, wenn die Frage beantwortet wurde: Möchte ich in meiner Einrichtung ein Beratungs- und Edukations-Zentrum etablieren oder nicht? Sehe ich in der Patientenedukation, in Beratung und Anleitung eine wichtige Aufgabe für die pflegerischen und therapeutischen Berufsgruppen, und einen Bereich, in dessen Weiterentwicklung und Fundierung ich investieren möchte – oder tue ich das nicht? Bei der Gründung eines PIZ kann es sein, dass unterschiedliche, zum Teil gegensätzliche Pflegeverständnisse sichtbar werden und aufeinander treffen – was Konfliktpotenzial bietet, aber auch eine großartige Entwicklungsmöglichkeit für die involvierten Berufsgruppen darstellt.

Im Zuge komplexerer Therapiemöglichkeiten und des Ausbaus von ambulanten Behandlungen nimmt der Informations- und Wissensbedarf der Menschen stark zu – wobei dieser Informationsbedarf höchst individuell ist: Die Betroffenen brauchen unterschiedliche Informationen zu sehr unterschiedlichen Zeitpunkten – nicht immer sind sie dann noch in der Klinik oder ist ein Experte erreichbar. Viele Fragen tauchen erst nach der Entlassung auf – wenn es darum geht, den Alltag mit der Krankheit oder der Einschränkung zu gestalten. Dann aber stehen häufig keine Ansprechpartner mehr zur Verfügung, die Betroffen sind auf sich allein gestellt – mit oftmals unzureichender Kompetenz, sich die notwendigen Informationen zu beschaffen oder sie zu bewerten. Die Betroffenen fühlen sich in diesen Lebenssituationen überfordert und nicht ausreichend darauf vorbereitet. Dieser Sachverhalt ist bekannt – und dennoch wird er im Krankenhaus zu wenig berücksichtigt – auch und vor allem durch die Berufsgruppe der Pflegenden. Diese hat, nicht zuletzt bedingt durch die in den Krankenhäusern geforderten Abläufe und Strukturen, ein eher reduktionistisches, ablauforientiertes Pflegeverständnis entwickelt. Die Förderung von Alltagskompetenz der Betroffenen steht häufig nicht mehr im Blick der beruflich Pflegenden – ein Sachverhalt, der von Pflegewissenschaftlern bereits mehrfach beschrieben worden ist (vgl. Hotze 2005).

Hierin lag für uns eine der größten Herausforderungen: Ein Patienten-Informations-Zentrum kann keine isolierte Einheit im Klinikum sein, sondern erfüllt seine Funktion nur als ein Netzwerk aller Berufsgruppen, die an dem Ziel Wiederherstellung bzw. Erhaltung der Gesundheit und befriedigender gesellschaftlicher Teilhabe mitarbeiten und gemeinsam informieren, beraten und schulen. Dazu müssen die Mitarbeiter sich dieses gesellschaftlichen Auftrages jedoch bewusst sein und Beratung und Schulung als selbstverständlichen Teil ihres therapeutischen Handelns sehen. Die pflegerische Berufsgruppe darf deutlich in Anspruch nehmen: „Nursing is teaching."

Eine weitere Herausforderung, mit der wir als neugegründetes PIZ konfrontiert waren, waren die sehr subjektiven und individuellen Definitionen von Gesundheit und Gesundheitskompetenz, die die Ratsuchenden mitbrachten – und die nicht immer unseren entsprachen. Die Uniklinik Köln hat das Informations- und Schulungszentrum gegründet, damit sich hier Patienten, Besucher und Angehörige individuell – zu den Zeiten und in dem Ausmaß, wie sie es brauchen – informieren und beraten lassen können und auf diesem Wege ihre Gesundheitskompetenz erweitern können. Ziel ist es, die Betroffenen zu befähigen, in ihrem häuslichen Umfeld mit ihrer persönlichen Situation umzugehen, die zur Verfügung stehenden Ressourcen sinnvoll auszunutzen und ein selbstbestimmtes und von gesellschaftlicher Teilhabe gekennzeichnetes Leben zu führen – auch trotz Krankheit und Einschränkungen gesund leben zu können. Wir stellten schnell fest, dass die Betroffenen sehr eigene Vorstellungen davon hatten, was „gesund", „Alltagskompetenz" oder „gesellschaftliche Teilhabe" ist. So manche unserer Schulungen, die wir vorbereitet hatten, wurden nicht nachgefragt, zumindest nicht dann, wenn wir sie angeboten hatten, nicht von den Ratsuchenden, für die sie konzipiert waren und nicht in der Art, wie wir die Information aufbereitet hatten. Was als Gruppenangebot gedacht war ist nun Einzelschulung und aus manchem Vortrag wurde ein Familiengespräch. Und aufwendig geplante Angebote verschwanden wieder (zum Beispiel die Sprechstunde der Selbsthilfekontaktstelle) – sie waren für die Besucher des PIZ nicht bedeutsam.

Pourgholam-Ernst (2002, S. 10) sagt, Gesundheit sei ein Begriff, der zu einem großen Teil auf persönlichen Erlebnisweisen beruht. Sie entfalte sich in einer Wechselwirkung zwischen dem Individuum und seiner Umwelt, sei kein statischer Zustand, sondern ein dynamischer Prozess, „der die ununterbrochene Bewegung der Person, deren Bemühung um eine Anpassung an die sich verändernde Situation und das Streben nach einem körperlichen, psychischen und sozialen Wohlbefinden zum Ausdruck bringt.“ Der Begriff „Gesundheit“ steht für ein positives Konzept, das die Bedeutung sozialer und individueller Ressourcen ebenso betont wie die körperlichen Fähigkeiten. Patienten und Angehörige bewegen sich in diesem Prozess, sind bemüht, ihr Leben so gut und befriedigend es geht, zu gestalten. Was bedeuten „Gesundheit“ und „Alltagskompetenz“ für einen Betroffenen, der aufgrund einer Kolonresektion unter chronischem Durchfall leidet? Vielleicht, dass er alle öffentlichen Toiletten auf dem Weg von seiner Wohnung bis zu seiner Arbeitsstelle kennt – und wir werden ihm dabei helfen, sie auf dem Stadtplan einzuzeichnen – damit er sich sicher fühlt. Und in zwei Monaten überlegt er sich vielleicht mit uns gemeinsam Maßnahmen, wie er mit Ernährungsanpassung der chronischen Diarrhoe begegnen kann.

Herausforderung Nr. 2: Mut zum Nichtwissen – die Profilbildung

Wir hatten bei der Eröffnung Ziele und Vorstellungen, aber wir wussten nicht, in welche Richtung sich das PIZ wirklich entwickeln würde. Es war für uns nicht immer leicht, den Weg nicht zu wissen und den nächsten Schritt nicht zu kennen – aber genau das bedeutet Neugründung eines PIZ: Sie wissen nicht, ob das Angebot angenommen werden wird, wer es annehmen wird, was an Informationen nachgefragt wird etc. Wir hatten nicht die Ressourcen, alle Eventualitäten didaktisch und fachlich vorzubereiten – unsere Strategie für das erste Jahr war, vor Ort zu sein und uns entsprechend den Bedürfnissen der Ratsuchenden zu entwickeln. Das stellte eine nicht geringe Herausforderung für den persönlichen Lebensstil dar, denn besonders in der Anfangsphase war eine unserer häufigsten Antworten: „Darauf habe ich gerade keine Antwort, aber ich suche diese Information für Sie heraus.“ Die Mitarbeiter im PIZ waren Pflegeexperten, die in ihrem Fachgebiet sicher waren, nun jedoch zu Bereichen befragt wurden, in denen sie sich nicht auskannten. Jeder Tag wurde zu einer Schulung für die Mitarbeiter. Bereits eingangs wurde besprochen, dass ein PIZ nur auf der Basis eines Expertennetzwerkes funktionieren kann – und das wurde in den ersten Monaten mit aller Intensität ausgebaut. Es war sehr erfreulich zu erleben, dass Mitarbeiter aller Berufsgruppen gerne bereit waren, ihre Expertise dem PIZ zur Verfügung zu stellen und als Experten ansprechbar waren oder selbst Beratungen und Patientenschulungen durchführten. Auf diesem Wege durchzog der Gedanke der Patientenedukation das Haus und wurde allen vertrauter. Heute haben wir 80 Netzwerkpartner innerhalb und außerhalb der Klinik, die gemeinsam dazu beitragen, dass Betroffenen und Angehörige die Informationen und Schulungen erhalten, die für sie bedeutsam sind.

Wir haben alle Beratungsanlässe dokumentiert und daraus unsere weiteren Schritte abgeleitet: Aufgrund der Nachfrage haben wir evidenzbasierte Informationsmaterialien beschafft oder selbst erstellt, Schulungen geplant und angeboten – und verändert – und uns so in eine Richtung entwickelt, die von den Nutzern vorgegeben wurde – wir folgten dem Bedarf. Diese Strategie hat dazu beigetragen, dass wir im Laufe des ersten Jahres 2722 Besucher hatten – und 1262 individuelle Beratungen durchführen konnten. 211 Interessierte nahmen an unseren Schulungen und Pflegekursen teil – auch wenn die Inhalte ganz andere waren, als wir ursprünglich geplant hatten. Wir hatten Ideen, das Sozialpädiatrische Zentrum vorzustellen, zum sicheren Umgang mit Arzneimitteln anzuleiten – die Ratsuchenden aber interessierten sich für andere Dinge: Leben mit Demenz, Umgang mit Gerinnungshemmern, Pflege zu Hause, Leben mit chronischen Krankheiten (neurologische Erkrankungen, Krebs, Diabetes), Patientenverfügung und Vorsorgevollmacht – und auch die Frage, was gesunde Ernährung ist und wie man sie umsetzten kann.

Nach einem Jahr haben wir uns mit Frau Dr. Strohbücker, der Pflegewissenschaftlerin unserer Klinik, zusammengesetzt und anhand dieser Daten eine Funktionsbeschreibung für das PIZ vorgenommen. Folgende Funktionen lassen sich demnach in unserem PIZ abbilden. Wir waren überrascht, dass es so viele waren:

1. Beraterfunktion: Wir beraten Menschen individuell – bedürfnis- und adressatengerecht.
2. Schulungsfunktion: Wir führen Schulungen und Mikroschulungen durch.
3. Auffangfunktion: Oft sind wir Ansprechpartner für Menschen, die sonst nicht wissen, an wen sie sich wenden können. Wir sind da, hören zu und leiten den nächsten Schritt ein.
4. „Kümmererfunktion“: Manchmal funktionieren Dinge nicht so, wie Menschen es sich vorstellen. Die Mitarbeiter des PIZ nennen die zuständigen Ansprechpartner, vermitteln oder leiten Anliegen weiter. Manchmal gehen wir mit und zeigen dem Patienten, wie der Parkautomat funktioniert.
5. Wegweiser: Menschen fragen uns nach dem Weg. Auch den erklären wir gerne.
6. Dolmetscherfunktion: Ratsuchende verstehen Gesundheitsinformationen nicht immer. Wir helfen den Betroffenen dabei und übersetzen für sie unverständliche Begriffe in eine vertraute Alltagssprache.
7. Bibliotheksfunktion: Im PIZ halten wir eine Auswahl an Materialien vor: Bücher, Broschüre, Filme, Flyer, Modelle etc., die den Ratsuchenden zur Verfügung stehen und zum Teil kostenlos mitgenommen werden können.
8. Krisenmanagement: Manchmal geraten Menschen in schwere Lebenssituationen: Ein Ehepaar hat sich entschieden, dass der Ehemann zu Hause in Würde und im Kreis seiner Familie sterben soll. Die Entscheidung fiel vor zwei Monaten –

als es dem Mann noch relativ gut ging. Aber nun schafft er es nicht mehr zur Toilette und hat starke Schmerzen. Es gibt keine Hilfsmittel und keinen häuslichen Pflegedienst – und keinen Ansprechpartner. Die Ehefrau sitzt auf dem Sofa im PIZ und weint, weil sie nicht mehr weiß, was sie tun soll. Hier helfen wir. Wir hören zu, trösten und handeln: Besprechen mit der Frau die nächsten Schritte, die sofort eingeleitet werden – Überleitungsmanagement, häusliche Versorgung, Hilfsmittelversorgung, Pflegeberatung und ambulante Schmerzversorgung.

Herausforderung Nr. 3: Die Kommunikation im Hause

Beratung, Information und Schulung sind aus der Patientenversorgung nicht wegzudenken.

Das PIZ ist eine wichtige Institution, in der diese Edukationsangebote stattfinden und weiterentwickelt werden können. Dennoch war die Inanspruchnahme durch die Stationen am Anfang eher gering. Inzwischen ist sie deutlich gestiegen – dennoch: Auch nach einem Jahr treffen wir immer noch Kollegen, die fragen: „PIZ? Was ist das?", ein Phänomen, das allen Mitarbeitern im Netzwerk „Patienten- und Familienedukation in der Pflege e.V." gut bekannt ist. Die dritte Herausforderung bestand für uns darin, unser Angebot in der Klinik zu kommunizieren: Die Mitarbeiter auf den Stationen mussten erfahren, dass es das PIZ gibt, was es leisten kann und welchen Nutzen es für die Ärzte, die Pflegenden und die Patienten und Angehörigen hat.

Wir haben dazu mehrere Wege eingeschlagen und die Kommunikation nach intern und extern ausgebaut. Eine Säule war die Öffentlichkeitsarbeit. Die lokale Presse berichtete beispielsweise über die Eröffnung des PIZ und über die Entwicklung nach einem Jahr. Infolge dieser Beiträge wandten sich gezielt Ratsuchende an uns, die über die Medien vom PIZ erfahren hatten.

Der Ausbau und die Pflege des externen und internen Experten-Netzwerks gehören ebenfalls dazu. Die Netzwerkpartner erhalten monatlich Informationen über Schulungen und Angebote im PIZ und geben diese weiter. Dadurch, dass diese Kollegen das PIZ mit ihrer Expertise unterstützen, ist es ihnen präsent und sie geben unser Angebot gezielt weiter. Innerhalb der Klinik erreichen wir die Mitarbeiter über monatliche E-Mails mit den aktuellen PIZ-Angeboten, die auch im Online-Veranstaltungskalender der Klinik zu finden sind. Das PIZ ist auf der Homepage der Klinik zu finden und berichtet regelmäßig in der klinikeigenen Zeitschrift und dem Newsletter von seiner Arbeit. Die Mitarbeiter gehen in die Teambesprechungen und stellen das Angebot des PIZ vor, wir unterstützen Stationen bei der Planung und Umsetzung von Patientenedukationsmaßnahmen und sind aufgrund dieser Projekte in den Bereichen präsent. Eine wichtige Säule bei der Kommunikation des Angebotes sind die Auszubildenden der Uniklinik. Sie alle haben im Rahmen ihrer Ausbildung ein umfangreiches Modul belegt, dessen Schwerpunkte die Kommunikation und die Patientenedukation sind. Einige von ihnen haben die Möglichkeit, einen praktischen Einsatz im PIZ abzuleisten und jeder ist in die Projektreihe „Schüler lehren“ eingebunden. „Schüler lehren“ ist eine Methode, bei der die Lernenden zu Lehrenden werden und auf diese Weise die theoretisch erworbenen Inhalte aus dem Modul Kommunikation und Patientenedukation in der Praxis anwenden. Die Auszubildenden haben sich im Unterricht mit der Rolle des Beratenden und des Ratsuchenden auseinandergesetzt, verschiedene Beratungsansätze und den Phasenablauf einer Beratungssituation kennengelernt. Sie sind für grundlegende didaktische Fragen sensibilisiert worden und erhalten nun die Gelegenheit, ihre Beratungs- und Schulungsfähigkeiten auszubauen und diese in realen Anleitungssituationen zu trainieren. Sie geben ihr Wissen an Patienten,

Angehörige und Mitarbeiter des Hauses weiter. Beispiele für Projekte hierzu sind die Schulungsreihe „Konzepte in der Pflege von Menschen mit Demenz“, der Projekttag zum Thema Diabetes und das Beratungs- und Schulungsangebot zum Thema HIV-Prävention, das die Lernenden auf dem Tag der Pflege vorgestellt haben. Beim letzteren Projekt laden die Auszubildenden Schüler aus einer Schule im Stadtteil ein und informieren die jungen Menschen darüber, was HIV ist und wie sie sich davor schützen können. Die Auszubildenden nehmen hier gezielt eine gesellschaftliche Aufgabe des Pflegeberufes wahr: die primäre Prävention.

Die Methode „Schüler lehren“ kann in der Klinik auch darum so gut umgesetzt werden, weil es in der Uniklinik Köln eine enge Vernetzung der Ausbildungsstätte (Schule) mit der Praxis (die Stationen, in denen ein Projekt stattfindet) und dem Patienten-Informations-Zentrum gibt. Eine enge Begleitung durch die lehrenden Pädagogen und die wissenschaftlichen Mitarbeiter des PIZ ist dabei selbstverständlich – so wird sichergestellt, dass die Inhalte evidenzbasiert und adressatenspezifisch aufgearbeitet sind.

Von den vielen verschiedenen Kommunikationswegen empfinden wir die Zusammenarbeit mit der Gesundheits- und Krankenpflegeschule als eine sehr bedeutsame – die Auszubildenden lernen und erleben Patientenedukation als Teil pflegerischer Arbeit und greifen selbstverständlich auf die Ressource PIZ zu. Sie sind die Botschafter und Multiplikatoren eines erweiterten und an Teilhabe ausgerichteten Pflegeverständnisses.

Perspektive

Mit dem ersten Jahr ist ein Fundament gelegt, auf dem nun weiter aufgebaut werden muss. Patientenedukation findet bereits an vielen Orten statt. Dennoch muss ihre Bedeutung weiter vermittelt werden, die vorhandenen Angebote gebündelt und sichtbar gemacht sowie Mitstreiter gewonnen werden. Zielgruppenspezifische Angebote wollen ausgebaut und vernetzt werden und nicht zuletzt wollen wir dazu beitragen, Patientenedukation auch auf eine solide wissenschaftliche Basis zu stellen.

V Einiges über Prof. Dr. Angelika Zegelin

Die letzten Seiten dieses Buches sollen dem Wirken von Angelika Zegelin gewidmet werden. Sie schied im Sommer 2015 aus dem aktiven Berufsleben aus. Zu ihrer Ehrentagung „Die sprechende Pflege“ am 06.10.2015 wird dieses Buch der Öffentlichkeit vorgestellt.

V.1 Worte eines Weggefährten

von Univ.-Prof. Dr. Martin W. Schnell[5]

Angelika Zegelin zählt zu den Begründerinnen der akademischen Pflegewissenschaft in Deutschland. Sie hat über 20 Jahre an der Universität Witten/Herdecke Studiengänge entworfen, geleitet und verantwortet. Aus jahrelanger Erfahrung „auf Station“ wusste sie, dass ein Studienangebot allein nicht ausreicht. Daher reiste Sie durch ganz Deutschland und das deutschsprachige Ausland, um für die Studiengänge zu werben. Sie beriet Pflegende und machte ihnen Mut, überhaupt ein akademisches Studium aufzunehmen, in die Reflexion einzutreten und sich auf völlig neue Gedanken einzulassen – mit dem Ziel vor Augen: Entwicklung von Wissen für die Pflegewissenschaft und von Hilfsangeboten für die Menschen! Heute trifft man in Institutionen der Gesundheitsversorgung Angelikas ehemalige Schüler. Sie verdanken Ihr neben allem Wissen den Impuls, aus ihrem Beruf eine Berufung gemacht zu haben! Für ihren erfolgreichen Einsatz zugunsten der Professionalisierung der Pflege

5 Inhaber des Lehrstuhls für Sozialphilosophie und Ethik an der Fakultät für Kulturreflexion – Studium fundamentale und Direktor des Institut für Ethik und Kommunikation im Gesundheitswesen (IEKG) der Fakultät für Gesundheit an der Universität Witten/Herdecke

und damit für die Gesundheitsversorgung in der Bürgergesellschaft hat Angelika im Jahre 2009 das Bundesverdienstkreuz erhalten.

Die Pflegewissenschaft ist eine Disziplin, in deren Zentrum wesentlich (aber nicht nur) vulnerable Personen stehen. Angelika Zegelin ist die Philosophin unter den Pflegewissenschaftlern, weil sie ihre Disziplin als Wissenschaft vom Allgemeinen versteht und praktiziert. Die Pflegewissenschaft kann zu jedem Thema etwas sagen! Sie soll sich nicht in Einzelheiten und langweiligen Details verlieren! Statt die Effektivität von Wundauflagen miteinander zu vergleichen, überlegt sie, zusammen mit Eckart von Hirschhausen, wie in Krankenhäuser Lebensqualität einziehen könnte.

Für Angelika Zegelins Verständnis von Pflegewissenschaft ist auch die an dieser Stelle diskutierte Institution des „Patienteninformationszentrums" von besonderer Bedeutung. Patienten und Angehörigen erhalten in dieser Institution (jenseits der medizinischen Reduktion der Versorgung auf eine Symptomkontrolle) Informationen, die für den Umgang mit einer Krankheit im Hinblick auf die Gestaltung einer Alltagsnormalität relevant sind. Sie erfordert zudem, dass Pflegende das ritualisierte Prinzip der stummen Körperarbeit überwinden und zu sprechenden Pflegenden werden, die beraten und schulen, um mitzuhelfen, Menschen in Autonomie und Hoffnung zu versetzen.

Das philosophische Prinzip der Arbeit von Angelika Zegelin besteht darin, bis heute selbst oder in Form von Denkanstößen Themen der Pflege behandelt zu haben, die sowohl auf die Versorgung von pflegebedürftige Menschen, deren Umfeld als auch auf jeden anderen Menschen bezogen werden können.

Ein Beispiel: „Bettlägerigkeit" – ist was? Jeder kennt dieses Phänomen, aber keiner kann es fassen, weil es den Spezialisten zwischen den Fingern zerbröselt. Ist es psychisch? Oder physisch? Oder eine soziale Sache? Angelika Zegelin denkt Patientenschicksale und die Matratzengruft in Heinrich Heines „Romanzero“ zusammen.

Die Kombination von allgemeinen, jeden Menschen betreffenden Fragen, mit besonderen, pflegerischen Ausprägungen, findet sich in allen Arbeitsfeldern Angelika Zegelins wieder:

- Kommunikation (Sprache und Pflege),
- Lernen (Patientenedukation, Beratung),
- Leiblichkeit (Bettlägerigkeit, Brustkrebs),
- Körperschema (Brustkrebs),
- Autonomie (Mobilität),
- Selbstbestimmung (Patientenverfügung),
- Geist (Demenz),
- Transfer (Theorie und Praxis).

Bei der Erarbeitung jedes dieser Themen suchte Angelika stets den Kontakt zu geeigneten Vertretern wissenschaftlicher Nachbardisziplinen. Sprache ist ohne Linguistik und Sprachphilosophie nicht fassen. Pflegewissenschaft kann und soll nicht nur aus sich selbst schöpfen – sofern sie nicht zur langweiligen Normalwissenschaft (Th. S. Kuhn) werden möchte.

Als Weggefährte hoffe ich, dass Angelika Zegelin zukünftig weitere Themen behandeln und entsprechende Anregungen geben wird, damit die Gemeinschaft der Pflegewissenschaft lebendig bleibt.

V.2 Lebenslauf von Prof. Dr. Angelika Zegelin und Sammlung ihrer Publikationen

Geburtsdatum:

11. Mai 1952

Schule/Berufsausbildung:

April 1966 Beginn als Pflegevorschülerin in den Städtischen Kliniken Dortmund (sie ist noch 13 Jahre alt) – 44-Stunden-

Arbeitswoche in verschiedenen Einsätzen, Teildienst im Krankenhaus
Oktober 1969 bis September 1972 Krankenpflegeausbildung in den Städtischen Kliniken Dortmund, Krankenpflegeexamen 1972
1974–1992 zahlreiche Qualifikationen/Fortbildungen nebenberuflich: Abendrealschule, Abendgymnasium, Abitur 1980
1980 einjährige Weiterbildung zur Unterrichtsschwester/Pflegedienstleitung bei der ÖTV

Hochschulausbildung:

1981–1991 Magisterstudium Erziehungswissenschaft an der FernUni Hagen (nebenberuflich), Psychologie und Soziologie als Nebenfächer, Magisterabschluss 1991
Promotionsstipendium der Robert-Bosch-Stiftung
Dissertation zum Thema Bettlägerigkeit (nebenberuflich), Abschluss 2004

Berufstätigkeit:

1972–1974 chirurgische Intensivstation der Unfallklinik
Herbst 1974 bis Frühjahr 1992 Krankenpflegeschule der Städtischen Kliniken Dortmund, zunächst als Schulassistentin, dann als Unterrichtsschwester (Klassenleitung)
1991–1993 Aufbau der innerbetrieblichen Fortbildung in den Städtische Kliniken Dortmund
1993–1995 Tätigkeit im Bildungszentrum Essen des DBfK, Weiterbildungsleitung (u. a. Pflegefachseminar, Stomatherapie)
1995 bis Juli 2015 tätig als Pflegewissenschaftlerin und Curriculums-Beauftragte im Department für Pflegewissenschaft (vorm. Institut für Pflegewissenschaft) der Universität Witten/Herdecke
seit 2010 Honorarprofessur an der Mathias Hochschule in Rheine

Arbeitsschwerpunkte: Entwicklung von Pflegewissenschaft, Aufbau einer pflegeorientierten Patienten- und Familienedukation, Interaktion in der Pflege, Sprache und Pflege, Praxisentwicklung, Aktivitäten im Bereich Demenz, Prävention von Bettlägerigkeit
Zahlreiche Projekte und Gremientätigkeiten, viele Publikationen, mehrere Auszeichnungen (www.angelika-zegelin.de)

Veröffentlichungen in Zeitschriften, 1989–2015

Zegelin, A., (1989). Unterricht in psychiatrischer Pflege. Deutsche Krankenpflegezeitschrift (DKZ), Beilage, 42 (4)

Zegelin, A., (1989). Bericht über Pflegeforschungskongress in Jerusalem, Deutsche Krankenpflegezeitschrift (DKZ), 42 (5) 313–317

Zegelin, A., (1990). Zum Unterricht „ATL-Schlaf", Deutsche Krankenpflegezeitschrift (DKZ), 43 (3) 201–205

Zegelin, A., (1990). Anwendung von Anti-Thrombosestrümpfen. Krankenpflege, Zeitschrift des DBfK 44 (6) 333–337

Bartholomeyczik, S.; Dieckhoff, T.; Drerup, E.; Korff, M.; Krohwinkel, M.; Müller, E.; Sowinski, C.; Zegelin, A., (1992). Arbeitsbedingungen und Arbeitszufriedenheit von Pflegenden im Nachtdienst. Pflege 4 (3) 206–213

Bartholomeyczik, S.; Dieckhoff, T.; Drerup, E.; Korff, M.; Krohwinkel, M.; Müller, E.; Sowinski, C.; Zegelin, A., (1992). Job Satisfaction of Night Nurses in Germany. International Nursing Review 39 (1), 1992 75–80

Zegelin, A.; Bartz-Swienty, M.; Fricke, A.; Kulot, U., (1992) Krankenpflegeschüler in der Gynäkologie, Deutsche Krankenpflegezeitschrift (DKZ) 45 (3) 214–219

Zegelin, A.; Milhahn, J., (1993). Ethische Bildung in der Pflege. Deutsche Krankenpflegezeitschrift (DKZ), 46 (5) 317–321

Zegelin, A., (1993). Zu wenig Beiträge ..." AEDL-Kommunikation, Sonderheft Forum Sozialstation, 17 (7)

Zegelin, A., (1994). Es fehlt noch die Infrastruktur, zur Situation der Pflegeforschung in der BRD, Altenpflegeforum, 19 (3) 25–30

Zegelin, A., (1994). Pflegeforschung in der Ausbildung. Pflege aktuell, Zeitschrift des DBfK, 48 (7)

Zegelin, A., (1994). Zur Neuordnung der WB „Enterostomatherapie" („Ein Jahr rum ...") Magazin Stoma und Inkontinenz, 1 (4) 25–26

Zegelin, A., (1994). Qualität und Pflegefachlichkeit. Pflege aktuell, Zeitschrift des DBfK. 48 (12)

Zegelin, A.; Schrader, C., (1995). Jordanien – Eindrücke einer Studienreise. Pflege aktuell, Zeitschrift des DBfK, 49 (5) 220–223

Zegelin, A.; Gerlach, A., (1995). Thrombose-Prophylaxe, dreiteiliger Beitrag, Pflege aktuell, Zeitschrift des DBfK, 49 (11,12) und 1996 (50) 1

Zegelin, A., (1995). Projekt „Flügelhemd". Pflege aktuell, Zeitschrift des DBfK, 49 (6) 278–280

Zegelin, A., (1995). Das Flügelhemd. Die Schwester/Der Pfleger, 34 (8), 711–714

Zegelin, A., (1996). Hilfe – ich muss unterrichten. Die Schwester/Der Pfleger, 35 (2), 166–167

Zegelin, A., (1996). Anfangs sieht alles schlimmer aus – Erwartungen und Erfahrungen von StomaträgerInnen. Forschungsbericht. Magazin Stoma und Inkontinenz, 3 (4) 75–78

Zegelin, A., (1996). Pflegerituale. Die Schwester/Der Pfleger, 35 (4), 338–342

Zegelin, A., (1996). Sprache und Pflege. Einleitung in den Schwerpunkt. Die Schwester/Der Pfleger, 35 (5), 489–490

Zegelin, A.; Schmitt, L., (1996). Mehr Lesen – mehr Wissen. Die Schwester/Der Pfleger, 35 (5), 536–539

Zegelin, A., (1996). Pflege und Förderung im Austausch, Kongressbericht Basale Stimulation In: Pflegen ambulant Heft 8 und Die Schwester/Der Pfleger, Heft 35 (9), 856–857

Zegelin, A., (1996). Neuer Studiengang Pflegewissenschaft, Witten-Herdecke ist Vorreiter, Geriatrie Praxis. 10 (4) 112–115

Zegelin, A., (1997). „Arbeiten aus dem Pflegefachseminar", Einführung „Neues entwickeln – Altes hinterfragen" und drei Beiträge: Behindert sein: Ein Tag mit Einschränkungen; „Alles Quark?* Anwendung von Quark als Auflage; Die Braden-Skala, In: Die Schwester/Der Pfleger 36 (3), 184–198

Zegelin, A., (1997). Leitlinie Schmerz – ein Diskussionsvorschlag. Pflege aktuell, Zeitschrift des DBfK, 51 (4) 320–321

Zegelin, A.; Wagner, F., (1997). „Qualitätsmanagement – (k)ein Thema für die Schulen?" Die Schwester/Der Pfleger, 36 (4) 306–309

Zegelin, A., (1997). Ethische Konflikte in der Pflege. Einleitung in eine Serie. Die Schwester/Der Pfleger, 36 (5) 407–411

Zegelin, A., (1997). Besuch im Beth-Israel-Deaconess-Medical-Center in Boston. Die Schwester/Der Pfleger, 36 (8) 665–668

Zegelin, A., (1997). Weit über das Beutelkleben hinaus – 2-jährige Weiterbildung setzt sich durch. Magazin Stoma und Inkontinenz, 4 (4) 31–34

Zegelin, A.; Haamel, B., (1998). Studieren via Internet – funktioniert das? Pflegezeitschrift, 51 (1), 50–53

Zegelin, A., (1998). Die Übergabe – ein überflüssiges Relikt? Heilberufe, 49 (1) 22–25

Zegelin, A., (1998). Change as Chance, Pflege aktuell, Zeitschrift des DBfK, 52 (4) 301–305

Zegelin, A.; Schöniger, U., (1998). „Hat der Pflegeprozess ausgedient?" Die Schwester/Der Pfleger, 37 (4), 305–310

Zegelin, A.; Reisach, B., (1998). Die Ressourcen des Patienten erkennen. Pflegezeitschrift. 51 (8) 801–805

Zegelin, A., (1998). Schmerzassessment. Pflegezeitung, Ullstein-Medical-Verlag, Heft 11 18–21

Zegelin, A., (1998). Ein Journal-Club mit Folgen. Hochschulforum Pflege, 2 (2), 24–26

Zegelin, A., (1999). Editorial: Pflegeberufe sind Kommunikationsberufe. Österreichische Krankenpflegezeitschrift, 1(2), 4–6

Zegelin, A.; Huneke, M., (1999). Grundzüge einer systematischen Pflegeberatung. Zeitschrift PR – Internet, 1(1) 20–25

Zegelin, A., (1999). Patienten-Edukation als Pflegeaufgabe. Forum Sozialstation, 23 (2) 33–36

Zegelin, A.; Cotroneo, M.; Zimmer, M., (1999). Vorschläge für das Gesundheitssystem der Zukunft: Familienorientiertes Primary Health Care. Pflege, 12(3) 163–73

Zegelin, A.; Sowinski, J., (1999). Forschungsberichte besser ein schätzen. Die Schwester/Der Pfleger, 38(7) 586–89

Zegelin-Abt, A., (2000). Patientenedukation – eine neue Aufgabe für die Pflege. Die Schwester/Der Pfleger, 39 (1) 56–59

Zegelin-Abt, A., (2000). „Pflegebedürftigkeit – was ist gemeint?" Zeitschrift Dr. Mabuse, 25 (1) 30–34

Zegelin-Abt, A., (2000). Alles im grünen Bereich – Sprache in der Intensivpflege. Intensiv, Thieme-Verlag, 8 (5) 92–95

Zegelin-Abt, A., (2000). Noch einmal: Der Pflegeprozess. Die Schwester/Der Pfleger, 39 (6) 500–501

Zegelin-Abt, A., (2000). Anforderungen und Empfehlungen an eine Erprobung des Verfahrens PLAISIR (Personalbemessung). In: Thema 154, Schriftenreihe des KDA Köln

Zegelin-Abt, A., (2000). WENR-Forschungskongress in Reykjavik/Island. Hochschulforum Pflege, 4 (2) 19–21

Zegelin-Abt, A.; Georg, J., (2000). Körperbildstörungen – eine Aufgabe für die Pflege. Die Schwester/Der Pfleger, 41 (12) 1028 –1031

Zegelin-Abt, A.; Bienstein, Ch., (2001). Pflege neu denken, Zukunft der Ausbildung. Die Schwester/Der Pfleger, 40 (2) 167–172

Zegelin-Abt, A., (2001). Kombiniere ... Wissenschaftliches, Kriminalistisches und Medizinisch-Pflegerisches Vorgehen. Hochschulforum Pflege, 5 (1) 10–12

Zegelin-Abt, A.; Boucsein, M., (2001). Stressen mit Kongressen. Die Schwester/Der Pfleger, 40 (5) 370–371

Zegelin-Abt, A.; Lang, P.; Bösing, U., (2001). Patienten- und Familienedukation erfordern neue Kompetenzen. Zeitschrift PR-Internet, 3 (6) 25–29

Zegelin-Abt, A., (2001). Ermittlungsarbeit. In: Perspektiven. Zeitschrift der Universität Witten/Herdecke, Heft 6 27–31

Zegelin-Abt, A.; Bienstein, Ch., (2001). Pflegeexpertinnen Praxis. Die Schwester/Der Pfleger, 40 (9) 268–269

Zegelin-Abt, A.; Baldussi, A.; Galgan, M.; Mayer, H., (2001). Die Akzeptanz zweier Klinikhemden seitens der Patienten. Zeitschrift PR-Internet, 3(10) 67–72

Zegelin, A., (2001). Neue Pflege denken. In: Pflege & Gesellschaft, 6 (2) 50–53

Zegelin-Abt, A., (2002). Überfällige Reform – Zukunft der Pflegeausbildung. UNI-Magazin, Heft 2

Zegelin-Abt, A., (2002). „Master of Science in Nursing – wo bleiben die AbsolventInnen?" Die Schwester/Der Pfleger, 41 (3) 248–251

Zegelin-Abt, A.; Bartholomeyczik, S.; Hunstein, D., (2002). „Kann PLAISIR halten, was es verspricht?" Altenheim, 31 (4) 26–31

Zegelin-Abt, A., (2002). Zum Wesen der Pflege. Sonderdruck als Beilage (Aufl. 50.000). Die Schwester/Der Pfleger, 41 (8)

Zegelin-Abt, A.; Schnell, M.; Bienstein, C., (2002). Die neue Charta der Patientenrechte. Pflege aktuell, 56 (12) 660–663

Zegelin, A.; Donath, E., (2003). Internationalisierung als Profilelement der pflegewissenschaftlichen Studiengänge an der Universität Witten/Herdecke. Pflege & Gesellschaft, 8 (1) 21–25

Zegelin-Abt, A., (2003). Höchste Zeit für fundierte Programme. Forum Sozialstation, 27 (2) 31–35

Zegelin-Abt, A., (2003). Patienten informieren, schulen und beraten. Forum Sozialstation, 27 (4) 42–46

Zegelin-Abt, A.; Budroni, H.; Greving, T., (2003). Brennpunkt: Pflegedokumentation. Die Schwester/Der Pfleger, 42 (3) 296–300

Zegelin-Abt, A., (2003). Der erste Doktorhut für eine Wittener Studentin. Die Schwester/Der Pfleger, 42 (5) 401–404

Zegelin-Abt, A., (2003). Experteninterview in Pro Alter: Bettlägerigkeit ist kein unumkehrbares Schicksal. Heft 2, 48–51

Zegelin-Abt, A.; Huss, H.; Gering, W., (2003). Patientenedukation für die Ausbildung. Die Schwester/Der Pfleger, 42 (9) 710–714

Zegelin-Abt, A.; Walter, S., (2003). Förderung sprachlicher Kompetenzen in der Ausbildung. Die Schwester/Der Pfleger, 42 (10) 790–794

Zegelin-Abt, A.; de Jong, A., (2003). Pflegeausbildung: Neue Möglichkeiten nutzen. Reflektion als berufsbildendes Konzept. Die Schwester/Der Pfleger, 42 (11) 876–880

Zegelin-Abt, A., (2003). Wer kommuniziert, pflegt. Pflege aktuell, 57 (12) 642–644

Zegelin, A.; Boehme, H.; Jacobs, P., (2004). Patient unauffällig. Dreiteilige Serie zur Pflegedokumentation. Die Schwester/Der Pfleger, 43 (2–4)

Abt-Zegelin, A., (2004). Epilepsie-Beratung und Information durch die Pflege. Die Schwester/Der Pfleger, 43 (2) 98–101

Abt-Zegelin, A., (2004). Pflegebezogene Patientenedukation. Nachrichten des Netzes gesundheitsförd. Krkhs. Ausgabe 5, 12–15

Abt-Zegelin, A., (2004). Das Schweigen der Pflege, Beitrag zum Disease-Management. Die Schwester/Der Pfleger, 43 (9) 706–710

Abt-Zegelin, A.; Halek, M., (2004). Die Kurzzeitpflege: zwischen allen Stühlen. Pflegezeitschrift, 57 (10) 701–706

Abt-Zegelin, A., (2004). Pflege muss sichtbar werden. NovA., Schweizerische Zeitschrift, 35 (12) 44–46

Abt-Zegelin, A., (2005). Was Patienten über ihre Krankheit den ken. Die Schwester/Der Pfleger, 44 (1) 52–55

Abt-Zegelin, A., (2005). Der Pflege eine Stimme geben. Die Schwester/Der Pfleger, 44 (2) 136–137

Abt-Zegelin, A., (2005). Leiden durch Liegen. Die Schwester/Der Pfleger, 44 (6) 462–466

Abt-Zegelin, A., (2005). Stipendien nutzen. Die Schwester/Der Pfleger, 44 (8) 632–634

Abt-Zegelin, A., (2005). Schulung von Patienten und pflegenden Angehörigen. PflegeBulletin Luxemburg, Heft 4

Abt-Zegelin, A., (2005). Pflegeexpertise bei Brustkrebs. Forum/ Dtsch. Krebsgesellschaft. 20 (1) 35–37

Zegelin, A., (2005). Festgenagelt sein. Der Prozess des Bettlägerigwerdens durch allmähliche Ortsfixierung. Pflege, 18: 281–288.

Abt-Zegelin, A., (2005). Ortsfixierung – der Weg in die Bettlägerigkeit. NovA., 36 (11) 28–31

Abt-Zegelin, A., (2005). Bettlägerigkeit ist kein Schicksal. Pflege aktuell, 59 (11) 612–615

Abt-Zegelin, A., (2005). Liegen geblieben. Forum Sozialstation, 29 (11) 18–21

Abt-Zegelin, A., (2005). Pflegeexpertise – ein steigender Bedarf. MAGSI, 12 (12) 13–14

Abt-Zegelin, A.; Wanko, E., (2005). Über das Altern in Kamerun. Pro Alter, 4 75–79

Abt-Zegelin, A., (2005). Angehörige auf der Intensivstation. Intensiv, 13 (6) 272–273

Abt-Zegelin, A., (2006). Mikroschulungen. Die Schwester/Der Pfleger, 45 (1) 62–65

Abt-Zegelin, A., (2006). Strukturierte Anleitung Tracheotomie. Die Schwester/Der Pfleger, 45 (2) 124–126

Abt-Zegelin, A., (2006). Jenseits der Begriffe. Altenpflege, 31 (1) 54–56

Abt-Zegelin, A., (2006). Selbstpflegeförderung durch PatientInnenedukation. Pflegenetz Österreich, 5 (1) 20–21.

Abt-Zegelin, A., (2006). Clinicum Österreich: „Na wie geht's uns denn heute?" Sprache und Pflege, 6 (4) 44–46

Abt-Zegelin, A., (2006). Prävention von Bettlägerigkeit. Die Schwester/Der Pfleger, 45 (3) 210–213

Abt-Zegelin, A., (2006). Patienten- und Familienedukation in der Pflege. Österreichische Pflegezeitschrift, 59 (1) 16–21

Abt-Zegelin, A., (2006). Sprache und Pflege. Perspektiven. Zeitschrift der Universität Witten/Herdecke, Heft 10 35–40

Abt-Zegelin, A., (2006). Zehn Jahre Pflegewissenschaft in Witten/Herdecke. Die Schwester/Der Pfleger, 45 (5) 380–382

Abt-Zegelin, A., (2006). Beratung und Schulung erfordern hohe Kompetenzen. MAGSI, 11 (4) 3–5

Abt-Zegelin, A., (2006). Mehrere Kurz- Beiträge zum Projekt „Angehörige auf der Intensivstation. Die Schwester/Der Pfleger und Pflege aktuell

Zegelin, A., (2006). Gekluisterd aan bed, Verpleegkunde. 21 (4) 284–293. Übersetzung des Beitrages „Der Prozess des Bettlägerigwerdens.." (s. oben, 2005) ins Niederländische

Abt-Zegelin, A., (2006). Editorial in der DBfK-Beilage von: Die Schwester/Der Pfleger 45 (11)

Abt-Zegelin, A., (2006). Bettlägerigkeit: Kein Zustand, ein Prozess. Pflegen Ambulant, (17) 3 45–47

Abt-Zegelin, A.; Rüsing D., (2006). Die Situation der Pflege Demenzerkrankter in Deutschland. Die Krankenversicherung, 59 (12) 331–334

Abt-Zegelin, A., (2007). Brustkrebspatientinnen – rundum gut versorgt. Die Schwester/Der Pfleger, 46 (1) 23–27

Abt-Zegelin, A., (2007). Freiwilligenarbeit in der Pflege. Altenpflege, 32 (1) 33–37

Abt-Zegelin, A., (2007). Alte in Kamerun. Altenpflege, 32 (2) 42–46

Abt-Zegelin, A., (2007). Zur Bedeutung der Angehörigen auf der Intensivstation. Hospizzeitschrift, 31 (2) 30–33

Abt-Zegelin, A., (2007). Rückkehr aus dem Krankenhaus. Die Schwester/Der Pfleger, 46 (5) 412–415

Abt-Zegelin, A., (2007). Initiative gegen das Nichtstun, Die Schwester/Der Pfleger, 46 (8) 800–802

Abt-Zegelin, A., (2007). Gesundheitsförderung – Strategien und Standards für Krankenhäuser. Die Schwester/Der Pfleger, 46 (9) 782–784

Abt-Zegelin, A., (2007). Edukative Unterstützung im Krankenhaus. Die Schwester/Der Pfleger, 46 (12) 1135–1138

Abt-Zegelin, A., (2007). Expedition im Bildungsdschungel. Pflegen: Demenz, 1 (2) 13–16

Abt-Zegelin, A.; Georg, J., (2007). „Sieht man was?“ Körperbildstörungen. Mabuse, 32 (3) 18–22

Abt-Zegelin, A., (2008). Spezielle Akademisierung. Die Schwester/Der Pfleger, 47 (2) 140–145

Abt-Zegelin, A.; Scheuern, M., (2008). Bewohneredukation in

der Altenpflege, Subjektive Krankheitstheorien. Zwei Beiträge in Nova, Schweizer Altenpflegezeitschrift, 39 (3) 25–31

Abt-Zegelin, A.; Halek, M., (2008). Wieder nach Hause – Chance der Kurzzeitpflege. Die Schwester/Der Pfleger, 47 (4) 480–484

Abt-Zegelin, A.; Hasselhorn, H. M.; Wittich, A.; Tackenberg, P., (2008). Image der Pflege in Deutschland. Die Schwester/Der Pfleger, 47 (5), 584–461

Zegelin, A., (2008). Tied down – The Process of becoming bedridden. Journal of Clinical Nursing, 17 (17) 2294–2301

Abt-Zegelin, A.; Bartholomeyczik S., (2008). „Akutpflege – was ist gemeint?" Die Schwester/Der Pfleger, 47 (8) 732–734

Abt-Zegelin, A.; Bienstein, Ch.; Sowinski, C.; Krauth, J., (2008). Kompetenzniveaus in der Pflegebildung. Padua, Zeitschrift für Pflegepädagogik, (3) 5 60 –65 Teil 1, Padua (4) 1 52–57

Abt-Zegelin, A.; Tolsdorf M., (2008). Alltagskompetenz. Nova, Schweizer Altenpflegezeitschrift, 39 (12) 22–25

Abt-Zegelin, A., (2008). Edukative und beratende Aufgaben in der Pflege. RBS-Bulletin, Luxemburger Fachblatt für Altersfragen, Heft 12 33–36

Abt-Zegelin, A., (2009). Zeitverlust. Nova, Schweizer Altenpflegezeitschrift, 40 (1) 25–28

Abt-Zegelin, A., (2009). Pflegestützpunkte: Vision 2025. Sonderdruck, Die Schwester/Der Pfleger, 48 (1)

Zegelin, A.; Kolbe, N.; Schnepp, W., (2009). Leben mit chronischer Herzinsuffizienz. Pflege, 22 95–103

Abt-Zegelin, A.; Reuther, S., (2009). „Warum werden Heimbewohner immobil?" Pro Alter KDA, Heft 1 23–28

Abt-Zegelin, A., (2009). Hoffnung – Energiequelle in schwierigen Zeiten. Teil 1, Die Schwester/Der Pfleger, 48 (3) 221–225

Abt-Zegelin, A., (2009). Gespräche sind Pflegehandlungen. Die Schwester/Der Pfleger, 48 (4) 221–224

Abt-Zegelin, A., (2009). Hoffnung – Energiequelle in schwierigen Zeiten. Teil 2, Die Schwester/Der Pfleger, 48 (5); im gleichen Heft: Editorial für den DBfK –Teil, Ein Eid in der Pflege

Abt-Zegelin, A., (2009). Beratungsgespräche in der Pflege. Online-Journal, www.beratung-aktuell.de, Heft 3, Junfermann-Verlag

Tolsdorf, M.; Bamberger, G.; Abt-Zegelin, A., (2009). „Bitte bleiben Sie hier …“(Beratungsgespräche). Die Schwester/Der Pfleger, 48(7) 652–655

Rust, L.; Bamberger, G.; Abt-Zegelin, A., (2009). „Setzen Sie sich doch noch einen Moment“ (Beratungsgespräche). Die Schwester/Der Pfleger, 48 (9) 856–861

Abt-Zegelin, A., (2009). Wenn Kollegen zu Feinden werden. Die Schwester/Der Pfleger, 48 (11) 1048–1052

Abt-Zegelin, A., (2009). Oft macht man sich gegenseitig fertig. Die Schwester/Der Pfleger, 48 (11) 1056–1058

Abt-Zegelin, A. (2009), Hrsg.. Wie wir kommunizieren – Pflege in Sprache und Schrift, CNE-Fortbildung 5, Thieme-Verlag

Abt-Zegelin, A. (2009). Eine Sprache finden – standardisiert zu mehr Transparenz, In: CNE-Fortbildung 5, 4–5

Abt-Zegelin, A. (2009), Hrsg.: Der informierte Patient – Patientenorientierung und -autonomie fördern. CNE-Fortbildung 3, Thieme-Verlag (Herausgeberschaft)

Abt-Zegelin, A., (2009). Auf den Alltag vorbereiten – Informieren als Aufgabe der Pflege. In: CNE-Fortbildung 3, 6–9

Abt-Zegelin, A., (2010). „Gehen Sie ein Stück mit mir …?“ (Beratungsgespräche). Die Schwester/Der Pfleger, 49 (2) 128–132

Abt-Zegelin, A., (2010). „Es ist jetzt viel lebendiger bei uns …“ Die Schwester/Der Pfleger, 49 (2) 146–147

Abt-Zegelin, A., (2010). Gesundheitsschutz für pflegende Angehörige. Die Schwester/Der Pfleger, 49 (3) 226–229

Abt-Zegelin, A.; Reuther, S.; Simon, M., (2010). Schleichende Immobilität bei älteren Menschen verhindern. Pflegezeitschrift 63 (3) 139–142

Abt-Zegelin, A., (2010).Wandbild lädt zum Erinnern ein. Die Schwester/Der Pfleger, 49 (4) 362–363

Donner, D.; Bamberger, G.; Abt-Zegelin, A., (2010): Ich möchte vertrauen können …"(Beratungsgespräche) Die Schwester/Der Pfleger, 49 (5) 438–443

Abt-Zegelin, A., (2010): Der Ausverkauf der Pflege. Die Schwester/Der Pfleger.49 (9) 892–894

Abt-Zegelin, A., (2010): Schäfchen zählen mit Fred und Paula. Die Schwester/Der Pfleger. 49 (10) 978–979

Abt-Zegelin, A.; Reuther, S., (2010): Neue Bewegungskultur im Pflegeheim. Novacura. 7/8.18–20

Abt-Zegelin, A., (2010): Der Ausverkauf der Pflege. Die Schwester/Der Pfleger 49 (9) 892–894

Abt-Zegelin, A., (2010): Schäfchen zählen mit Fred und Paula. Die Schwester/Der Pfleger 49 (10) 978–979

Abt-Zegelin, A., (2010): Interview mit Michael Simon: Wege in die die Wissenschaft. Die Schwester/Der Pfleger 49 (12) 1222–1223

Abt-Zegelin, A., (2011): Chronik einer Amputation. Die Schwester/Der Pfleger 50 (1) 34–37

Abt-Zegelin, A.; Reuther, S., (2011): Mobil im Pflegeheim. Die Schwester/Der Pfleger 50 (4) 322–325

Abt-Zegelin, A.; Kolbe N., (2011): Passende Lernangebote finden. Die Schwester/Der Pfleger 50 340–343 (4)

Abt-Zegelin, A.; Carollo, J., (2011): Lebensgeschichte lebendig werden lassen. Die Schwester/Der pfleger 50 (6) 558–561

Riesner, C.; Schnepp, W.; Zegelin, A., (2011): Carenap D – ein Bedarfsassessment für Familien mit Demenz. Pflegewissenschaft. 13. 7-8: 389–397

Abt-Zegelin, A.; Pflegeprozess neu bewerten. Die Rotkreuzschwester. 3. 2011. S.10

Abt-Zegelin, A.; Schieron, M., (2012): Von Kollege zu Kollegin. Die Schwester/Der Pfleger. 51(1) 22–25

Abt-Zegelin, A., (2012): Mobilität erhalten – Bettlägerigkeit vermeiden. Praxis pflegen. 8: 13–17

Abt-Zegelin, A., (2012): Gesundheitskompetenz ist gesellschaftlich wichtig. Die Schwester/Der Pfleger 51 (3) 238–239

Zegelin, A., (2012): Mikroschulungen – ein pflegegeeignetes, praxisnahes Format. Padua 7 (2) 56–59 und Editorial im gleichen Heft, dauerhafte Übernahme der Herausgeberschaft für den Teil Patientenedukation in der neu gestalteten Zeitschrift

Abt-Zegelin, A., (2012): Wirksamer informieren und Beraten. Novacura. 2 Seiten

Abt-Zegelin, A.; Kocks, A., (2012): Patientenedukation, Novacura, 4 Seiten

Abt-Zegelin, A.; Kocks, A., (2012): Kann ich mal was fragen? Die Wittener Werkzeuge: ein neuer Ansatz für Beratungsgespräche in der Pflege. Pflegenetz Österreich. 5: 12–14

Abt-Zegelin, A., (2012): Aus der Praxis in die Uni und wieder zurück. Studiengang Innovative Pflegepraxis. Die Schwester/Der Pfleger 51 (12) 1252–1254

Abt-Zegelin, A.; Kocks, A., (2013): Ich muss selbst leben, was ich weitergeben soll. Beratungskonzept Wittener Werkzeuge. Die Schwester/Der Pfleger 52 (1) 92–95

Abt-Zegelin, A., (2013): Beweggründe statt Mobilisationsübungen. Pro Alter (KDA), 1/2. 29–31

Abt-Zegelin, A., (2013): Umgang mit Broschüren. JuKip-Fachmagazin. Thieme. 21–24

Abt-Zegelin, A., (2013): Nicht schwächeln. Pflegen demenz Mobilität

Schrank, S.; Zegelin, A.; Mayer, H.; Mayer, H., (2013) Prävalenz-

erhebung zur Bettlägerigkeit und Ortsfixierung, Pflegewissenschaft (4), 230–238
Zegelin, A., (2013): Auf die Füße stellen. Altenpflege 38(5), 33–37
Tolsdorf, M.; Abt-Zegelin, A., (2013): Bedürfnisorientierung ist entscheidend (Schulung pfle. Ang.), Die Schwester/Der Pfleger 52 (6) 596–599
Zegelin, A., (2013): Pflege ist Kommunikation. Die Schwester/Der Pfleger 52 (7) 636–639
Abt-Zegelin, A., (2013): Gute Pflege es gibt sie noch. Die Schwester/Der Pfleger 52 (12) 1172–1174
Abt-Zegelin, A.; Kocks, A., (2013): Bildmaterial für pflegebezogene Patienten-und Familienedukation.Padua,8 (5), 317–321
Abt-Zegelin, A.; Reuther, S., (2014): Schritt für Schritt zur Autonomie. Pflegezeitschrift 67 (1) 10–13
Abt-Zegelin, A.; Kocks, A., (2014): Bewertungskriterien für Patientenfilme. Padua, 9 (4), 388–392
Zegelin, A., (2014): Über die Wichtigkeit von Bewegung. Wundmanagement 8 (3), 125
Zegelin, A., (2014): Von der Sitz-zur Bewegungskultur. Demenz, Das Magazin. 22. 14–16
Zegelin, A., (2014): Autonomie im Alter. Mabuse. 11/12. 24–26
Zegelin, A., (2014): Halt in Ritualen finden. Angehörige pflegen. 4/14.4–6
Abt-Zegelin, A., (2015): Wo ist der Pflegeprozess? – Einige persönliche Anmerkungen. Die Schwester/Der Pfleger 54 (2) 60–62

Nicht einzeln vermerkte Publikationen, 1998–2014

(Rezensionen, Interviews, Geleitworte)
Monatliche Rubrik „Zeitschriftenumschau“ in der Deutschen Krankenpflegezeitschrift (Übersetzung von etwa 50 Beiträgen aus dem „American Journal of Nursing“ 1989–94)

Zegelin, A., (1998). Vorwort „Patientenschulung" von Canobbio, Ullstein Medical

Zegelin, A., (1999). Vorwort „Schätzle hinsitze" – Kommunikation in der Altenpflege, Dissertation in Linguistik von Sachweh, P. Lang Verlag

Vorworte in verschiedenen weiteren Büchern (u. A., Studienführer Pflege, Mit wachen Sinnen), Vorwort für „Pflege in Vernetzung" (Fernstudium Uni Karlsruhe)

Zegelin-Abt, A., (2000). Pflegerituale. Interview in der Zeitschrift Heilberufe, Heft 5

Zegelin-Abt, A., (2002). Interview in ver.di publik. Gewerkschaftszeitung, („Einfluss für Pflegekundige")

Zegelin-Abt, A., (2003). Interview zur Bettlägerigkeit. Zeitschrift Pro Alter/KDA., Heft 5

Abt-Zegelin, A., (2006). Mehrere Interviews zu den Themen Sprache und Pflege und zum Thema Bettlägerigkeit.

Apothekenumschau und Seniorenratgeber, AOK-Mitgliederzeitschrift

Abt-Zegelin, A., (2006). Geleitwort im Buch „Praxishandbuch Kinästhetik". Asmussen, Elsevier Verlag

Abt-Zegelin, A., (2006). Interview Financial Times Deutschland, (Gesundheitsteil) November-Ausgabe

Abt-Zegelin, A., (2006). Interview in „Völker World", Firmenzeitschrift

Abt-Zegelin, A., (2006). Interview in der Pflegezeitschrift (Kohlhammer) zur Bettlägerigkeit.

Abt-Zegelin, A., (2008). Geleitwort im Buch „Verborgen". Tolsdorf, Huber

Abt-Zegelin, A., (2009). Vorwort im Buch „Spielend anleiten und beraten" von Quernheim. Elsevier Verlag

Abt-Zegelin, A., (2009) Geleitwort im Buch „Thiemes Pflege" v. Schewior-Poo; Sitzmann; Ullrich. Thieme, 11. Auflage

Zegelin, A., (2010): Was fehlt in Patientenverfügungen. Interview in der Zeitschrift „Psychologie heute“. Beltz, Heft 6, 37. 64–65

Abt-Zegelin, A., (2010): Der Ausverkauf der Pflege. Die Schwester/Der Pfleger. 49 (9) 892–894

Abt-Zegelin, A., (2010): Schäfchen zählen mit Fred und Paula. Die Schwester/Der Pfleger. 49 (10) 978–979

Abt-Zegelin, A.; Reuther, S., (2010): Neue Bewegungskultur im Pflegeheim. Novacura. 7/8. 18–20

Abt-Zegelin, A., (2011): Geleitwort für das Buch „Wissenschaftliches Arbeiten in der Pflege“, Hrsg. E. M. Panfil, Huber-Verlag

- Drei kleine Schritte können die ganze Welt verändern. Interview mit Susanne Wenger für Curaviva, Schweiz, Heft 9/2010
- Nur keine Pflege nach Schema F (Patientenverfügung) Interview in Gesundheit und Gesellschaft (AOK-Forum), Ausgabe 9/10. 2010
- Bettlägerigkeit als Komplikation. Interview mit Judith Borgwart für Buch „Aus Fehlern lernen“. Springer-Verlag. 2010
- Über achtzig Buchrezensionen in diversen Fachzeitschriften.
- Ständige Betreuung der Rubrik „Sie fragen – wir antworten“ in der Zeitschrift „Angehörige pflegen“, Biblio Med Verlag.

Bücher/Buchbeiträge, 1992–2014

(Ohne Seitenangabe)

Zegelin, A., (1992/1993). Mitautorin des Buches „Die Nacht im Krankenhaus aus Sicht der Pflegenden“, DBfK-Verlag, zusammen mit S. Bartholomeyczik, u. A.

Zegelin, A., (1994/1995). Mitherausgabe und Autorin des Pocketbuches „Pflegekalender 95“. Verlag Ullstein-Mosby; ebenfalls Pflegekalender 1996 und Pflegekalender 1997, mehrere Beiträge für Kalender bis 2008

Zegelin, A., (1996). Mitherausgabe und Autorin „Handbuch Pflege“. Verlag Selbstbestimmtes Leben

Zegelin, A., (1996). Herausgabe und Mitübersetzung des ersten Lehrbuches „Pflegeforschung“ (LoBiondo-Wood/Haber), aus dem Amerikanischen. Verlag Ullstein/Mosby

Zegelin, A., (1996). Herausgabe und Mitübersetzung des Buches „Pflegerituale“ (Walsh/Ford), aus dem Englischen, Verlag Ullstein/Mosby

Zegelin, A., (1996). Mitautorin des Buches „Pflegeforschung verstehen“. Verlag Urban und Schwarzenberg

Zegelin, A., (1996). Mitautorin des Bändchens „Pflegeforschung“. DBfK-Verlag

Zegelin, A., (1996). Mitautorin des Buches „Dekubitus“. Thieme-Verlag

Zegelin, A., (1997). Mitautorin des Buches „Kursbuch Pflege“, zusammen mit Prof. Dr. A. Fröhlich, Beitrag über Basale Stimulation. G. Fischer-Verlag, Stuttgart

Zegelin, A., (1997). Mitherausgeberin und Autorin „Thromboseprophylaxe“, mit Dr. med. A. Gerlach. Verlag Ullstein/Mosby

Zegelin, A., (1997). Herausgeberin und Autorin „Sprache und Pflege“. Verlag Ullstein/Mosby

Zegelin, A., (1997). Mitautorin, 2 Beiträge in „Bildung und Pflege“. Thieme-Verlag

Zegelin, A., (1997). Mitautorin „Fördern-Pflegen-Begleiten“. Verlag Selbstbestimmtes Leben, Düsseldorf

Zegelin, A., (1998). Deutsche Bearbeitung und Übersetzung „Qualitative Pflegeforschung“ von J. Morse. Ullstein Medical, Wiesenbaden

Zegelin, A., (1998). „Von der Altenlawine zum Pflegefall – zur Sprachhygiene“, zusammen mit F. Sitzmann, Dokumentation der Tagung „Aspekte zur Altenhilfe der Zukunft, Vortrag Uni Köln

Zegelin, A., (1998). Deutsche Bearbeitung der Übersetzung „Problemorientiertes Lernen“ von J. H. C. Moust, u. A., Ullstein Medical, Wiesbaden

Zegelin, A., (1998). Herausgeberin der deutschen Ausgabe „Hoffnung und Hoffnungslosigkeit“ von C. J. Farran, u. A., Überarbeitung und Übersetzung aus der englischen Sprache, Verlag Ullstein/Mosby

Zegelin, A., (1998). Herausgeberin der deutschen Ausgabe „Körperbild und Körperbildstörung von M. Salter, Überarbeitung der Übersetzung aus der englischen Sprache, Verlag Ullstein/Mosby

Zegelin, A., (2000). Beitrag „Patientenschulung und Pflege“ in „Atmen“, Bienstein, u. A. Thieme-Verlag

Zegelin-Abt, A., (2000). Pflegerituale, Herausgeberin nach der 2. Auflage. Huber Verlag, Bern

Zegelin-Abt, A., (2000). Demenz und Pflege, Mitherausgeberin. Mabuse-Verlag

Zegelin-Abt, A., (2000). Abgeführt, Mitautorin eines Krimis. Huber Verlag, Bern

Zegelin-Abt, A., (2000). Pflege neu denken, Mitautorin, Zukunftswerkstatt Robert-Bosch-Stiftung, Schattauer Verlag

Zegelin-Abt, A., (2001). Pflege entwickeln (Hrsg). Huber-Verlag

Zegelin-Abt, A., (2001). Pflege heute, Lehrbuch, Autorin von 2 Beiträgen. Urban & Fischer-Verlag

Bartholomeyczik, S.; Hunstein, D.; Koch, V.; Zegelin-Abt, A., (2001). Zeitrichtlinien zur Begutachtung des Pflegebedarfs. Mabuse Verlag

Zegelin-Abt, A., (2002). Patientenedukation DV Pflegewissenschaft. Tagungsband

Zegelin-Abt, A., (2003). Informieren, Schulen und Beraten. Huber Verlag (Deutsche Herausgeberin)

Abt-Zegelin, A., (2004). Fokus Intensivpflege (Hrsg.), Schlütersche. Wittener Schriften

Abt-Zegelin, A., (2004). Bettlägerigkeit. Alltagsbegriff und unbekanntes Terrain. In: Schnell, M.: Leib, Körper, Maschine. Verlag Selbstbestimmtes Leben

Abt-Zegelin, A., (2005). Personalbedarfsmessung und PLAISIR. In: Dürrmann P. (Hrsg): Besondere stationäre Dementenbetreuung II. Vincentz Verlag

Abt-Zegelin, A., (2005). Homecare und die Rolle der Pflege. In: Hagemeier, O.; v. Reibnitz, C.: Homecare. Economia Verlag

Abt-Zegelin, A., (2005). Betroffenenedukation als Chance. In: George, W.: Evidenzbasierte Angehörigenintegration. Pabst Publishers

Abt-Zegelin, A., (2005). Festgenagelt sein – der Prozess des Bettlägerigwerdens. Huber Verlag

Abt-Zegelin, A., (2005). Umsetzung des Expertenstandards Schmerz. Tagungsdokumentation

Abt-Zegelin, A., (2005). Sprache und Pflege. Huber-Verlag, zusammen mit M. Schnell

Abt-Zegelin, A., (2006). Patientenedukation, Kapitel im Lehrbuch „Menschen pflegen“. Springer-Verlag

Abt-Zegelin, A., (2006). Patientenedukation, Kapitel im Lehrbuch für Palliative Care. Huber-Verlag

Abt-Zegelin, A., (2006). Die Sprachen der Pflege, Hrsg. zusammen mit M. Schnell, Autorin des Kapitels, (zusammen mit F. Sitzmann). Schlütersche

Abt-Zegelin, A., (2007). Bettlägerigkeit so lange wie möglich vermeiden – in : v. d. Berg, G.: Angewandte Physiologie, Bd. 6. Thieme Verlag

Abt-Zegelin, A., (2007). Patientenedukation – Buchbeitrag im Lehrbuch Pflege heute. Elsevier Verlag

Abt-Zegelin, A., (2007). Prävention von Bettlägerigkeit – Buchbeitrag im Lehrbuch Pflege heute. s. o.

Abt-Zegelin, A., (2007). Demenzkranken begegnen. Huber Verlag

Abt-Zegelin, A., (2007). Klientenorientierte Information, Schulung und Beratung in der Pflege – Prävention und Versorgungsforschung. Springer Verlag

Abt-Zegelin, A., (2007). Patienteninformationszentren als pflegerisches Handlungsfeld (Hrsg.). Schlütersche

Abt-Zegelin, A., (2008). Patientenedukation, In: v. Reibnitz, C.: Homecare. Huber Verlag

Abt-Zegelin, A., (2008). Akademisierung für die Pflegepraxis. In: Nussbaumer, G.; v. Reibnitz, C.: Innovatives Lehren und Lernen. Huber Verlag

Abt-Zegelin, A., (2008). Selbstmanagement bei chronischen Krankheiten, Redman, Deutsche Herausgeberschaft, Vorwort. Huber Verlag

Abt-Zegelin, A., (2008). Altenpflege International, Buchbeitrag Kamerun, herausgegeben von H. Jenrich. Mabuse Verlag

Abt-Zegelin, A., (2008). Pflege, Lehrbuch, 4. Auflage, Geleitwort und Kapitel Bettlägerigkeit als Thema der Patientensicherheit. Thieme

Abt-Zegelin, A., (2009). Mein Fuß muss immer rausgucken, In: Schnell, M. (Hrsg.): „Patientenverfügung". Huber Verlag

Abt-Zegelin, A., (2009). Gesprächsleitfäden als Grundlage für umfangreiche Information, In: Gossens, J. (Hrsg.): Wie Pflegekräfte Patienten und Angehörige unterstützen können. Schlütersche, 18–38

Abt-Zegelin, A., (2009): Sprache und Pflege. In: Ingensiep, H. W.; Rehbock, T.: Die rechten Worte finden. Sprache und Sinn in Grenzsituationen des Lebens. Königshausen & Neumann, 247–258

Abt-Zegelin, A.; Tolsdorf, M.; Schönberger, C.; Tschainer, S., (2010): Kurs für pflegende Angehörige. Reinhardt-Verlag

Abt-Zegelin, A., (2011): 15 Jahre Pflegewissenschaft an einer med. Fakultat aus der Sicht der Curriculumsbeauftragten In: Käppeli (2011) Pflegewissenschaft in der Praxis, Huber, 238–240

Abt-Zegelin, A., (2012): Informieren, Schulen und Beraten als Pflegeaufgabe. In: Poser, M.: Lehrbuch Stationsleitung. Huber-Verlag

Abt-Zegelin, A., (2012): Informieren, Schulen und Beraten als Präventionsstrategie. In: Schröder, G. Dekubitusprophylaxe. Huber-Verlag

Zegelin, A., (2013): Beraten, Informieren und Schulen als Pflegeaufgabe: Das Wittener Konzept (S. 11–23). In: Plessl-Schorn, B. (Hg.): Patienten und Angehörigenedukation, Facultas

Schädle-Deininger, H., (2013): Ruth Schröck – Es gibt keinen Grund nichts zu tun, Huber, Mitherausgeberin

Kolcaba, K., (2014): Pflegekonzept Comfort. Mitherausgeberin der dtsch. Ausgabe, Huber-Verlag

Mitarbeit an zwei Krimis im Pflegemilieu

Cölfen, H., Walther, S., (2001). Abgeführt, Huber Verlag

Cölfen, H., Walther, S., (2003). Bettflüchtig, Huber Verlag

Mitarbeit an wissenschaftlichen Postern

(Auswahl)

- Implementing Patient Informations Centres in Germany
- Wissenszirkulation im interdisziplinären Zentrum für Versorgungsforschung UWH
- Die Rolle und Aufgabe der amerikanischen Advanced Practice Nurse am Beispiel der Pflegexpertise bei Herzinsuffizienz
- Selbstmanagementprogramm bei Herzinsuffizienz

- Selbstmanagementprogramm für Menschen mit chronischer Herzinsuffizienz (SEHER)
- Wittener Werkzeuge – ein Double-Care-Beratungsansatz für die Pflege, 2. Preis, Posterwettbewerb, Hochschultag der DGP

VI Literatur

Abt-Zegelin, A. (2004). Epilepsie – Beratung und Information durch die Pflege. Die Schwester/Der Pfleger, 43, Heft 2, 98–101.

Abt-Zegelin, A. (2006). Mikroschulungen – Pflegewissen für Patienten und Angehörige, Teil.1. Die Schwester/Der Pfleger, 45(1), 62–65.

Abt-Zegelin, A. (2007). Patientinnen mit Brustkrebs – rundum gut betreut. Die Schwester/Der Pfleger, 46(1).

Abt-Zegelin A.; Scheuern M. (2008): Subjektive Krankheitstheorien im Kontext der ambulanten Altenpflege. In: NOVA 01/2008, 16–17.

Abt-Zegelin, A. (2009). Hoffnung – Energiequelle in schwierigen Zeiten. Die Schwester/Der Pfleger, 48(3), 290–294.

Abt-Zegelin, A. (2009). Gesprächsleitfäden als Grundlage für umfangreiche Information, In: Gossens, J. (Hrsg.): Wie Pflegekräfte Patienten und Angehörige unterstützen können. Schlütersche,18–38.

Abt-Zegelin, A.; Tolsdorf, M.; Schönberger, C.; Tschainer, S. (2010). Kurs für pflegende Angehörige. München: Ernst Reinhardt Verlag.

Abt-Zegelin, A. (2012a). Gesundheitskompetenz ist gesellschaftlich wichtig. Die Schwester/Der Pfleger, 51(03), 238–239.

Abt-Zegelin, A.; Tolsdorf, M.; Schönberger, C.; Tschainer, S. (2010). Kurs für pflegende Angehörige: Manual zur Kursgestaltung. München: Reinhardt Verlag.

Abt-Zegelin, A. (2012b). Von Kollege zu Kollegin: Kollegiale Beratung in der Pflege. Die Schwester/Der Pfleger, 22–25.

Abt-Zegelin, A.; Gossens, J. & Büker, C. (2010). Patienteninformationszentren als pflegerisches Handlungsfeld: Aufbau und Gestaltung: Schlütersche Verlagsgesellschaft mbH & Company KG.

Amerian Nurses Credentialing Center ANCC. (2010). Die Komponenten und Belege der Evidenz des Magnet-Modells: American Nurses Credentialing Center.

Antonovky, A. (1997). Salutogenese: zur Entmystifizierung der Gesundheit. Dt. erw. Hrsg. von Alexa Franke. Deutsche Gesellschaft für Verhaltenstherapie Tübingen. (Aus dem Amerikan. übers. von Alexa Franke und Nicola Schulte). Tübingen: Dgvt.

Ausbildungs- und Prüfungsverordnung für die Berufe in der Krankenpflege. (2004). S. 2268, Retrieved from http://www.gesetze-im-internet.de/bundesrecht/krpflaprv_2004/gesamt.pdf

Bandura, A. (1997). Social learning theory. N. J.: Prentice-Hall: Englewood Cliffs.

Bettig, U. & Arend, S. (2014). Empowerment in der Pflege. Jahrbuch Pflegemanagement. Heidelberg: Medhochzwei.

Borgetto, B. (2014). Gesundheitsbezogene gemeinschaftliche Selbsthilfe – eine soziale Bewegung? Selbsthilfegruppenjahrbuch, 129.

Bundeszentrale für gesundheitliche Aufklärung (BZgA). (2001). Was erhält Menschen gesund? Antonovskys Modell der Salutogenese – Diskussionsstand und Stellenwert. Retrieved from: http://www.bug-nrw.de/cms/upload/pdf/entwicklung/Antonowski.pdf

Corbin, J. M. & Strauss, A. L. (2004). Weiterleben lernen – Verlauf und Bewältigung chronischer Krankheit (Vol. 2., überarb. Aufl.). Bern: Verlag Hans Huber.

Deutscher Berufsverband für Pflegeberufe (DBfK). (2012). Advanced Nursing Practice in Deutschland, Österreich und der Schweiz Eine Positionierung von DBfK, ÖGKV und SBK. Retrieved from: http://www.dbfk.de/download/download/ANP-DBfK-OeGKV-SBK-2013-ffinal.pdf

Dörpinghaus, S. (2006). Evaluation von Pflegekursen: Stärken und Herausforderungen. Pflege & Gesellschaft, Zeitschrift für Pflegewissenschaft H. 3, 223–240.

Domenig D. (2007): Transkulturelle Kompetenz. Bern: Verlag Hans Huber.

Farran, C. J.; Herth, K. A. & Popovich, J. M. (1999). Hoffnung und Hoffnungslosigkeit. Konzepte für Pflegeforschung und -praxis (Pflege). Wiesbaden: Ullstein Medical.

Guerre, N. (2015). Pflege als Hoffnungsträger. Die Schwester/Der Pfleger, 54 (07), 30–33.

Helms, U. (2014). Geld ist nicht alles, aber ohne Förderung geht es auch nicht. Selbsthilfeengagement von pflegenden Angehörigen braucht Unterstützung, Retrieved from: http://www.nakos.de/data/Fachpublikationen/2014/DAGSHG-Jahrbuch-14-Helms.pdf

Henderson, V. (1977). Grundregeln der Krankenpflege. Genf: Weltbund der Krankenschwestern und Krankenpfleger (ICN).

Hotze, E. (2005). Zur Rolle und dem Selbstverständnis der Pflege in der Rehabilitation. In W. Heine & Deutsche Gesellschaft für Medizinische Rehabilitation (Eds.), Qualität, Qualitätsmanagement und Qualitätssicherung in der medizinischen Rehabilitation – ein Ländervergleich Deutschland, Österreich, Schweiz. Veröffentlichung der Vorträge einer gemeinsamen Fachtagung am 31. März und 1. April 2005 der Deutschen Gesellschaft für Medizinische Rehabilitation e.V.; Veranstaltungsort: Herz-Kreislauf-Klinik Radolfzell, Mettnau (pp. 7–15). Baden-Württemberg: Landesvers.-Anst.

Kanfer, F. H.; Reinecker, H. & Schmelzer, D. (2013). Selbstmanagement-Thera pie: Ein Lehrbuch für die klinische Praxis: Springer Berlin Heidelberg.

Kapsch, K. (2014). Kollegiale Beratung: Beratung in der Pflege – mal anders. JuKiP – Ihr Fachmagazin für Gesundheits- und Kinderkrankenpflege (2).

Kickbusch, I. (2006). Gesundheitskompetenz. Public Health News, 03, 10. Retrieved from: http://www.public-health.ch/logicio/client/publichealth/file/PHS_Newsletter_2006_3.pdf

Kocks, A.; Segmüller, T. & Abt-Zegelin, A. (2012). Kollegiale Beratung in der Pflege: Ein praktischer Leitfaden zur Einführung und Implementierung. Retrieved from: http://www.dg-pflegewissenschaft.de/2011DGP/wp-content/uploads/2011/09/LeitfadenBIS1.pdf

Kocks, A. & Abt-Zegelin, A. (2014). Bildmaterial für pflegebezogene Patienten- und Familienedukation: Hinweise und Tipps zur Selbstgestaltung von Broschüren bzw. deren Bewertung. Padua, 8(5), 317–321.

Kocks, A. & Abt-Zegelin, A. (2014). Informationsfilme für Patienten und Angehörige. Padua, 9(4), 244–247.

Kolbe, N. & Abt-Zegelin, A. (2011). Passende Lernangebote finden. Die Schwester/Der Pfleger, (50)4, 340–343.

Küver, C. (2004). Erhebung und Bewertung von Schulungsprogrammen für Patienten mit Diabetes mellitus Typ 1 und Typ 2, Asthma und COPD, KHK, Hypertonie, Herzinsuffizienz und Brustkrebs in Deutschland. Z. ärztl. Fortbild. Qual. Gesundh.wes., 393–402.

Langer, I.; Schulz von Thun, F.; Tausch, R. (2011). Sich verständlich ausdrücken. 9. Auflage. München: Reinhardt Verlag.

Lorig, K.; Ritter, P.; Stewart, A.; Sobel, D.; Brown, B.; Bandura, A.; Gonzalez, V.; Laurent, D.; Holman, H. (2001). Chronic disease self-management program: 2-year health status and health care utilization outcomes. Med Care. 2001 Nov; 39 (11): 1217–23.

Manthey, M. (2011). Primary nursing – ein personenbezogenes Pflegesystem (Vol. Bern): Huber.

Nau, J. (2005). Empowerment als Konzept für die Pflege. Pflegepädagogik/ PrInterNet, 7(3), 152–158.

Orem, D. (1997). Strukturkonzepte der Pflegepraxis. Wiesbaden: Ullstein/Mosby.

Pourgholam-Ernst, A. (2002). Das Gesundheitserleben von Frauen aus verschiedenen Kulturen: Frauen und Gesundheit; eine empirische Untersuchung zum Gesundheitserleben ausländischer Frauen in Deutschland aus salutogenetischer Sicht. Univ., Diss., Dortmund, 2001. (Erstaufl.). Münster: Telos-Verlag.

Sachverständigenrat zur Begutachtung der Entwicklung im Gesundheitswesen. (2001). Bedarfsgerechtigkeit und Wirtschaftlichkeit Band III Über-, Unter- und Fehlversorgung (Bd. III). Retrieved from: http://dipbt.bundestag.de/dip21/btd/14/068/1406871.pdf

Sachverständigenrat zur Begutachtung der Entwicklung im Gesundheitswesen. (2007). Drucksache 16/6339: Kooperation und Verantwortung – Voraussetzungen einer zielorientierten Gesundheitsversorgung. Retrieved from: http://dipbt.bundestag.de/dip21/btd/16/063/1606339.pdf

Sachverständigenrat zur Begutachtung der Entwicklung im Gesundheitswesen. (2012). Sondergutachten 2012: Wettbewerb an der Schnittstelle zwischen ambulanter und stationärer Gesundheitsversorgung. Retrieved from: http://dip21.bundestag.de/dip21/btd/17/103/1710323.pdf

Sachverständigenrat zur Begutachtung der Entwicklung im Gesundheitswesen. (2014). „Bedarfsgerechte Versorgung – Perspektiven für ländliche Regionen und ausgewählte Leistungsbereiche". Retrieved from: http://www.svr-gesundheit.de/fileadmin/user_upload/Gutachten/2014/SVR-Gutachten_2014_Langfassung.pdf

Schaeffer, D. & Haslbeck, J. (2007). Nutzerorientierung durch Selbstmanagementförderung bei chronischer Krankheit: Implikationen am Beispiel der Bewältigung komplexer Medikamentenregime. Düsseldorf: German Medical Science GMS Publishing House.

Schiffer, E. (2001). Wie Gesundheits entsteht: Salutogenese: Schatzsuche statt Fehlerfahndung. Weinheim und Basel: Beltz Taschenbuch.

Schober, M. & Affara, F. (2008). Advanced nursing practice (ANP). Aus dem Engl. von Elisabeth Brock. Deutschsprachige Ausg. hrsg. von Rebecca Spirig und Sabina De Geest. Mit einem Geleitw. von Franz Wagner. International Council of Nurses (ICN). Bern: Huber.

Steckelberg, A.; Berger, B.; Köpke. S.; Heesen, C.; Mühlhauser, I. (2005). Kriterien für evidenzbasierte Patienteninformationen, Zeitschrift ärztliche Fortbildung und Qualität im Gesundheitswesen, München, 343–351.

Tolsdorf, M. (2010a). Hilfsmittel in der Patientenberatung: Mit Broschüren gezielt informieren. CNE Fortbildung(02), 7–9.

Tolsdorf, M. (2010b). Patientenwissen „to go" Mikroschulungen. CNE Fortbildung, 02(02), 10–12.

Tolsdorf M. (2013): Jetzt reicht's! Familienmoderation bei Konflikten in häuslichen Pflegesituationen. PADUA 2, 127–133.

Unfallkasse Nordrhein-Westfalen (2013): Abschlussbericht des Modellprojekts „Neuheit für Pflege". www.beim-pflegen-gesund-bleiben.de/infos_zum_projekt/abschlussbericht/

Zegelin, A. (2012). Mikroschulungen – ein pflegegeeignetes, praxisnahes Format. Padua, 7(2), 56–59.

VII Die Autoren des Buches

Vorwort 1:

Prof. Christel Bienstein

Vorwort 2:

Prof. Dr. Angelika Zegelin

Kapitel I:

Johanna Gossens (MScN), Prof. Dr. Angelika Zegelin

Kapitel II:

Andreas Kocks (MScN), Mareike Quatedem-Tolsdorf (MScN), Tanja Segmüller (MScN), Prof. Dr. Angelika Zegelin

Kapitel III:

Mitglieder des Netzwerkes Patienten- und Familienedukation in der Pflege e.V. : Gudrun Adler, Anja Dautel, Uwe Dobslaw, Maria Droste, Karin Evang-Ikonomov, Claudia Grave, Claudia Imbery, Beke Jacobs, Marianne Keller, Andreas Kocks, Maria Lex, Wibke Meyer, Eva Nordkämper, Mareike Quatedem-Tolsdorf, Bärbel Reschmeier, Veronika Riesterer-Nahdi, Simone Rusch, Karsten Wegner, Gabriele Wilhelm-Eckerle, Prof. Dr. Angelika Zegelin

Ein besonderer Dank gilt Anja Dautel für die Sammlung und Zusammenstellung aller Fallbeispiele.

Kapitel IV:

Anja Dautel, Annika Flottmann, Regina Mayle, Eva Nordkämper, Dr. Cindy Scharrer

Kapitel V:

Univ.-Prof. Dr. Martin Schnell

Literatur:

Daniel Kasel, Andreas Kocks (MScN), Tanja Segmüller (MScN)